# MANUAL DE PRESCRIÇÃO DO EXERCÍCIO FÍSICO PARA GRUPOS ESPECIAIS

# MANUAL DE PRESCRIÇÃO DO EXERCÍCIO FÍSICO PARA GRUPOS ESPECIAIS

EDITORES
Luís Felipe Tubagi Polito
Carla Giuliano de Sá Pinto Montenegro
Carlos Alexandre Falconi

MANOLE

Produção editorial: Ana Cristina Garcia
Projeto gráfico: Departamento editorial da Editora Manole
Diagramação: Fabricando Ideias Design Editorial
Ilustrações (capítulos 4, 5, 6 e 11): Eduardo Borges
Capa: Departamento de Arte da Editora Manole
Imagem de capa: iStock

CIP-BRASIL. CATALOGAÇÃO NA PUBLICAÇÃO
SINDICATO NACIONAL DOS EDITORES DE LIVROS, RJ

---

Manual de prescrição do exercício físico para grupos especiais / editores Luís Felipe Tubagi Polito, Carla Giuliano de Sá Pinto Montenegro, Carlos Alexandre Falconi. – Santana de Parnaíba [SP] : Manole, 2023.

Inclui bibliografia e índice
ISBN 9788520464700

1. Educação física – Prevenção. 2. Atividade física – Tratamento. 3. Exercícios físicos – Aspectos da saúde. 4. Educação física para pessoas com deficiência. I. Polito, Luís Felipe Tubagi. II. Montenegro, Carla Giuliano de Sá Pinto. III. Falconi, Carlos Alexandre.

23-83846 CDD: 613.7
CDU: 613.71

---

Gabriela Faray Ferreira Lopes – Bibliotecária – CRB-7/6643



Edição 2023

Editora Manole Ltda.
Al. América, 876 – Tamboré – 06543-315 – Santana de Parnaíba – SP – Brasil – Tel.: (11) 4196-6000
www.manole.com.br – https://atendimento.manole.com.br/

Impresso no Brasil
*Printed in Brazil*

# Dedicatórias

Dedico este livro primeiramente a Deus, que, em sua infinita bondade, me concedeu (e concede) muitas bênçãos, que me trouxeram até aqui.

À minha esposa, Jessica, pelo amor e pelo apoio incondicionais, em absolutamente todos os momentos.

Aos meus pais, Luiz Carlos Polito e Laila Tubagi Polito (*in memoriam*), por terem me proporcionado todas as condições necessárias para que eu pudesse fazer do estudo e do compromisso com a minha carreira princípios norteadores da minha vida.

À Profa. Carla Montenegro e ao Prof. Carlos Falconi, pelos momentos de profundo aprendizado e parceria.

A todos os professores colaboradores desta obra por, em primeiro lugar, terem se dedicado tão fortemente ao estudo e ao desenvolvimento da ciência do movimento humano e, em segundo lugar, por terem confiado em nosso trabalho, aceitando contribuir com este livro, referência nacional na área do Exercício Físico e Saúde.

A todos os profissionais de Educação Física que se comprometem diariamente em elevar o nível da nossa profissão, a partir do estudo e da aplicação prática dos conceitos.

**Polito**

A Deus, que em sua generosidade me possibilita viver.

Ao meu amor, esposo, parceiro e companheiro Marcos, que me dá forças, apoio e me incentiva a sempre lutar pelos meus objetivos.

Aos meus filhos, Pietro e Gabriella, razão da minha vida e inspiração a querer ser melhor a cada dia.

Aos meus pais, que sempre me apoiaram e incentivaram e são minhas referências de vida.

Aos meus amigos Polito e Falconi, pelo privilégio de aprender com eles durante toda a construção da obra.

A todos os autores que se dedicaram a compartilhar seus conhecimentos.

A todos os profissionais de Educação Física que sabem da importância de uma prática baseada em evidências, principalmente quando a abordagem é para grupos especiais, população que muito se beneficia do exercício físico prescrito de forma correta.

**Montenegro**

A Deus, que rege esse universo que nos possibilita tantos momentos incríveis.

Aos meus filhos, João Guilherme e Maria Fernanda, meu sentido de viver, o amor maior da minha vida.

À minha esposa, Ariana, por entender minhas demandas diárias, e até minhas ausências necessárias, sempre na busca por novos horizontes.

À minha mãe, Maria, à minha irmã, Luciana, e ao meu pai, Annunciato (*in memoriam*), que sempre foram meus alicerces. Obrigado por sempre estarem por perto me amando e apoiando.

Ao meu sogro, Roberto Gobbo (*in memoriam*), que nos deixou no período de realização desta obra. Aprendi com ele que a vida deve ser vivida com intensidade e alegria, e que riscos são necessários para nossa evolução. Dessa forma, jamais devemos desistir do jogo enquanto ainda temos cartas para jogar.

Aos amigos autores desta obra, que aceitaram nosso convite e puderam contribuir para o engrandecimento da ciência acerca do exercício físico para grupos especiais.

Aos grandes amigos Carlinha e Polito, que, além de amigos, são grandes referências profissionais para mim. Estar com vocês é sempre magnífico!

Aos nossos alunos, que acreditam na aplicabilidade do conhecimento científico na prática, contribuindo para a saúde das pessoas.

**Falconi**

# Agradecimentos

Agradecemos imensamente aos grandes professores/amigos que participaram desta obra: o compartilhamento de suas *expertises* é uma contribuição louvável ao campo científico do estudo do movimento humano. Gostaríamos de fazer um agradecimento especial ao Professor Doutor Mauro Antônio Guiselini, que, além de ser um ícone no cenário do treinamento físico brasileiro, é um grande incentivador da disseminação da ciência, tendo promovido a saúde de inúmeras pessoas ao longo de sua carreira. Muito nos honra tê-lo como incentivador deste trabalho.

Expressamos também a nossa gratidão aos nossos alunos. Saibam que a força de vontade de todos vocês é uma inspiração para nos dedicarmos cada vez mais em prol do conhecimento sobre o exercício físico, conhecimento esse que é capaz de transformar vidas, contribuindo para a saúde em todas as suas facetas. É por vocês que tanto nos empenhamos em construir pontes em vez de muros, fazendo com que nossa área apresente sólido saber acerca da saúde das pessoas. Participar da jornada de vocês é fantástico para nós.

Por fim, queremos agradecer a todos os leitores desta obra. Como dito pelo Prof. Mário Sergio Cortella (2015), em uma profissão em que "além de fazer bem, deve-se também fazer o bem", poder contribuir para a melhora da vida das pessoas é o que eterniza o trabalho de qualquer professor. Parabéns pela iniciativa de constante busca pela ciência. Desejamos a todos uma leitura engrandecedora e aplicabilidade do conhecimento adquirido.

**Polito, Montenegro e Falconi**

# Sobre os Editores

**Luís Felipe Tubagi Polito**
Graduado em Educação Física e especialista em Fisiologia do Exercício. Mestre e Doutor em Educação Física com estágio doutoral na Stockholm University, onde cursa o pós-doutorado. Atuação em preparação física nos três principais contextos da Educação Física: Esporte, Fitness e Saúde. *Head* do Núcleo de Excelência em Fisiologia do Exercício e Treinamento (NEFET) e do Núcleo de Preparação Física para Tenistas *Tennis Performance*. Atualmente é Fisiologista do Departamento de Futsal do Sport Club Corinthians Paulista.

**Carla Giuliano de Sá Pinto Montenegro**
Profissional de Educação Física. Mestre em Educação Física pela Universidade São Judas Tadeu (USJT). Doutora em Ciências da Saúde pelo Hospital Israelita Albert Einstein (HIAE). Especialista em Fisiologia do exercício pelo Hospital das Clínicas da Faculdade de Medicina da Universidade de São Paulo (HC-FMUSP). Certificação Internacional pelo ACLSM em Medicina do Estilo de Vida. Profissional de Educação Física Sênior e Coordenadora de ensino do Hospital Israelita Albert Einstein. Coordenadora da Pós-graduação de Exercício Físico para Grupos Especiais da Faculdade Focus. Pesquisadora do Instituto do Coração (InCor-SP).

**Carlos Alexandre Falconi**
Graduado em Educação Física pela Universidade Municipal de São Caetano do Sul (USCS). Mestre em Educação Física pela Universidade São Judas Tadeu (USJT) na área de Ciências da Saúde. Doutorando em Biossistemas do Corpo Humano, na área de Fisiologia Cardiovascular, pela Universidade Federal do ABC (UFABC). Professor e coordenador dos cursos de graduação da área da saúde da Universidade São Judas Tadeu. Membro do grupo de estudos em Imunologia Cardiovascular da UFABC. Professor convidado em diversos cursos de pós-graduação *lato sensu*.

# Sobre os Autores

**Ana Paula Lima Leopoldo**
Graduada em Educação Física pela Universidade Estadual Paulista (Unesp). Especialista em Fisiologia do Exercício e Treinamento Resistido na Saúde, Doença e Envelhecimento pela Universidade de São Paulo (USP). Mestra e Doutora em Fisiopatologia em Clínica Médica, área de concentração: Ciências da Saúde. Professora Associada III da Universidade Federal do Espírito Santo – Centro de Educação Física e Desportos e Membro dos Programas de Pós-graduação em Educação Física (PPGEF) e Nutrição e Saúde (PPGNS). Pesquisadora de Produtividade pela Fundação de Amparo à Pesquisa e Inovação do Espírito Santo (FAPES). Participa de estudos clínicos e experimentais que visam à investigação de intervenções nutricionais e do treinamento físico sobre as adaptações bioquímicas e cardiovasculares.

**André Soares Leopoldo**
Graduado em Educação Física pela Universidade Estadual Paulista (Unesp). Mestre e Doutor em Fisiopatologia em Clínica Médica – Cardiologia pela Faculdade de Medicina de Botucatu (FMB-Unesp). Professor Associado II da Universidade Federal do Espírito Santo – Centro de Educação Física e Desportos e membro permanente dos Programas de Pós-graduação em Educação Física (PPGEF) e Nutrição e Saúde (PPGNS). Pesquisador produtividade pela Fundação de Amparo à Pesquisa e Inovação do Espírito Santo (Fapes).

**Andrey Jorge Serra**
Graduado em Educação Física. Especialista em Fisiologia do Exercício. Doutor e Pós-doutor em cardiologia. Professor Adjunto na disciplina de Cardiologia da Universidade Federal de São Paulo (Unifesp) e orientador no Programa de Pós-graduação em Cardiologia na mesma instituição. Possui bolsa produtividade em pesquisa do CNPq e publicou 130 trabalhos científicos em revistas nacionais e internacionais.

**Caroline Giordano Giuliano**

Graduada em Medicina pela Universidade Anhembi Morumbi (UAM). Pós-graduada em Medicina integrativa pelo Instituto Israelita de Ensino e Pesquisa Albert Einstein. Membro da Associação Brasileira de Medicina Antroposófica (ABMA). Terapeuta ayurvédica pela Associação Brasileira de Ayurveda (ABRA).

**Danilo Sales Bocalini**

Graduado em Educação Física pela Universidade São Judas Tadeu (USJT). Mestre, Doutor e Pós-doutor pela Universidade Federal de São Paulo (Unifesp). Professor Adjunto no departamento de Desportos e do Programa de Pós-graduação em Educação Física do Centro de Educação Física e Desportos da Universidade Federal do Espírito Santo. Pesquisador produtividade pelo Conselho Nacional de Desenvolvimento Científico e Tecnológico (CNPq).

**Douglas Popp Marin**

Graduado em Educação Física. Especialista em Fisiologia do Exercício. Mestre em Ciências do Movimento Humano. Doutor em Ciências da Saúde. Coautor do livro *Prescrição de exercício para emagrecimento: uma abordagem técnica e comportamental* (Santana de Parnaíba: Manole, 2022). Coordenador da Pós-graduação em Emagrecimento para estética e saúde pela Faculdade Uniguaçu.

**Felipe de Ornelas**

Graduado em Educação Física pela Faculdade de Americana (FAM). Especialista em Fisiologia do Exercício – Prescrição do Exercício pela Universidade Estácio de Sá. Mestre em Ciência do Movimento Humano pela Universidade Metodista de Piracicaba (Unimep).

**Jocasta Sousa Araújo**

Graduada em Educação Física. Especialista em Promoção e Prevenção, Tratamento de Doenças Crônicas e Reabilitação através da Atividade Física e do Exercício pelo Hospital Israelita Albert Einstein – São Paulo (HIAE). Especialista em Fisiologia do Exercício para Grupos Especiais pela Unigrande. Especialista em Treinamento Desportivo do Início ao Alto Rendimento pela Unigrande. Mestra em Ciências Médicas pela Faculdade de Medicina da Universidade Federal do Ceará (Famed-UFC). Professora responsável pelo módulo de Atividade Física e HIV do curso de especialização do HIAE, entre os demais cursos de pós-graduação do CE. Pesquisadora vinculada à Universidade Federal do Ceará (UFC).

### Luana Queiroga

Graduada em Educação Física pelo Centro Universitário das Faculdades Metropolitanas Unidas (FMU). Profissional de Educação Física do Hospital Israelita Albert Einstein. Mestre em Educação Física pela Universidade São Judas Tadeu (USJT). Especialista em Atividade Física para Prevenção, Tratamento de Doenças e Promoção da Saúde pelo Albert Einstein Instituto Israelita de Ensino e Pesquisa.

### Marcelo Luis Marquezi

Graduado com Licenciatura em Educação Física pela Universidade Estadual Paulista (Unesp-Rio Claro). Mestre em Biodinâmica do Movimento Humano pela Escola de Educação Física e Esporte da Universidade de São Paulo (EEFE-USP). Doutor em Biologia Funcional e Molecular pelo Instituto de Biologia da Universidade Estadual de Campinas (IB-Unicamp). Professor da Universidade Cidade de São Paulo (Unicid). Coordenador do Laboratório de Pesquisa em Educação Física da Unicid (LAPEF Unicid).

### Mayra Trevisani

Graduada em Educação Física pelo Centro Universitário das Faculdades Metropolitanas Unidas (FMU). Especialista em Atividade Física para Prevenção, Tratamento de Doenças e Promoção da Saúde pelo Albert Einstein Instituto Israelita de Ensino e Pesquisa. Personal trainer de Grupos Especiais. Mestre em Educação Física pela Universidade São Judas Tadeu (USJT).

### Roberta Luksevicius Rica

Graduada em Educação Física pelas Faculdades Integradas de Santo André (FEFISA). Mestra e Doutora pela Universidade São Judas Tadeu (USJT). Pós-doutorado pela Universidade Federal de Mato Grosso (UFMT). Professora no curso de Educação Física da Faculdade Estácio de Sá (Vitória). Professora dos cursos de Pós-graduação do Complexo Educacional FMU, da Universidade Estácio de Sá e do Instituto Valorize.

### Silvio Pecoraro

Graduado em Educação Física pelo Centro Universitário Claretiano de Batatais. Mestre em Ciências do Movimento Humano pela Universidade Metodista de Piracicaba (Unimep). Professor Titular nos cursos de Pós-graduação da Universidade Estácio de Sá, nas Faculdades Metropolitanas Unidas (FMU), na Universidade de São Caetano do Sul (USCS), no Centro de Estudos em Fisiologia do Exercício (Cefit) e nas Faculdades Anhanguera. Professor Titular do Centro Universitário das Faculdades Metropolitanas Unidas (FMU).

**Tiago Volpi Braz**
Graduado em Educação Física. Mestre, Doutor e Pós-doutor em Ciências do Movimento Humano pela Universidade Metodista de Piracicaba (Unimep-SP). Professor dos cursos de Pós-graduação do Centro Universitário do Vale do Iguaçu (Uniguaçu), das Faculdades Metropolitanas Unidas (FMU), da Faculdade Estácio de Sá e da Faculdade de Educação Física de Sorocaba (Fefiso). Trabalha com prescrição de exercícios para alunos com doenças crônicas não transmissíveis em equipe multidisciplinar na prefeitura de Americana-SP.

# Sumário

# Prefácio

Movimentar-se é preciso. Basta observar que há pouco menos de cem anos, um breve suspiro na escala de tempo da evolução da nossa espécie, o movimento era parte natural de nossas vidas. Para onde quiséssemos ir, o que quiséssemos fazer, o movimento era necessário, não havia outro modo. Não por acaso, algumas doenças que hoje são comuns eram relativamente raras cem anos atrás, e o estilo de vida contemporâneo está no centro dessa transformação. Obesidade, hipertensão arterial, diabetes, distúrbios do colesterol e triglicérides, doenças cardiovasculares, câncer, cirrose, demências e doenças articulares – todas essas condições apresentam taxas crescentes de incidência na população nos últimos anos.

A Organização Mundial da Saúde estima que atualmente 80% dos gastos de saúde, tanto pública como privada, são dedicados ao tratamento de complicações de doenças crônicas, como as citadas no parágrafo anterior. Doenças que estão diretamente relacionadas ao estilo de vida moderno, como alimentação inadequada, sedentarismo, má qualidade do sono, alto nível de estresse e relações sociais cada vez mais superficiais e mediadas pelas redes sociais.

Entre todos os fatores relacionados ao estilo de vida, o sedentarismo é um dos mais sérios. Um importante estudo publicado em 2018 no jornal britânico *Lancet* investigou as taxas de atividade física com base na revisão de múltiplos estudos publicados em diversos países. Esse estudo colocou o Brasil na lamentável quinta pior colocação em todo o mundo, especialmente entre as mulheres.

Basta olhar ao redor para perceber como isso é verdade: hoje é normal passar o dia trabalhando sentado, locomover-se sentado (de carro, ônibus ou trem) e dedicar horas ao lazer por dia sentado em frente à TV ou computador. Todo esse tempo parado tem um efeito complexo sobre a saúde, como vemos nas taxas crescentes de doenças crônicas.

É claro que o avanço técnico da medicina nos proporcionou um grande aumento da perspectiva de vida, mas grande parte desse avanço se deu no campo da medicina curativa. Atualmente muito mais pesquisas e recursos são dedicados ao desenvolvimento de novos medicamentos, quimioterápicos, equipamentos médicos ou cirurgia robótica do que investidos em prevenção básica.

Não que não precisemos de todo esse refinamento técnico; pelo contrário: muitas pessoas terão suas vidas salvas por meio da medicina moderna. Entretanto, a prevenção primária, baseada em mudanças de estilo de vida, é comprovadamente mais eficaz e consideravelmente mais custo-efetiva do que o tratamento medicamentoso para prevenção de doenças crônicas.

Em um documento publicado em 2018, a Organização Mundial da Saúde fez um "*call to action*" para os governos de todo o mundo, apontando como prioridade de saúde em escala global o investimento de recursos em prevenção primária: estímulo à atividade física, alimentação saudável, cessação do tabagismo e controle do consumo de álcool. Uma frase contundente destacada no documento é: "*there is no excuse for inaction, for we have evidence-based solutions*" (não há desculpa para não agir, pois temos soluções baseadas em evidências).

O momento não poderia ser mais apropriado para um livro como este. Nele você encontrará informações compiladas por vários especialistas em terapia do movimento e esporte, mostrando sua relação com a prevenção e o tratamento de doenças. Veremos aqui que a atividade física pode ser poderosa não somente para a prevenção, ao reduzir a chance de doenças debilitantes como diabetes, infarto ou demência, mas também para o tratamento de diversas doenças, sendo muitas vezes superior ao tratamento medicamentoso.

O conhecimento presente neste livro é valioso não somente para as pessoas de quem cuidamos mas também para nós, profissionais de saúde. Precisamos, literalmente, nos mover em direção ao futuro, servindo de exemplo e inspiração para aqueles que atendemos.

**Polito, Montenegro e Falconi**

# Introdução

## ATIVIDADE FÍSICA E SAÚDE: IMPORTÂNCIA DE AÇÕES INTERDISCIPLINARES NA PROMOÇÃO DA SAÚDE

Luís Felipe Tubagi Polito
Carla Giuliano de Sá Pinto Montenegro
Carlos Alexandre Falconi

Segundo a Organização Mundial da Saúde (OMS), o conceito de saúde não pode ser resumido à ausência de doenças ou enfermidades, constituindo um estado de pleno bem-estar físico, mental, social e espiritual. Esse conceito, muito abordado em textos voltados para profissionais da área e também nas falas de acadêmicos pelo Brasil e pelo mundo, deixa clara a importância de uma visão sistêmica e integrada a respeito da temática.

Atrelada ao conceito de saúde está a noção de qualidade de vida, que também tem sido ressignificada com base em reflexões e modelos teóricos propostos ao longo dos anos. Ainda de acordo com a OMS,[1] a qualidade de vida estaria relacionada com a percepção do indivíduo sobre sua própria posição na vida, no contexto cultural e dos sistemas de valores nos quais está inserido, e também com seus objetivos, expectativas, padrões e preocupações. Nesse sentido, pode-se observar que o conceito de qualidade de vida tem uma abrangência mais genérica, vinculado não somente à presença ou ausência das doenças, mas também ao grau de limitação enfrentado por um indivíduo no cumprimento de suas atividades de vida diárias (AVD), por exemplo.[2]

Em face da mudança do perfil da população mundial quanto às condições de saúde, considerando que hoje as principais causas de morte estão associadas às doenças crônicas não transmissíveis (DCNT) e não às doenças infecciosas, o papel dos centros de saúde também se modificou. Antes se buscava curar, hoje o objetivo é cuidar! E o diferencial de um bom tratamento está na maneira como se realiza o cuidado ao paciente, na humanização desse serviço e na importância da participação do paciente nas decisões envolvidas.

Nesse sentido, em 2007 o Global Partnership for Effective Diabetes Management (EUA) recomendou a implementação de uma equipe multidisciplinar para a prevenção do diabetes *mellitus*, doença crônica não transmissível que atinge grande parte da população mundial nos dias de hoje.[3] A iniciativa desse projeto preconizou a criação de equipes clínicas com objetivos compartilhados e coordenados em prol do paciente, incluindo desde médicos endocrinologistas certificados em "educação para diabetes" a enfermeiras e farmacêuticos.

Um pouco mais distante, no continente asiático (Hong Kong, China, 1995), uma parceria entre o Chinese University of Hong Kong e o Prince of Wales Hospital (da Austrália) criou um projeto multidisciplinar para o tratamento do diabetes, em que toda a documentação referente aos fatores de risco, complicações e desfechos clínicos culminou na criação de uma base de dados digital de todo o continente, denominada Joint Asia Diabetes Evaluation (Jade) Programme.[4]

No contexto da realidade brasileira, após a edição da Portaria do Ministério da Saúde n. 154, de 24 de janeiro de 2008,[5] foram criados os Núcleos de Apoio à Saúde da Família (Nasf) como complementação à Estratégia Saúde da Família.[6]

O Nasf é um serviço multidisciplinar que tem como objetivo apoiar, ampliar e aperfeiçoar a atenção e a gestão da saúde na Atenção Básica / Saúde da Família, e uma das grandes conquistas da nossa área foi a inclusão em sua equipe de profissionais de Educação Física, ao lado de médicos, enfermeiros, farmacêuticos, fisioterapeutas, fonoaudiólogos, nutricionistas, psicólogos e terapeutas ocupacionais, entre outros.[6]

A importância de uma equipe multidisciplinar para os serviços de saúde está na possibilidade de que todos os profissionais participem das decisões do plano de cuidados, atuando de forma integrada para o sucesso das ações.

Para tanto, é fundamental que haja um diálogo contínuo e constante entre os membros da equipe, pois, diante de um paciente crônico, as necessidades de tratamento permeiam as áreas atuantes, com necessidades que variam constantemente. O trabalho interdisciplinar, além de otimizar as intervenções e de melhorar o atendimento, pode beneficiar o sistema com a redução de custos ao dispensar o emprego de terapias que naquele momento não trarão benefícios ao paciente.

Essa realidade incentivou a criação de projetos interdisciplinares em nosso país, como o Programa de Atividades Físicas para Pessoas com Necessidades Especiais (Pafipnes), criado com o propósito de disponibilizar espaço e acesso gratuito à prática regular de exercícios sob a supervisão adequada de profissionais de Educação Física, na cidade de São José do Rio Pardo, no interior de São Paulo.[7] Tendo como foco as pessoas inscritas no Programa de Saúde da Família (PSF) do município, a iniciativa obteve resultados muito positivos na melhora da qualidade de vida dos pacientes, dentre eles:

- Maior aderência dos participantes a um estilo de vida mais ativo.
- Aumento da autonomia nas atividades de vida diárias (AVD).

- Redução do uso de fármacos (controle da hipertensão arterial sistêmica, por exemplo) e, consequentemente, dos custos associados.
- Melhora da formação dos profissionais e estudantes de Educação Física.

Alguns centros de saúde já empregam de forma eficiente a interdisciplinaridade na prevenção e no tratamento de doenças crônicas não transmissíveis. Um dos exemplos, reconhecido internacionalmente, é o Hospital Israelita Albert Einstein. Seus programas de medicina preventiva, oncologia, transplante de órgãos, saúde ocupacional, geriatria e gerontologia são exemplos de sucesso e eficiência nas discussões interdisciplinares, enfatizando o importante papel de cada profissional no cuidado ao paciente.

Apesar dos avanços, têm-se encontrado frequentes inconsistências na prática da prescrição de treinamento para grupos especiais por parte dos profissionais do movimento humano. Segundo estudo de Falci e Belisário,[8] uma das grandes dificuldades nesse contexto é a graduação, que, na ótica dos entrevistados, é insuficiente na formação para atuação com grupos especiais.

Essa realidade justifica a necessidade deste livro, que reúne textos de especialistas – com vasta experiência profissional e acadêmica – nas mais diversas áreas da saúde a fim de fornecer aos profissionais de Educação Física uma leitura agradável e que promova de maneira satisfatória a união dos conhecimentos de cunho científico com o dia a dia da prescrição de exercícios físicos.

É preciso ressaltar que, em respeito às linhas conceituais de cada autor, os editores da obra optaram pela liberdade textual, influenciando de forma mínima a contribuição de cada um dos pesquisadores.

Desejamos uma ótima leitura a todos.

## REFERÊNCIAS


1. The World Health Organization quality of life assessment (WHOQOL): position paper from the World Health Organization. Social Science & Medicine. 1995;41(10):1403-9.
2. Carr AJ, Gibson B, Robinson PG. Is quality of life determined by expectations or experience? BMJ. 2001;322(7296):1240-3.
3. McGill M, Felton A-M, Global Partnership for Effective Diabetes Management. New global recommendations: a multidisciplinary approach to improving outcomes in diabetes. Primary Care Diabetes. 2007;1(1):49-55.
4. Chan JCN, Sui Y, Oldenburg B, Zhang Y, Chung HHY, Goggins W, et al. Effects of telephone--based peer support in patients with type 2 diabetes mellitus receiving integrated care: a randomized clinical trial. JAMA Internal Medicine. 2014;174(6):972-81.
5. Brasil. Ministério da Saúde. Portaria n. 154, de 24 de janeiro de 2008. Cria os Núcleos de Apoio à Saúde da Família – Nasf. Brasília, DF: Ministério da Saúde; 2008.
6. Mângia EF, Lancman S. Núcleos de Apoio à Saúde da Família: integralidade e trabalho em equipe multiprofissional. Revista de Terapia Ocupacional da Universidade de São Paulo. 2008;19(2).

7. Pereira-Da-Silva M, Santos JS, Souza NA, Tempesta SD, Avelino RA. Programa multidisciplinar para promoção da saúde envolvendo atividade física supervisionada: ações do Pafipnes na atenção à saúde de mulheres em uma Unidade Básica de Saúde de São José do Rio Pardo – SP. Revista Brasileira de Atividade Física & Saúde. 2011;16(4):362-6.
8. Falci DM, Belisário SA. The position of physical education professionals within primary healthcare and the challenges in their training. Interface – Comunicação, Saúde, Educação. 2013;17(47):885-99.

1

# Adesão ao exercício: por onde podemos começar?

Douglas Popp Marin

## CONCEITOS E DEFINIÇÕES

O comportamento é amplamente definido como qualquer coisa que um organismo ou ser vivo faz, o que inclui ações, palavras e manifestações de emoções e pensamentos.[1] Para promover mudanças no estilo de vida, o comportamento deve ser observável, mensurável e definido. Ao longo deste capítulo, o comportamento da atividade física será definido como um termo "guarda-chuva", que engloba dimensões do exercício, esporte, atividade física de lazer, dança, entre outras.

A promoção da atividade física é um desafio há mais 50 anos para a Educação Física. Estratégias simplistas dos órgãos de pesquisa e saúde pública, como "seja mais ativo" ou "pratique exercícios regularmente", não causaram e não causarão efeito sobre o comportamento ativo da população. Para ajudar as pessoas a iniciar, aderir e manter um programa de atividade física é necessário considerar influências internas (crenças, atitudes, pensamentos, sentimento, emoções etc.) e externas (necessidades sociais, oportunidade, barreiras etc.) sobre o comportamento. Para tanto, é preciso construir modelos teóricos baseados em pesquisas experimentais que estabeleçam:

- Associação entre o nível de atividade física e o estado de saúde.
- Métodos adequados para avaliar o nível de atividade física da população.
- Fatores associados e que explicam o nível de atividade física em diferentes populações.
- Desenvolvimento e avaliação de programas de intervenção com o objetivo de promover e manter a atividade física.

Diante dessas necessidades, a psicologia do exercício assume dois importantes papéis:

1. Compreender e desenvolver métodos para influenciar os processos psicológicos envolvidos na decisão de adotar, aderir e sustentar a participação na atividade física a longo prazo.
2. Descrever e avaliar o efeito do exercício físico, bem como aplicar o exercício e a atividade física na promoção da saúde mental.

De fato, o número de publicações científicas sobre o comportamento na atividade física cresceu exponencialmente nos últimos 20 a 30 anos, entretanto pouco conhecemos sobre o comportamento sedentário. Portanto, neste capítulo começaremos pela discussão sobre o comportamento sedentário e a seguir apresentaremos alguns modelos comportamentais para promoção e adesão à prática de atividade física.

## COMPORTAMENTO SEDENTÁRIO

Alguns fatores de risco para as doenças crônicas não transmissíveis são modificáveis, podendo ser prevenidos, tratados e controlados. Um desses fatores de risco é a inatividade física. A Organização Mundial de Saúde (OMS) recomenda ao menos 150 minutos por semana de atividade física em intensidade moderada, ou 75 minutos por semana de atividade em intensidade vigorosa, ou a combinação de ambas.[2]

Atualmente, a inatividade física é considerada a quarta principal causa de morte no mundo.[3] Estima-se que a inatividade física pode ser responsável por 3,2 milhões de mortes por ano.[4] Esse dado representa um aumento de 68,4% no número de mortes em uma única década. É provável que, se o nível de atividade física da população aumentasse em 25%, mais de 1 milhão de mortes por ano em todo o mundo seriam evitadas.[5] O custo da inatividade física global para a saúde pública é de ao menos INT$ 54 bilhões de dólares (dólares Geary-Khamis).[*] Isso significa que, além do fator de risco e morte prematura, a inatividade física é responsável por um substancial custo econômico mundial.[6]

O comportamento sedentário é complexo e multifatorial, influenciado por diversos fatores, como idade, sexo, cultura local, situação econômica, ambiente, percepção de segurança e criminalidade, ausência de locais adequados, além de fatores psicossociais e relacionados à saúde das pessoas.[7]

---

* Dólar internacional, que tem em um dado país o mesmo valor do dólar americano.

Muitas vezes os profissionais do exercício utilizam o termo "sedentarismo" como sinônimo de inatividade física. Essencialmente, "sedentarismo" se refere ao "tempo sentado", ou seja, qualquer comportamento de vigília caracterizado por um baixo dispêndio energético (< 1,5 MET – equivalentes metabólicos de tarefa, ou *metabolic equivalent intensity level*), quando realizado em posição sentada, deitada ou postura reclinada.[8] Alguns exemplos desses comportamentos são: assistir televisão, utilizar o computador, tempo sentado na escola ou no trabalho e tempo sentado no carro. Ao contrário, qualquer comportamento realizado em pé (posição ortostática) pode ser considerado como não sedentário.

O termo "inatividade física" se refere a realizar uma quantidade insuficiente de atividade física em intensidade moderada e vigorosa (p. ex., não atender às recomendações dos órgãos de saúde). O comportamento sedentário é considerado um preditor independente da inatividade física para o risco metabólico.[9] Em um estudo prospectivo de 12 anos, o risco progressivamente mais elevado de mortalidade foi encontrado em pessoas com maior tempo sentado ao longo do dia, independentemente do nível de atividade física em horário de lazer.[10] Da mesma forma, um estudo de metanálise revelou risco 34% maior de mortalidade em adultos com tempo sentado igual a 10 horas por dia, mesmo considerando o nível de atividade física.[11]

É possível imaginarmos uma situação em que uma pessoa que atinge valores recomendados de atividade física (p. ex., mais que 30 minutos de atividade física em intensidade moderada na maioria dos dias da semana) possa ser considerada fisicamente ativa mas, ao mesmo tempo, apresente alto nível de comportamento sedentário[7] e tenha risco cardiometabólico. De fato, esses dois comportamentos podem coexistir. Isso quer dizer que não devemos nos referir às pessoas com baixo nível de atividade física como sedentárias; em vez disso, podemos referenciá-las como insuficientemente ativas.

Edwardson et al.,[12] em um estudo de metanálise, encontraram que pessoas com níveis muito baixos de atividade física tinham risco 73% maior de desenvolver síndrome metabólica quando comparadas com aquelas que apresentavam menor nível de comportamento sedentário. Interessantemente, esses valores permaneceram inalterados quando os pesquisadores corrigiram os resultados pelo nível de atividade física dos participantes. Em outras palavras, o comportamento sedentário é um fator de risco independente do nível de atividade.

Um recente estudo multicentro, incluindo dados dos EUA, Brasil, Inglaterra, Dinamarca, República Checa e China, utilizando acelerometria, encontrou uma média de tempo sedentário de 8,6 horas por dia.[13] O tempo sentado pode corresponder a 3,8% da mortalidade por todas as causas (433 mil mortes/ano) em adultos, utilizando dados de 54 países.[14] Mais especificamente, um ponto de corte foi determinado para o risco de mortalidade em relação ao tempo sentado diário. Estima-se um aumento do risco de mortalidade quando o tempo sentado diário é próximo de 9 horas/dia, com aumento dose-dependente para 10, 12 e 14 horas/dia.[15]

Uma questão extremamente relevante é a de que os prejuízos do comportamento sedentário impactam negativamente nas adaptações promovidas pela atividade física. O excesso de tempo sentado ou o baixo nível de atividade física (< 5.000 passos/dia) pode mitigar os efeitos induzidos pela atividade física sobre as vias de sinalização moleculares musculares por reduzir a captação e a oxidação de gordura tanto em jejum como em estado alimentado.[16]

A distinção entre comportamento sedentário e inatividade física é importante, especialmente quando pensamos em modelos de intervenção para promoção do exercício e da atividade física. Por exemplo, Healy et al.[17] encontraram que interrupções no tempo sentado ao longo do dia foram beneficamente associadas com a circunferência da cintura, o índice de massa corporal (IMC), o perfil lipídico plasmático e a glicose de 2 horas. Interessantemente, essas associações foram independentes do nível de atividade moderada a vigorosa realizada pelos participantes.

Levando em consideração esses dados, parece existir a necessidade de desenvolvermos estratégias diferentes para objetivos diferentes. Dentre esses objetivos, destaca-se: aumentar o nível de atividade física, reduzir o comportamento sedentário e aumentar o nível de aptidão física da população.

## EXERCÍCIO COMO UM REMÉDIO! O PAPEL DO *MARKETING* DO EXERCÍCIO

Atualmente existem evidências inquestionáveis de que o exercício físico regular promove melhora da saúde física e mental, reduz o risco de doenças crônicas não transmissíveis e pode ser utilizado como estratégia de tratamento em situações de doenças preexistentes. Muitos efeitos do exercício são comparáveis aos efeitos observados de medicações orais no tratamento de diversos quadros clínicos.[18] Apesar das evidências, a inatividade física é um componente predominante no estilo de vida das pessoas nos países industrializados. Dados indicam que > 60% da população mundial não pratica atividade física de moderada intensidade por mais de 30 minutos na maioria dos dias da semana.[2] A desistência dos programas é talvez a maior causa do baixo nível de atividade física.

Para aumentar o número de pessoas engajadas, e para que elas usufruam dos benefícios da atividade física regular, é fundamental entendermos os fatores que regulam a adoção e a manutenção do comportamento ativo. O engajamento no exercício é influenciado por uma variedade de fatores biológicos, ambientais, sociais e psicológicos. Nesse caso, os fatores socioambientais e os determinantes psicológicos podem ser influenciados por meio de estratégias de intervenção pelos profissionais do exercício e da saúde em geral.

Os avanços científicos na área de prescrição de exercício e atividade física têm possibilitado a determinação de uma dose adequada de exercício para prevenir e auxiliar no tratamento de doenças cardiometabólicas. Entretanto, é curioso que os guias e recomendações para a prescrição de exercício elaborados pelas organizações e órgãos científicos não mencionam problemas de adesão e desistência precoce entre participantes que apresentam condições especiais, como obesidade, diabetes e hipertensão. Esses documentos tipicamente se concentram em dizer às pessoas "o que" e "por que" elas devem fazer exercício, mas não contêm informações sobre "como" essas metas comportamentais de exercício podem ser alcançadas e quais habilidades de autorregulação devem ser desenvolvidas.

De fato, a literatura sugere que mesmo pequenas mudanças sustentáveis no estilo de vida ativo podem substancialmente reduzir o risco de doenças crônicas não transmissíveis.[19] Entretanto, um aspecto importante com o qual o profissional do exercício se depara em condições cotidianas é a dificuldade de superar problemas de adesão e desistência precoce aos programas de atividade física.

Os benefícios da mudança de estilo de vida para a saúde ocorrem com a manutenção dos comportamentos ao longo do tempo. Por isso, os profissionais podem auxiliar no desenvolvimento de programas voltados para não só para aumentar a intenção das pessoas à prática de exercícios como também para traduzir essa intenção em ação e manutenção do comportamento a longo prazo.

A relação entre a obesidade e o nível de atividade tem sido investigada em diferentes populações. King et al.[20] encontraram que homens e mulheres com IMC abaixo de 27 $kg/m^2$ apresentaram sucesso significativamente maior na adesão ao programa de exercício (28%) em comparação com os participantes com IMC maior. Existe uma relação mais forte entre a obesidade e a inatividade física do que entre a inatividade física e a obesidade.[21] Isso significa que, uma vez que o indivíduo desenvolve a obesidade, esta se torna uma barreira para o exercício, estimulando o ciclo vicioso. Por isso, construir, implantar e aderir ao programa de exercício com o objetivo de emagrecimento se torna uma tarefa desafiadora.

O mesmo padrão de comportamento foi observado em homens que participaram de um programa para pacientes após infarto do miocárdio. Embora a adesão tenha sido reduzida progressivamente, voluntários com IMC menor que 25,7 $kg/m^2$ reportaram maior participação ao longo de 36 meses de intervenção. A adesão às sessões de exercício foi positivamente correlacionada com mudanças no colesterol HDL (*high density lipoproeins*) e inversamente associada com o somatório de dobras cutâneas, colesterol total, triacilglicerol plasmático e massa corporal.[22]

O fato é que em muitos casos as pessoas agem contra seus próprios interesses, mesmo quando têm informação sobre as consequências deletérias de suas ações, ou mesmo pela falta delas. Atualmente estamos carentes de modelos de intervenção para atividade física que vão além de recomendações e avisos.

O Colégio Americano de Medicina do Esporte (ACSM) sugere que os afetos negativos e as percepções de fadiga durante o exercício podem influenciar negativamente na adesão aos programas de atividade física.[23] Dessa maneira, estratégias para aumentar a probabilidade de encontrar afeto positivo e percepção de divertimento durante o exercício podem contribuir para promover a manutenção do exercício regular e os benefícios subsequentes.

Ao longo de várias décadas as associações e organizações discutem como promover a atividade física na população. Autoridades de saúde pública e a OMS vêm travando uma longa batalha contra o comportamento sedentário, por meio de campanhas e intervenções focadas nos benefícios do exercício e da atividade física para a melhora dos indicadores de saúde e a prevenção de doenças. Nessa mesma linha, os profissionais do exercício se esforçam para manter as pessoas se exercitando regularmente de acordo com as recomendações e destacando os benefícios dessa prática para a saúde. Apesar de todos esses esforços, a inatividade física continua crescendo como um fator que compromete a saúde da população mundial. Algumas perguntas surgem a partir dessa observação:

- As pessoas estão compreendendo as mensagens das organizações sobre os benefícios do exercício regular?
- Os benefícios destacados nessas mensagens são genéricos ou atingem pontualmente diferentes pessoas e populações?
- Os benefícios do exercício divulgados em campanhas de mídia de grande circulação são aqueles de que as pessoas desejam usufruir?
- Campanhas sobre os benefícios do exercício (utilidade do comportamento) para a saúde são efetivas para auxiliar na motivação das pessoas para se exercitarem?

A literatura específica e as observações da sociedade mostram que as campanhas públicas e a abordagem dos profissionais de saúde voltada para o reconhecimento social dos benefícios do exercício para a saúde não são suficientes para ajudar as pessoas a mudar o comportamento inativo. Não obstante, as intervenções são muitas vezes baseadas no medo da punição do comportamento sedentário, em que o preço da inatividade física custa muito caro para a saúde do indivíduo, aumentando seu risco de morte prematura.

Em 2013, Fiuza-Luces et al. publicaram um artigo de revisão na importante revista *Physiology*, intitulado "Exercise is the real polypill" (Exercício é a verdadeira polipílula).[18] Nesse extenso artigo de revisão, os autores documentam diversos efeitos biológicos do exercício e a maneira como esses efeitos podem promover benefícios para a saúde dos praticantes. O título do artigo é bem curioso e destaca um processo de medicalização do exercício e da atividade física, como um tipo de remédio para as pessoas. Essa ideia de conceber o exercício como um remédio é baseada em fortes evidências científicas do papel do exercício para a saúde. Por exemplo, um estudo metaepidemiológico que incluiu 305 estudos randomizados controlados concluiu que o exercício pode ter efetividade similar ao tratamento com diversos medicamentos em vários tipos de doenças crônicas.[24]

Embora o conceito do exercício como remédio tenha contribuído para o reconhecimento da atividade física nos programas de saúde pública, é possível que as pessoas não procurem mais o exercício e a atividade física que promovam prazer, divertimento e bem-estar. Isso, por sua vez, pode influenciar a qualidade da motivação e comprometer a adesão ao comportamento do exercício a longo prazo. Praticar exercício com sentido de "tomar um remédio" pode trazer um simbolismo negativo e uma conotação que, geralmente, representa uma experiência dolorosa e desagradável.[25]

Por outro lado, o termo "bem-estar" engloba dimensões da saúde física e mental que impactam positivamente na atividade física.[26] Praticar exercício pelo "bem-estar" é uma consequência inerentemente positiva, que motiva mais as pessoas a aderirem às intervenções e tratamentos de doenças crônicas.

O fato é que os benefícios para a saúde representam um fator, entre muitos, que levam as pessoas a fazer exercício, mas não necessariamente o mais importante. Neste momento o leitor pode imaginar: como pode o indivíduo com uma doença cardiometabólica não reconhecer os benefícios do exercício regular para sua saúde e começar a praticá-lo imediatamente?

Souto Barreto afirma que, uma vez que os modelos baseados em saúde falharam em promover a atividade física para valores mínimos necessários, devemos mudar o argumento da finalidade ou utilidade da atividade física (p. ex., promoção de saúde, redução de fatores de risco) para o que as pessoas sentem durante o exercício.[27] Evidentemente que oferecer informações sobre os benefícios do exercício é útil como estratégia cognitiva para aumentar a intenção de começar um programa de exercício, mas não necessariamente deve ser a única. Por exemplo, 57% das pessoas que têm intenção de iniciar um programa de exercício falham em manter o comportamento ao longo de 1 ano.[28]

No contexto da cardiologia, Shrank e Choudhry[29] afirmaram: mudar o comportamento dos pacientes é extremamente difícil porque eles não aderem às atividades que eles mesmos sabem que podem melhorar sua saúde. Por exemplo, Morrow et al.[30] reportaram que 84% dos 2.002 voluntários entrevistados reconheceram que a inatividade física estava relacionada com o desenvolvimento de doença cardiovascular. Talvez como solução, os profissionais da saúde possam encontrar uma maneira de o comportamento "saudável" ser também o comportamento "agradável" para o paciente. Será que podemos ajudar as pessoas a enxergar o exercício com a mesma emoção que os comerciais de televisão fazem com seus produtos? Isso poderia ser alcançado se conseguíssemos estabelecer uma conexão subconsciente entre os sentimentos positivos, o bem-estar, a satisfação com a vida e a atividade física regular.

Dados observacionais em academias do Brasil (não publicados) mostram que, quando uma extensa lista de benefícios promovidos pelo exercício é oferecida, as pessoas que ingressam no programa de exercício escolhem a melhora da saúde mental, o bem-estar e a qualidade de vida como os benefícios mais desejados. Esse tipo de benefício não é necessariamente dependente do nível de atividade física, mas sim do "o que" o indivíduo experiencia durante a sessão de exercício. O exercício regular pode ser encarado como potencialmente interessante se puder ser adaptável às necessidades e desejos de cada pessoa, ao contrário de orientado para aquilo que ele "serve".

A literatura suporta os benefícios psicológicos e afetivos ao exercício. Uma única sessão de exercício pode melhorar a percepção de bem-estar,[31] incluindo a redução da ansiedade[32] e da depressão média[33] e o aumento da disposição e do vigor[34] durante o período pós-exercício.

## COMO AUMENTAR O NÍVEL DE ATIVIDADE FÍSICA E REDUZIR O TEMPO SEDENTÁRIO?

A psicologia da saúde vem desenvolvendo diferentes teorias e modelos para explicar o comportamento humano. A Figura 1 mostra uma estrutura de classificação de algumas teorias aplicadas ao comportamento do exercício e da atividade física. Muitas dessas teorias apresentam componentes e hipóteses similares, de tal forma que existe uma sobreposição dos construtos (conceitos principais) e mecanismos que elas propõem para influenciar o comportamento fisicamente ativo. Para a construção deste capítulo, abordaremos com mais detalhes a teoria do comportamento planejado (baseada em modelos sociais cognitivos), a teoria da autodeterminação (teoria cognitiva com base humanística) e a teoria afetivo-reflexiva da inatividade física e do exercício (baseada em modelo de processos duplos). Dessa forma teremos uma visão ampla de diferentes mecanismos e ferramentas disponíveis para ajudar as pessoas (alunos e clientes) a iniciarem e sustentarem um programa de exercício e atividade física regular.

| Teorias baseadas em crenças e atitudes | Teorias baseadas em competências | Teorias humanistas |
|---|---|---|
| ▪ Modelo de crença em saúde.<br>▪ Teoria de proteção para motivação.<br>▪ Teoria do comportamento planejado. | ▪ Teoria social cognitiva (autoeficácia). | ▪ Teoria da autodeterminação. |

| Teorias e modelos híbridos | Teorias de processos duplos | Teoria baseada em hábito |
|---|---|---|
| ▪ Abordagem do processo de ação em saúde.<br>▪ Controle de ação de multiprocesso. | ▪ Teoria da motivação hedônica.<br>▪ Teoria da minimização de esforço em AF.<br>▪ Teoria afetivo-reflexiva. | ▪ Psicologia do hábito. |

**FIGURA 1** Estrutura para classificação de teorias aplicadas ao comportamento do exercício e da atividade física.
Fonte: adaptada de Bible et al.[35]

## Agindo sobre a intenção de praticar atividade física: teoria do comportamento planejado

A teoria do comportamento planejado proposta por Ajzen[36] é amplamente citada para o estudo de comportamentos de saúde, incluindo a atividade física. Ela é baseada em modelos sociais cognitivos e incorpora as atitudes como elemento principal para explicar as intenções comportamentais. As intenções indicam o grau de planejamento e esforço que uma pessoa está disposta a investir no desempenho de um comportamento futuro. Portanto, a intenção comportamental é considerada o elemento motivacional em natureza e função.

Segundo essa teoria, as intenções conduzem diretamente ao comportamento. No contexto da atividade física, a intenção é a decisão motivacional para agir que antecede a realização do comportamento.[37] A intenção de praticar atividade física pode ser entendida por sua direção (tomada de decisão de se engajar ou não no comportamento) e por sua força (grau de comprometimento, ou seja, grau de esforço e motivação para se engajar no comportamento).

Podemos observar na Figura 2 que as atitudes, as normas sociais e o controle comportamental são antecedentes da intenção. As atitudes representam uma avaliação geral sobre um objeto, pensamento, pessoa ou comportamento. Por exemplo, a atividade física pode ser avaliada por uma pessoa com base em três formas de atitude: atitude moral (a atividade física é boa ou ruim), atitude cognitiva (a atividade física é benéfica ou prejudicial) e atitude afetiva (a atividade física é agradável ou desagradável).[36,38]

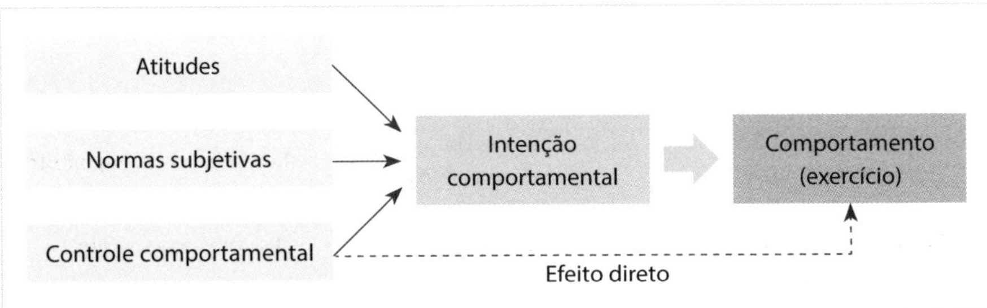


**FIGURA 2** Teoria do comportamento planejado.
Fonte: adaptado de ACSM.[31]

As pessoas constroem suas atitudes perante a atividade física com base na crença de probabilidade de determinado resultado ocorrer como consequência do comportamento (expectativa de que a atividade física vai produzir um resultado esperado) e do valor atribuído a esse resultado. Podemos simbolizar a formação das atitudes pelo seguinte modelo matemático: atitudes = expectativa de resultado x valor atribuído ao resultado. Portanto, aumentar as atitudes positivas perante o exercício (expectativa de resultado: vai acontecer?) e o valor dessa expectativa (grau de importância: benéfico ou prejudicial?) para o indivíduo aumentará a intenção de agir e, subsequentemente, o nível de atividade física.

Neste momento o leitor já deve estar reconhecendo o quanto a teoria do comportamento planejado lhe é familiar considerando as campanhas de saúde pública, as redes sociais e o discurso dos profissionais de saúde. Qual é a lógica de informar e educar as pessoas sobre os benefícios da atividade física regular?

A resposta é: a mudança nas atitudes cognitivas. Ou seja, a mudança na forma como o indivíduo avalia a atividade física como prejudicial ou benéfica e na formação de expectativa de resultados valorizados. Dois pontos são importantes para a compreensão do impacto das atitudes sobre a intenção de praticar atividade física:

1. As pessoas utilizam um número restrito de consequências e resultados esperados para formar as intenções (conhecimento limitado sobre os benefícios da atividade física).
2. Os resultados e consequências esperados devem ser valorizados pelo próprio indivíduo e não pelo profissional.

As normas subjetivas são percebidas como as influências que outras pessoas (consideradas importantes e valorizadas) podem exercer sobre realizar ou não o comportamento (p. ex., o que será que minha esposa vai pensar se eu praticar exercício?).[39]

O controle comportamental se refere à percepção geral do indivíduo a respeito do controle sobre seu comportamento, seu julgamento e crença de competência. A percepção de controle comportamental é influenciada pela percepção da presença de fatores que podem facilitar ou impedir a realização do comportamento (fatores externos e internos do indivíduo). No contexto da atividade física, os fatores facilitadores podem incluir experiências anteriores com o exercício, oportunidade, acessibilidade, recursos psicológicos e habilidades motoras. Por outro lado, existe a percepção de fatores que podem impedir o comportamento, ou seja, barreiras para o exercício, como falta de tempo, preguiça, medo de lesões, entre outras. A percepção de controle comportamental exerce influência sobre as intenções, sugerindo que, quanto maior for a percepção de controle, maior será a intenção de realizar a atividade física. Além disso, a percepção de controle comportamental pode ser um preditor direto sobre o comportamento, independente da intenção.[39]

A literatura mostra que as atitudes e a percepção de controle comportamental têm o mesmo peso (efeito do tamanho moderado) para a formação da intenção de praticar atividade física.[40] McEachan et al.[41] conduziram um estudo de metanálise com mais de 200 trabalhos incluídos sobre a teoria do comportamento planejado em ações de saúde. A soma das atitudes, normas subjetivas e controle comportamental explicou 44% das intenções, sendo as atitudes (expectativa de valor) o melhor preditor (o que melhor explicou as intenções). Em particular para o comportamento da atividade física, a soma da intenção com o controle comportamental explicou 19% do nível de atividade física. Do ponto vista teórico e estatístico, o estudo demonstra que a teoria do comportamento planejado é útil para explicar o nível de atividade física das pessoas. Entretanto, uma questão precisa ser respondida: se o modelo é capaz de explicar 19% da variação no comportamento da atividade física, onde estão os outros 81%?

Em outro estudo de metanálise incluindo somente ensaios randomizados, Sheeran et al.[42] sugerem que as intervenções voltadas para desenvolver atitudes positivas perante o exercício são efetivas para a formação das intenções, porém exercem pouca influência no aumento real do nível de atividade física da população.

## "Eu sei que é bom para saúde. Eu sei que é importante, mas não pratico": a lacuna intenção-ação para atividade física

Na Grã-Bretanha, 89% dos homens e 91% das mulheres acreditam que o exercício promove benefícios significativos para a saúde,[43] porém 94 e 96%, respectivamente, não são fisicamente ativos de acordo com as recomendações mínimas. Nos EUA, 97% dos adultos consideram a falta de exercício um fator de risco para a saúde: 52% a consideram "muito importante", 37% a consideram "importante" e 8% a consideram "pouco importante".[44] Entretanto, estudos baseados em medidas objetivas de atividade física por meio de acelerômetros mostram que 90% dos americanos são menos ativos do que a recomendação mínima.[45]

Outro aspecto curioso é que, ao contrário do que se possa imaginar, a percepção de baixa qualidade de vida e a baixa percepção de saúde são inversamente associadas com a participação em programas de exercício.[46] A ideia lógica de que as pessoas com doenças cardiometabólicas (p. ex., diabetes tipo 2 e hipertensão arterial) supostamente "precisam" fazer exercício regular não se traduz em aumento da intenção e participação a longo prazo. Pacientes que participavam de um programa de reabilitação cardíaca (amostra de 353 participantes) foram investigados quanto a suas percepções de risco, expectativas de resultados e intenção de aumentar o nível de atividade física.[47] Os resultados mostraram que os pacientes estavam bem conscientes de seu elevado risco de saúde (p. ex., "se eu mantiver meu estilo de vida da forma que estava antes de iniciar o tratamento, vou sofrer de doença cardiovascular"), e que a associação entre a percepção de risco de saúde e a intenção de aumentar o nível de atividade física (p. ex., "tenho intenção de ser fisicamente ativo regularmente") foi muito baixa ($r = 0,09$).

Em um importante estudo utilizando medidas objetivas, Tudor-Locke et al.[48] encontraram que somente 2,6 e 0,2% do tempo total diário envolvem atividade física moderada e vigorosa, respectivamente. No geral, aproximadamente 3,2% dos americanos atingem valores recomendados de atividade física. Pessoas consideradas eutróficas dispenderam cerca de 25,7 minutos de atividade em intensidade moderada e 7,3 minutos de atividade vigorosa por dia. Quando consideradas somente pessoas com obesidade, os autores observaram 17,3 minutos de atividade moderada e 3,2 minutos de atividade vigorosa por dia.

Evidências apresentadas por estudos correlacionais mostram que aproximadamente 77% do comportamento no exercício e na atividade física não pode ser explicado pela intenção.[49] Mudanças nas atitudes (expectativa de resultados), a percepção de controle e a intenção não promoverão mudança significativa de comportamento na atividade física. Portanto, é preocupante considerar que a intenção é o principal elemento motivacional das teorias sociais cognitivas que dominam o cenário da psicologia do exercício. Se considerarmos estudos com intervenções para mudança de comportamento, a relação entre formar a intenção e efetivamente se engajar em um programa de atividade física é ainda mais enfraquecida. O impacto dos modelos de intervenção baseados em mudanças de atitude é considerado moderado para a formação da intenção, porém a conversão de intenção em ação é considerada irrelevante (efeito do tamanho trivial).[49] Isso nos leva ao conceito de lacuna intenção-ação, pessoas que formam a intenção de praticar atividade física, mas não promovem mudanças de comportamento. Estima-se que a lacuna intenção-ação seja de aproximadamente 66%; 2 a cada 3 pessoas que formam a intenção de praticar atividade física efetivamente não se engajam no comportamento.[37]

Em termos práticos, a formação da intenção de praticar atividade física é um elemento necessário para a mudança de comportamento, porém é insuficiente para promover a mudança e impulsionar a ação. Destacamos três dicas para a formação da intenção da prática de atividade física:

1. Agir sobre a crença das consequências (resultados) de realizar o comportamento. Ampliar o conhecimento do indivíduo sobre os diversos benefícios da atividade física. Enfatizar benefícios de curto e médio prazo. Lembrar-se de que os benefícios ou expectativas de resultados devem ser valorizados pelo indivíduo.
2. Agir sobre a crença de expectativa de experiência. Apresentar as possibilidades de a atividade física ser agradável e promover benefícios afetivos (divertimento, bem-estar, vitalidade, redução do estresse).
3. Agir sobre a crença de controle comportamental. Discutir fatores que podem facilitar (presença de amigos e familiares, organização do tempo, otimização de oportunidade) ou impedir (barreiras sociais, metas conflitantes) o comportamento.

Embora os componentes da teoria do comportamento planejado e outras teorias sociais cognitivas sejam associados com o comportamento ativo, a aplicação dessas teorias para promover, e não somente explicar, o nível de atividade física na população é pouco efetiva.

Campanhas de saúde e o discurso dos profissionais de Educação Física enfatizam excessivamente a crença de que mudanças nas atitudes cognitivas relativas ao exercício e à atividade física (expectativa de resultado futuro instrumental) promoverão aumento da prática de atividade na população. Intervenções baseadas na educação da população sobre os benefícios biológicos e de prevenção de doenças do exercício já se mostraram consistentemente ineficientes. Essa afirmação é suportada por estudos de metanálise[42,50] e pela discrepância observada entre o crescimento do nível de informação e a redução concomitante do nível de atividade física da população.[51]

## "Além de querer resultados, as pessoas têm sentimentos": impacto das atitudes afetivas sobre o comportamento no exercício

Uma recente revisão sistemática mostrou que a valência afetiva positiva durante o exercício de intensidade moderada e a percepção de divertimento estão associadas com a participação futura nos programas de atividade física.[52] Interessantemente, essa associação foi verificada somente com a valência afetiva durante, e não após, o exercício. Além da experiência afetiva real, aquela percebida durante a atividade física, as pessoas também consideram o julgamento sobre as consequências ou expectativas de quão agradável ou desagradável será realizar um comportamento.

É importante destacar que as atitudes afetivas e a experiência afetiva são conceitos absolutamente distintos. As atitudes representam as crenças e o julgamento sobre as consequências (crenças de expectativa) de realizar um comportamento, entretanto o comportamento não está sendo realizado no momento do julgamento. Já a resposta de valência afetiva capta a percepção de prazer ou desprazer no exato momento em que o comportamento está sendo realizado. Lembre-se de que só é possível perceber os afetos no momento presente.

Evidentemente, não menosprezamos o papel da tomada de decisão racional para a prática de atividade física baseada na expectativa de resultados futuros, mas incentivamos os profissionais a reconhecerem o papel dos processos automáticos (p. ex., hábito) com base na avaliação hedônica da experiência (julgar se a experiência com a atividade física foi prazerosa ou desprazerosa).

É importante destacar que as atitudes instrumentais (expectativas de resultados como emagrecer, aumentar a massa muscular) podem ser superestimadas no início do programa de exercício. Pessoas previamente inativas que iniciam um programa de exercício podem vivenciar um fenômeno chamado de violação de expectativa.[53] É improvável que pessoas atinjam expectativas superestimadas em um processo de mudança de comportamento (adoção e início de um programa de atividade física). Isso pode levar à redução das intenções, a mudanças de crenças sobre a importância da atividade física, à diminuição da intenção de praticar e, em última instância, ao abandono precoce do programa.[53]

Outra característica que pode estar presente em iniciantes em um programa de atividade física é o fenômeno da falácia do planejamento. Esse fenômeno descreve o potencial das pessoas para subestimar o tempo, recursos e esforços necessários para alcançar uma meta.[54] Nesse caso, intervir nas crenças de atitudes instrumentais superestimadas pode prevenir os efeitos deletérios da frustração de expectativa sobre o comportamento na atividade física.

A expectativa de resultado ou benefício afetivo com a atividade física (aumento da vitalidade, melhora do estado de humor, gerenciamento de estresse, aumento da disposição, do divertimento, do prazer etc.) tem mais impacto sobre a intenção e o comportamento do que os resultados instrumentais (aumento de massa muscular, redução da gordura corporal, prevenção de doenças etc.). Essa afirmação é sustentada por estudos de predição e intervenção para promover aumento no nível de atividade física.[55-57]

Em uma metanálise incluindo 38 estudos, as atitudes afetivas foram mais fortemente associadas com a atividade física do que as atitudes instrumentais ($r = 0,42$ *vs.* $r = 0,25$, respectivamente). Em outro exemplo, Conner et al.[56] dividiram 383 voluntários em três grupos: controle sem mensagem, mensagens afetivas e mensagens instrumentais sobre o exercício regular. Somente o grupo que recebeu mensagens afetivas apresentou aumento significante do nível de atividade física (aumento do número de sessões por semana). A explicação proposta foi a de que as mensagens afetivas tiveram maior impacto sobre as atitudes afetivas ao exercício e, por consequência, maior estabilidade das intenções.

Outras evidências indicam que aumentar as expectativas afetivas para a atividade física (expectativa de divertimento, bem-estar, clima e ambiente positivo) exerce efeito direto sobre o comportamento,[55] independentemente da formação das intenções. Para influenciar as atitudes afetivas perante o exercício e a atividade física, devemos focar os fatores que envolvem a experiência com o exercício (p. ex., música, ambiente social, linguagem verbal e corporal do professor, suporte das necessidades psicológicas básicas, controle de intensidade de esforço). Vale destacar que, quando houver divergência ou ambivalência entre as atitudes afetivas e as cognitivas (p. ex., o cliente diz que exercício é desagradável e monótono, mas tem intenção de praticá-lo pelo objetivo de emagrecer), as atitudes cognitivas são enfraquecidas, reduzindo seu efeito sobre as intenções (perda ao longo do tempo) e sobre o comportamento.[55]

Um detalhe importante para o profissional do exercício é saber que as atitudes afetivas podem variar diariamente para o mesmo indivíduo. Isso quer dizer que as expectativas afetivas ao exercício podem ser sensíveis aos contextos situacionais e viscerais nos quais o indivíduo se encontra. Por exemplo, se uma pessoa percebe um estado de humor mais positivo e se sente mais energizada e com vitalidade do que o usual, é possível que nesse dia ela apresente atitudes afetivas mais positivas po exercício (p. ex., julgar que o exercício é mais revigorante do que exaustivo ou mais excitante do que monótono) e que, dessa forma, o impacto das atitudes afetivas sobre o comportamento de praticar atividade física seja mais forte. Em outro dia, se essa pessoa se sentir mais cansada e fatigada do que o usual, suas atitudes afetivas podem ser menos positivas, levando a menor probabilidade de realizar o comportamento.

## Agindo sobre a qualidade da motivação: teoria da autodeterminação

Estudos na área de exercício e atividade física têm proposto que a motivação desempenha um papel relevante no comportamento sedentário e fisicamente ativo. A motivação pode ser definida como a força que impulsiona o indivíduo em direção a uma meta específica.[58]

Podemos nos motivar para buscar resultados que queremos, por exemplo, a aparência física desejada. Podemos nos motivar para evitar resultados que não queremos, como dores, problemas de saúde ou críticas pessoais. Podemos também nos motivar a fazer coisas porque nos divertimos e somos naturalmente interessados por elas. Esses exemplos refletem a direção da motivação. Será que empregamos a mesma disposição e esforço quando queremos fazer algo pelo nosso interesse pessoal ou quando queremos evitar algum desconforto ou punição?

Neste momento podemos imaginar que a quantidade de energia pode até ser igual, mas a "qualidade" de energia psicológica necessária para agir pode ser diferente. As diferentes qualidades da motivação estão associadas com a persistência em determinado comportamento, bem como com a percepção de bem-estar e satisfação pessoal. Em outras palavras, um único comportamento (p. ex., a ação de praticar exercício na academia 4 vezes por semana) pode ser motivado por diferentes qualidades da motivação, que, por sua vez, terá influência sobre a percepção de bem-estar, satisfação pessoal e autoaprovação.[59]

Uma pessoa pode dizer: "Faço exercício por recomendação médica, pois posso ter problemas graves de saúde no futuro". Por outro lado, a mesma pessoa poderia dizer: "Escolhi praticar exercício porque cuidar de minha saúde é importante para mim". O resultado biológico desejado pode ser o mesmo, mas o motivo que promove energia psicológica para o exercício é diferente.

A estrutura conceitual da teoria da autodeterminação (TAD) parece ser bem útil para explicar o processo de adesão a intervenções de saúde, explorando a dinâmica da motivação durante a mudança de comportamento. As intervenções fundamentadas na TAD têm sido testadas em programas de controle de diabetes, interrupção do tabagismo, reeducação alimentar, emagrecimento, entre outros.[60-61]

O processo de motivação caracterizado na TAD foi organizado em um *continuum* de internalização motivacional ajustado com base no grau de regulação do comportamento (mais ou menos autorregulado) ou na qualidade da motivação (Figura 3). A TAD é útil para identificar tipos distintos de motivação; cada tipo tem consequências para o aprendizado, o desempenho, a experiência pessoal e o bem-estar.[62]

A desmotivação é um estado em que existe total ausência de intenção para agir. A pessoa não reconhece os benefícios do comportamento, não valoriza a atividade e não se sente competente.

A motivação extrínseca ocorre quando o indivíduo executa uma atividade para obter resultados externos (recompensa financeira, reconhecimento público, evitar a pressão social, evitar o sentimento de culpa) e não pela atividade em si. São descritos quatro tipos de motivação extrínseca, que variam de acordo com o grau de autodeterminação:[59]

- **Regulação externa:** comportamento controlado por medo de punições, demanda externa, recompensas circunstanciais.
- **Regulação introjetada:** comportamento controlado a fim de evitar sentimentos de culpa e vergonha, pelo receio de ser julgado por outros. A clássica introjeção é regulada por contingentes de autoestima. As pessoas podem ser motivadas para demonstrar habilidades e competências (ou evitar falhas) com o objetivo de manter o sentimento de valor próprio.
- **Regulação identificada:** a ação é aceita ou reconhecida como pessoalmente importante, com a valorização consciente da atividade ou da meta comportamental.
- **Regulação integrada:** a integração ocorre quando a regulação identificada está totalmente internalizada no próprio indivíduo, ou seja, está em congruência com seus valores, objetivos e necessidades. As ações caracterizadas como de regulação integrada compartilham muitas qualidades motivacionais com a motivação intrínseca, embora ainda sejam consideradas extrínsecas, devido ao fato de serem executadas para obter resultados externos, em vez de divertimento e interesse inerente.

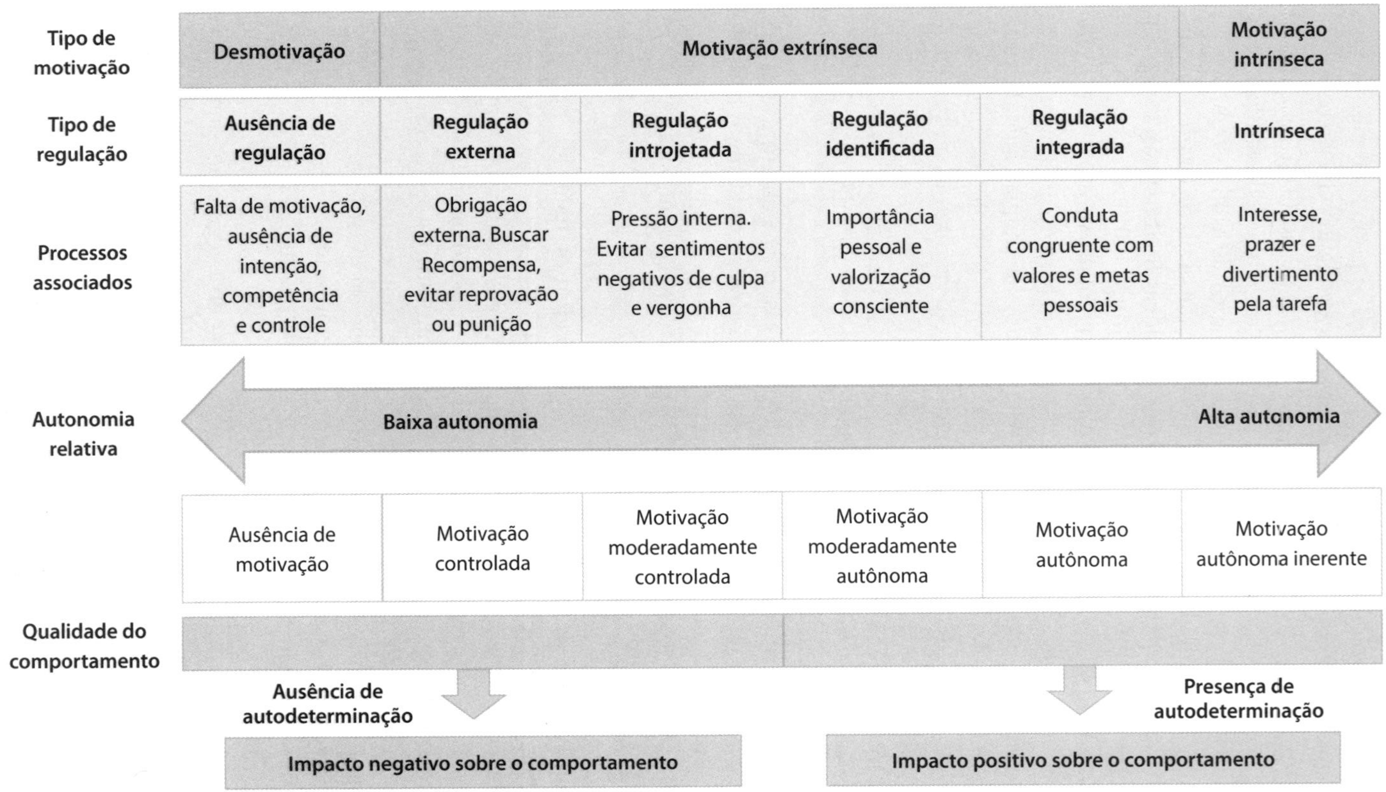


**FIGURA 3** Apresentação dos níveis de qualidade do processo *continuum* de internalização motivacional segundo a teoria da autodeterminação (TAD). Fonte: adaptada de ACSM.[38]

A motivação extrínseca externa e a introjetada representam formas controladas de regulação da motivação. A regulação identificada, a integrada e a intrínseca são consideradas formas autônomas; a intrínseca representa o mais alto nível de motivação autodeterminada, pois envolve o foco na tarefa por ela mesma, e produz emoções positivas e energizantes como o interesse, o prazer/satisfação e o desafio. Trata-se da qualidade mais associada à mudança sustentável de hábitos, incluindo a adesão ao exercício. Ela descreve a inclinação natural do ser humano para a assimilação, o domínio, o interesse espontâneo e a exploração essencial para o desenvolvimento cognitivo e social, e representa a principal fonte de divertimento, prazer, satisfação e vitalidade ao longo da vida.[62]

O indivíduo intrinsecamente motivado busca atingir um resultado interno, especialmente a satisfação, o prazer e o divertimento pela própria atividade em si.[63] Nessa direção, a questão central é: como promover a regulação autônoma para comportamentos extrinsecamente motivados? Para tentar responder, devemos incialmente pensar nas condições sociais que nutrem a internalização e a integração da motivação.

O profissional do exercício pode utilizar ferramentas que desloquem o fluxo motivacional em direção à motivação autônoma, por meio do suporte de autonomia (estilo de comunicação durante a elaboração do programa), da percepção de relacionamento com os outros (membros da academia ou clube) e do senso de competência (aquisição de habilidades e competência necessárias para o desafio da atividade).[64] Por outro lado, abordagens autoritárias e controladoras podem comprometer e frustrar a motivação autônoma.

Tipicamente, os profissionais do exercício são formados e treinados para explicar para as pessoas por que o exercício é tão bom para elas e como elas devem fazê-lo. Atualmente temos razões para acreditar que tentar convencer as pessoas a fazer exercício, por melhor que seja a intenção do profissional, pode induzir a regulação externa (p. ex., evitar punição) ou introjetada (p. ex., pelo sentimento de culpa e vergonha) da motivação, em vez de auxiliar os clientes a encontrarem razões pessoais para realizar o comportamento.

Um aspecto central da TAD fundamenta-se na importância de o ser humano satisfazer três necessidades psicológicas básicas: a autonomia (sentimento de que a origem da ação é do indivíduo, de livre escolha e vontade), a competência (sentimento de eficácia e confiança na ação) e o relacionamento (sentimento de conexão e de afeto dos outros e para os outros). É por meio do preenchimento e desenvolvimentos dessas três necessidades que um indivíduo internaliza e integra determinado comportamento, tornando-o autorregulado no *continuum* da motivação.[59]

### Suporte de autonomia

O suporte de autonomia estimula o sentimento de volição e autoaprovação do comportamento escolhido. O fato de a decisão de realizar o comportamento do exercício ter partido do próprio cliente/paciente, e de ele sentir que tem controle sobre esse comportamento, potencializa o envolvimento e a adesão a longo prazo. Autonomia não quer dizer "faça sozinho, faça como quiser", mas sim "faça porque realmente quer fazer, porque realmente importa". Alguns aspectos facilitam o suporte de autonomia:

- Relevância (razão pessoal clara e significativa para a atividade, facilitando a autoaprovação).
- Respeito (reconhecer a importância da perspectiva do cliente, de seu sentimento e disponibilidade).
- Escolha (encorajar o cliente a seguir seus próprios interesses e providenciar um leque de opções possíveis em função de seu estado clínico).
- Prevenção de controle (não utilizar linguagem coerciva, autoritária ou métodos que induzam o senso de culpa.

### Suporte de competência

Em algumas situações, fazer escolhas pode trazer angústia e desinteresse. Isso é particularmente comum quando os clientes não se sentem competentes o suficiente para escolher dentre diferentes opções. O suporte de competência pode ser desenvolvido por meio de:

- Clareza nas expectativas (programação colaborativa de metas realistas relacionadas aos resultados).
- Retorno (oferecer *feedback* claro, honesto, relevante e sem julgamento).
- Treinamento de habilidades (desenvolvimento colaborativo de habilidades e competências para executar determinado comportamento).
- Evitar recompensas ou elogios exclusivamente centrados no resultado (enfatizar o próprio processo de mudança e as habilidades desenvolvidas).

### Suporte de relacionamento

O profissional do exercício pode facilitar o relacionamento no programa de exercício por meio de um estilo de comunicação que expresse:

- Empatia (tentar ver a situação pela perspectiva do cliente).
- Afeição (apresentar apreciação genuína, interesse e preocupação com o cliente).
- Conexão (empregar atenção plena e coletar informações importantes sobre o cliente).

A motivação não é somente uma questão de força – de exercer controle sobre os impulsos e sobre os estímulos ambientais –, mas também apresenta elementos qualitativos fundamentais. Isso significa que a autorregulação dos comportamentos dos clientes e pacientes tem por base elementos qualitativos da motivação.

Um aspecto essencial no processo de mudança de comportamento é a possibilidade de transformação ou deslocamento da motivação controlada em motivação autônoma: esse processo de internalização depende da satisfação das necessidades psicológicas básicas. À medida que os profissionais conseguirem, por meio de mudanças no ambiente do exercício, dar suporte para as necessidades de autonomia, competência e relacionamento, regulações mais autônomas poderão ser desenvolvidas.

### Suporte de novidade

Recentemente, novas evidências sugeriram a inclusão de uma quarta necessidade psicológica básica no funcionamento do processo motivacional da atividade física – a necessidade de novidade, que pode ser entendida como a necessidade de experienciar algo que não foi experienciado anteriormente ou que é diferente da rotina diária de uma pessoa.[65] Resultados mostram que a necessidade de novidade pôde predizer igualmente a intenção de praticar atividade física e a motivação autônoma, comparada com as necessidades de autonomia, competência e relacionamento.[65]

No contexto prático, incluir exercícios e métodos novos (ainda não conhecidos pelo indivíduo) no programa de exercício pode aumentar o divertimento e o interesse, enquanto aumenta a aquisição de novas habilidades e a superação de novos desafios. Como consequência, é esperada a promoção da motivação intrínseca e seu impacto positivo sobre a persistência e adesão a longo prazo.[66]

- Promover a variabilidade constante no programa de exercício, respeitando as competências e habilidades do cliente.
- Compreender as preferências do cliente para sugerir variações no programa (tipos de exercícios, meios e métodos de treinamento).

## Motivação e comportamentos automáticos: teoria afetivo-reflexiva da inatividade física e do exercício

Os modelos e teorias tradicionais da motivação na psicologia do exercício dependem predominantemente da racionalidade e dos processos cognitivos para guiar o comportamento de praticar atividade física. Mais recentemente, novos modelos foram propostos com base na ideia de uma motivação automática, que inclui o conceito de hábito e respostas afetivas automáticas (atitudes afetivas implícitas descritas na seção anterior).

Inicialmente, podemos considerar teorias que introduzem a noção de hábito ou um processamento pouco consciente do comportamento sedentário. Alguns modelos teóricos comumente utilizados pela psicologia do exercício sugerem que a tomada de decisão de fazer exercício é consciente e racional.[31] Entretanto, em determinadas situações, percebemos que as pessoas simplesmente fazem ou realizam determinados comportamentos (p. ex., ao chegar em casa, sentar no sofá) de forma relativamente "automática" devido ao hábito repetido ou a estímulos do ambiente. O comportamento sedentário automatizado parece ser algo simples de aprender e repetir dentro de um contexto dependente, especialmente devido à frequência de oportunidades ao longo do dia para realizar comportamentos como sentar em frente à mesa de trabalho, sentar em frente à televisão em casa etc.

Nos últimos anos, modelos teóricos baseados em processos automáticos de motivação ganharam espaço na literatura para explicar o comportamento na atividade física. Esses modelos se baseiam na ideia de que existe um processo automático de regulação da motivação, por meio da ativação de associações mentais automáticas capazes de influenciar pensamentos e comportamentos.[67]

A teoria afetivo-reflexiva da inatividade física e do exercício (TAR) (ver exemplo de processo na Figura 4) se baseia na motivação automática, que depende de três conceitos fundamentais:

1. Afetos e automaticidade.
2. Teoria dos processos duplos.
3. Singularidade da experiência com o exercício.

Esse modelo teórico ajuda a explicar o comportamento na atividade física, uma vez que alguns comportamentos que são realizados com frequência ou que fazem parte da rotina de vida diária parecem não ser governados por decisões racionais.[68] Em vez disso, o comportamento pode ser guiado por fatores ativados automaticamente por estímulos internos e ambientais.

Um exemplo importante e que está conectado com os conteúdos deste capítulo são as atitudes afetivas implícitas. Elas representam associações aprendidas entre o comportamento e a informação de avaliação armazenada na memória.[68] Em outras palavras, são julgamentos afetivos (prazer *vs.* desprazer, divertido *vs.* maçante) formados a respeito de um comportamento (p. ex., atividade física) que foram armazenados na memória. Uma vez ativados por estímulo interno (pensamento) ou externo (conversa, imagem), as atitudes afetivas implícitas afetam o comportamento rapidamente de forma automatizada, com pouca necessidade de processamento racional.[69-70] A associação entre as atitudes afetivas implícitas e a atividade física foi demonstrada em estudos de metanálise.[71-72]

Recentemente, Phipps et al.[68] documentaram que atitudes afetivas implícitas afetaram diretamente o comportamento no exercício, independentemente das atitudes instrumentais cognitivas. Isso significa que as experiências de prazer e divertimento decorrente do exercício armazenadas na memória estimulam a participação na atividade física, sem a participação dos processos racionais (expectativa de resultado). Assim, o comportamento futuro de praticar exercício é fortemente influenciado pelas experiências afetivas armazenadas na memória, mostrando que os mecanismos relacionados ao prazer podem nos aproximar do exercício e os relacionados ao desprazer podem gerar reações de afastamento e evitação.

## Afetos e automaticidade

O afeto central pode ser entendido como o sentimento afetivo mais elementar conscientemente acessível que não necessita ser direcionado a alguma coisa.[73] Exemplos de afeto central incluem a percepção de prazer e desprazer, vitalidade e cansaço, tensão e relaxamento, depressão e euforia. Esses afetos emanam diretamente do corpo, em um padrão automático, sem necessidade de processamento racional ou causa atribuída. O afeto central é a força motivacional mais essencial, levando os indivíduos a abordarem estímulos agradáveis e a evitar os desagradáveis.[74]

A TAR[75] aponta que fazemos avaliações automáticas positivas ou negativas sobre as experiências com o exercício. Essas avaliações podem ser resultado das experiências emocionais mediadas pela cognição (p. ex., orgulho, realização, vergonha, constrangimento) ou resultado das experiências puramente afetivas (p. ex., prazer, vitalidade, revigoramento, desprazer, desconforto e dor).[75] Podemos entender que as respostas de valência afetiva ao estímulo do exercício e aos estímulos do ambiente no qual o exercício está sendo realizado moldam a experiência com o exercício físico.

Para a TAR, as experiências que o indivíduo acumula com o exercício e a maneira como são avaliadas em termos de valência afetiva são especialmente importantes. Mais precisamente, a teoria destaca que as experiências de prazer ou desprazer obtidas com os episódios anteriores de exercício são trazidas automaticamente pela memória quando o indivíduo se depara com qualquer oportunidade de praticar exercício.

O ponto mais importante é que essa percepção afetiva automática de prazer ou desprazer influencia de forma direta a decisão e o comportamento de praticar ou não o exercício no momento presente e no futuro.[76]

## Teoria dos processos duplos

De acordo com terminologias mais recentes, a teoria dos processos duplos é baseada em duas rotas de processamento de informação:

1. Processos do tipo 1: "automáticos", que apresentam resposta padronizada.
2. Processos do tipo 2: "racionais", que requerem processamento baseado na razão, de alta complexidade cerebral e alto grau de esforço cognitivo e deliberativo.[77]

Nos processos do tipo 1, a informação vinda do ambiente interno (sensações, pensamentos, percepções, sentimentos) ou externo (imagens, conversas) é processada por um "atalho" mental baseado nos afetos. Considerando essa ideia, a tomada de decisão automática de praticar ou não exercício (evitação) é mais rápida e fácil, uma vez que a representação mental do exercício armazenada na memória é rotulada como prazerosa ou desprazerosa. Isso quer dizer que as experiências passadas com o exercício que foram rotuladas como prazerosas terão maior probabilidade de acontecer no futuro (rótulo de experiência prazerosa = aproximação e atração do comportamento), enquanto as experiências desprazerosas tendem ao afastamento e à evitação do comportamento futuro.

De fato, o afeto positivo durante o exercício está associado com as medidas quantitativas de atividade física.[52,78-81] Dishman et al.[82] apontaram que o sentimento de divertimento e o de bem-estar parecem ser preditores mais fortes da adesão do que o conhecimento dos benefícios relacionados ao exercício.

Pesquisas defendem no contexto do exercício a abordagem hedônica, na qual os seres humanos tendem a buscar comportamentos que promovam prazer e a evitar comportamentos que levem ao desprazer e à dor.[83] Em um estudo inicial, Willians et al.[78] demonstraram correlação entre a percepção de prazer durante o exercício moderado (64% da frequência cardíaca máxima) e o nível de atividade após 6 ($r = 0,50$) e 12 meses ($r = 0,47$) de acompanhamento. Além disso, o aumento de uma unidade na escala de afetividade (escala de 11 pontos) foi associado com 38 minutos adicionais de exercício por semana durante os primeiros 6 meses e 41 minutos adicionais após 12 meses. O acúmulo de minutos semanais de exercício físico promove benefícios relacionados à saúde física e mental, além do controle do peso corporal.

Rhodes e Kates[52] publicaram um estudo de revisão sistemática sobre a relação entre a resposta afetiva, construtos motivacionais e o comportamento no exercício. Os resultados indicaram que existe correlação significativa entre o afeto durante o exercício e a participação futura no exercício e na atividade física ($r = 0,18 - 0,51$), porém não houve associação com a resposta afetiva após o exercício. De fato, uma consequência distal ao comportamento, tal como o afeto experienciado após o exercício, não pode ser considerada um preditor do comportamento futuro. De acordo com a teoria do aprendizado, as consequências imediatas do comportamento são mais preditivas do comportamento futuro do que as consequências tardias.[83]

A TAR explica o conflito entre os processos do tipo 1 e do tipo 2. Esse conflito se refere aos fenômenos somáticos e mentais relacionados ao exercício e não somente aos processos de julgamento e tomada de decisão racional. Vamos entender esse conflito como uma disputa entre forças. Por exemplo, quando aparecem oportunidades para praticar atividade física, forças comportamentais surgem para impulsionar a mudança em direção ao estado desejado. Ao mesmo tempo, existem forças de resistência que agem para manter o comportamento atual, impedindo a realização do comportamento.[84] Isso cria uma espécie de tensão – um conflito entre forças opostas, como se fosse um "cabo de guerra", até que uma dessas forças prevaleça.

## Experiência com o exercício

Experiência é um construto que descreve a relação entre o indivíduo e o ambiente com respeito a suas atitudes e significados.[85] Em outras palavras, a experiência reflete a maneira como o ambiente situacional é vivido e percebido pelo indivíduo. Podemos imaginar a experiência emocional como um componente indivisível do funcionamento humano, composta por um *continuum* de interações entre indivíduo e ambiente no passado, no presente e as antecipações futuras.[85]

Portanto, no contexto da atividade física as experiências são formadas pelas interações entre o indivíduo e o meio ambiente, incluindo as variáveis de prescrição do treinamento (duração e intensidade), atendimento profissional, espaço físico, interações sociais, modalidade, expectativas, entre outras. Recentemente, Rodrigues et al.[86] demonstraram que as experiências positivas anteriores com o exercício (motivação intrínseca, suporte de autonomia, divertimento) explicaram a adesão à atividade física em academias.

Estudos demonstram que muitas pessoas que não gostam de exercício e tendem a evitá-lo reportam experiências afetivas negativas no passado, por exemplo, nas aulas de Educação Física,[85] ou se recordam das percepções de desprazer nas tentativas anteriores.[87] Isso indica que não somente as percepções somáticas durante o exercício (p. ex., dor, desconforto, exaustão) podem influenciar o comportamento futuro, mas também as memórias negativas associadas com o ambiente social e cultural (p. ex., insatisfação com o atendimento, vergonha, estigmatização, culpa etc.). Assim, a TAR assume que uma das forças de resistência possíveis que fortalecem a permanência no comportamento sedentário é a experiência negativa relacionada ao exercício.

Em resposta ao estímulo relacionado ao exercício (pensamentos, imagens, lembretes), as experiências anteriores são automaticamente relembradas e sensações associadas são reatualizadas (vividas novamente na memória). Se sentimentos negativos relacionados ao exercício são evocados pelos processos do tipo 1, são formadas forças de resistência que se opõem à avaliação e à reflexão racional (processos do tipo 2) que podem ter a intenção de ser fisicamente ativo. Entretanto, na presença de recursos cognitivos como o autocontrole, o indivíduo pode sobrepor a tendência automática de evitar o exercício pelas sensações de desprazer e desconforto. Nessas ocasiões, os clientes manifestam: "Meu treino é chato, mas eu sei que é bom para mim e eu preciso". Esse exemplo de conversa interna reflete a sobreposição das forças cognitivas de autocontrole sobre a avaliação automática dos processos do tipo 1 (prazer ou desprazer).

Vale destacar que os recursos cognitivos nem sempre estão disponíveis para os processos de avaliação e tomada de decisão. Situações de estresse, fadiga e alta demanda de atividades ao longo do dia depletam o autocontrole. Como resultado, a menor disponibilidade de autocontrole favorece a tomada de decisão baseada na avaliação se a experiência com o exercício foi rotulada na memória como prazerosa ou desprazerosa.

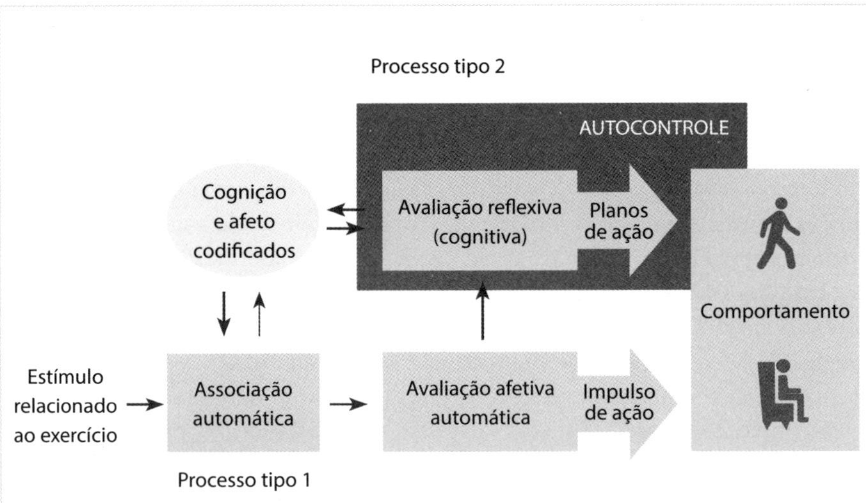


**FIGURA 4** Modelo de processo da teoria afetivo-reflexiva da inatividade física e do exercício. Fonte: adaptada de Brand e Ekkekakis.[76]

# TÉCNICAS PARA MUDANÇA DE COMPORTAMENTO

## Suporte social

O suporte social inclui a ajuda mútua ou assistência entre pessoas dentro de uma rede social ou grupo de pessoas. Pessoas que recebem maior suporte social para o exercício apresentam maior percepção de competência, que, por sua vez, aumenta a participação nos programas de exercício.[88] O Quadro 1 apresenta quatro tipos de suporte social no contexto do exercício.

**QUADRO 1** Suporte social para mudança de comportamento

| Tipo de suporte | Exemplo |
|---|---|
| Suporte emocional | O profissional encoraja o cliente para aumentar a frequência semanal de exercício. |
| Suporte tangível | O profissional colabora com o cliente para formar um equipe de suporte envolvendo amigos, familiares e outros profissionais da saúde, com o objetivo de facilitar a adesão ao exercício. |
| Suporte de informação | O profissional fornece informação por meio de mensagens e vídeos sobre como aumentar o nível de atividade física ao longo do dia. |
| Suporte de apreciação | O profissional observa e apresenta aspectos relacionados ao progresso do cliente (feedback sobre as mudanças) |

Fonte: adaptado de ACSM.[31]

O profissional pode auxiliar os clientes de acordo com as necessidades individuais deste. Um cliente pode ter necessidade de suporte de informação, enquanto outro pode requerer suporte de apreciação e reconhecimento. Em muitos casos os clientes contratam um treinador personalizado para satisfazer suas necessidades de suporte social e promover a adesão ao exercício.

## Planejamento de metas

Do ponto de vista comportamental, é necessário fazer uma distinção adicional entre exercício e atividade física. A atividade física (p. ex., subir um lance de escada) pode ser integrada mais facilmente ao estilo de vida das pessoas e pode ocorrer incidentalmente, sem nenhuma premeditação. Por outro lado, o exercício físico necessita de planejamento, organização e requer alocação de tempo específico, por isso tende a ser mais difícil de inserir na rotina das pessoas. A formação de planos de ação pode facilitar a tradução da intenção de praticar atividade física em ação.

As metas dão ação e significado aos comportamentos. Basicamente, o planejamento de metas serve para quatro funções:

1. Direcionar atenção e esforço para um comportamento desejado.
2. Sustentar a motivação para a realização do comportamento.
3. Aumentar a persistência no comportamento.
4. Impulsionar a ação, fortalecendo as estratégias de autorregulação para o comportamento.[89]

O planejamento de metas comportamentais deve ser um processo colaborativo entre o profissional e o cliente. Colaborar com os clientes para estabelecer metas de exercício permite fortalecer o relacionamento, além de estimular as necessidades psicológicas de autonomia (p. ex., o cliente tem oportunidade de fazer as próprias escolhas) e competência (p. ex., o nível de desafio da meta é proporcional às habilidades atuais do cliente), tornando o processo mais autonomamente motivado.

O modelo de meta SMART semanal proposto por Locke e Latham[90] pode auxiliar os clientes a planejar seus comportamentos intrinsecamente motivados para o exercício. Metas a curto prazo mobilizam energia psicológica, aumentando a disposição, o comprometimento (nível de conexão do indivíduo com a importância ou o significado da meta) e a persistência (esforços para superar dificuldades e dominar os desafios) para fazer exercício.[91]

O planejamento de metas SMART (Quadro 2) pode facilitar a participação em programas de exercício e auxiliar na mudança do comportamento alimentar.[91] As metas específicas sobre exercício parecem ser mais efetivas do que as metas genéricas, especialmente para indivíduos que não praticam exercício regular. Annesi[92] demonstrou redução de 44% na taxa de abandono do programa de exercício no grupo que utilizou o modelo de planejamento de metas.

O papel do planejamento de metas (construir um plano de ação) é fazer uma conexão entre a intenção e a ação (efeito de mediação = transmitir o efeito da intenção de praticar atividade física passado pelo efeito do indireto planejamento sobre o comportamento). Em um estudo de metanálise, Carraro, Gaudreau et al.[93] mostraram que o planejamento de metas exerce um efeito pequeno a moderado sobre a mudança de comportamento perante a atividade física (r = 0,37). Portanto, a formação de um plano de ação pode auxiliar na tradução da intenção em atividade física, porém o profissional deve considerar a existência de outros fatores além das cognições sobre a decisão de praticá-la ou não.

Interessantemente, esse estudo aponta que o efeito de metas elaboradas com quatro ou cinco componentes (p. ex., metas SMART) é mais eficiente para aumentar o nível de atividade física, quando comparadas com metas de dois ou três componentes (p. ex., perguntas sobre "quando", "onde" e "como" realizar o comportamento).

**QUADRO 2** Modelo de meta SMART

| | |
|---|---|
| S - Específica (O quê?) | "Vou fazer exercício de resistência aeróbia na academia." |
| M -Mensurável (Quanto?) | "Vou fazer o programa de exercício elaborado pelo professor, que consiste em 35 minutos de atividade moderada." |
| A -Alcançável (Como?) | "Vou fazer exercício na academia imediatamente após o trabalho. Levarei minha roupa e material necessário." |
| R -Relevante (Por quê?) | "Vou fazer exercício porque desejo melhorar a qualidade do sono, o gerenciamento do estresse e meu condicionamento físico. Dessa forma, o exercício pode ajudar a aumentar minha disposição para o dia a dia." |
| T - Temporal (Quando?) | "Na próxima semana farei exercício segunda, quarta e sexta-feira, às sete da noite, logo após o trabalho." |

Fonte: elaborado pelo autor.

Em resumo, o cliente pode transformar cada elemento da meta SMART em uma única sentença, conforme o exemplo a seguir.

**Exemplo de meta:** "Na próxima semana, farei 35 minutos de exercício moderado na esteira, segunda, quarta e sexta-feira, às sete da noite, logo após o trabalho. Isso é importante para mim porque desejo melhorar a qualidade do sono, o gerenciamento do estresse e meu condicionamento físico. Dessa forma, o exercício pode me ajudar a aumentar minha disposição para o dia a dia".

As metas são elaboradas de acordo com a disponibilidade, as necessidades, as habilidades e a competência dos clientes. Essa característica central das metas SMART vai na contramão das recomendações genéricas do exercício pelas grandes organizações. Quando as metas de comportamento (minutos de atividade física, frequência de exercício, número de passos por dia) são programadas pelo profissional desconsiderando os fatores mencionados, o desafio e grau de exigência podem ser demasiadamente altos, causando efeitos negativos em determinantes fundamentais para a adesão ao exercício, como aumento do estresse, emoções negativas, redução de autoeficácia, percepção de falha e inibição do aprendizado.[94] Os profissionais não podem esquecer de que as pessoas não serão capazes de cumprir uma meta se não tiverem os recursos necessários e não souberem como fazer.

A recomendação da OMS sobre atividade física é concentrada no volume de exercício semanal, o que é problemático em face das perspectivas do planejamento de metas. Por exemplo, um cliente pode desenvolver a crença de que os benefícios do exercício e da atividade física serão obtidos somente quando ele atingir determinada dose de exercício (p. ex., 150 minutos semanais). Embora esse cliente tenha a intenção de iniciar um programa de exercício, ele pode não estar disposto a se comprometer com a dose mínima recomendada pelas organizações. Impor uma dose de exercício semanal para os clientes pode frustrar suas necessidades de autonomia, e essa dose pode estar acima de suas competências atuais.

Isso pode ser ainda mais grave no caso das recomendações para manutenção do peso perdido ou prevenção de reganho. Acumular 40 a 60 minutos de exercício moderado-vigoroso diariamente[95] pode se tornar uma meta irreal, e muitas vezes desencorajadora. Considerando que as pessoas que vivem nas grandes cidades buscam o exercício para melhor percepção de qualidade de vida, gerenciamento do estresse e ansiedade e saúde mental, a melhor recomendação é fazer algum exercício, não importa quanto.[27]

Ainda com relação ao ajuste do tamanho da meta de exercício, a percepção de competência de que o indivíduo é capaz de planejar, realizar e sustentar um programa de exercício é determinante para a adesão a longo prazo. Portanto, oferecer suporte de autonomia para o planejamento de metas permite construir uma dose customizada de exercício para cada cliente, garantindo o desenvolvimento de sua percepção de competência.

## Planos de enfrentamento e superação de barreiras

Construir a motivação autônoma, aumentar a percepção de competência, reconhecer os motivos e aumentar a percepção de prazer e bem-estar contribui para a adesão ao exercício. Entretanto, é esperado que os clientes enfrentem uma série de barreiras que impedem a adoção e a manutenção da atividade física regular. As barreiras são específicas para cada cliente e representam obstáculos percebidos para a realização do comportamento.

Os planos de enfrentamento para superar possíveis barreiras podem complementar o plano de ação desenvolvido com a meta SMART. Em revisão sistemática, Kwasnicka et al.[96] concluíram que planos de enfrentamento foram efetivos para aumentar a adesão a comportamentos de saúde, e particularmente eficientes no auxílio da implementação das metas. Especificamente para a atividade física, uma metanálise revelou que planos de enfrentamento associados a planos de ação (planejamento de metas) promoveram efeito moderado sobre a mudança de comportamento, enquanto planos de enfrentamento isolados mostraram efeito pequeno para medidas subjetivas e efeito trivial para medidas objetivas de atividade física.[93]

As barreiras podem ser pessoais, sociais ou ambientais.[31] Pessoas capazes de superar barreiras aumentam sua percepção de competência e são aquelas que têm maior probabilidade de adesão ao exercício. É recomendável que o profissional do exercício trabalhe colaborativamente com os clientes a fim de elaborar diferentes estratégias para a superação de barreiras.

### Estudo de caso

Silvia foi novamente procurar uma academia de ginástica. Ela já foi fisicamente ativa nos tempos de faculdade, embora isso tenha ocorrido há 15 anos. Durante os últimos anos, Silvia ganhou alguns quilos (11 kg) e perdeu condicionamento físico. Atualmente com 45 anos, Silvia recebeu do médico a notícia de que sua glicemia de jejum está acima dos valores esperados (130 mg/dL) e de que sua circunferência da cintura está próxima dos limites sugeridos (87 cm). Além disso, Silvia passa mais de 9 horas por dia sentada entre atividades do trabalho e horas de lazer. Por recomendação médica, Silvia deveria começar um programa de exercícios supervisionado por um *personal trainer*.

Em sua primeira sessão de exercício (incluindo exercícios com pesos e de resistência aeróbia), Silvia percebeu algumas características do ambiente e do profissional que a atendeu naquele dia. Ela observou que o *personal trainer* oferecia as mesmas instruções para todas as pessoas, notou que em seu programa alguns exercícios eram particularmente difíceis e que não havia alternativa para substituí-los. Durante a sessão de exercício, Silvia percebeu que seu condicionamento físico estava pior do que ela imaginava; ela não conseguia terminar todas as séries de alguns exercícios sem se sentir desconfortável.

Ao conversar com o *personal trainer,* ele disse: "Continue tentando, você vai conseguir!". O *personal trainer* explicou para Silvia que, para o objetivo de emagrecer e melhorar a saúde, a quantidade de exercício que ele prescreve é a dose que ela deveria fazer, uma vez que, de acordo sua disponibilidade, ela poderia fazer exercício três vezes por semana. Ao longo da sessão de treino, Silvia foi percebendo sensações de fadiga em seu corpo, e notou por que é difícil manter uma rotina de exercício: "É desprazeroso e não há possibilidade de escolha!".

1. Como o profissional do exercício pode ajudar a cliente Silvia a aderir ao exercício?
2. Quais possibilidades de intervenção comportamental podem ser efetivas?

## APLICAÇÃO PRÁTICA

- O profissional deve reconhecer o cliente no centro do processo ao elaborar o programa de exercício, ou seja, customizar o programa. Na prática, trata-

-se de ajustar as recomendações para a prescrição de exercício de acordo com as necessidades, desejos e preferências dos clientes.

- As pessoas buscam uma experiência com o exercício e não um "treino". O profissional deve lembrar que qualquer resultado para a saúde, estética ou condicionamento físico vem da repetição regular do exercício. Uma experiência positiva com as sessões no início do programa será determinante para a adesão a longo prazo.
- Ajudar o cliente a clarificar suas razões pessoais para fazer exercício, que vão além da recomendação médica (transição do "eu devo fazer exercício" para "eu quero, eu escolho fazer exercício").
- Informar o cliente sobre os benefícios do exercício regular e descobrir os benefícios que realmente são pessoalmente importantes para ele (a autoconscientização sobre os benefícios fortalece o compromisso com o comportamento).
- Ajudar o cliente a clarificar quais benefícios do exercício indicarão melhora da saúde. É comum clientes iniciarem um programa de exercício buscando melhorar a saúde, porém não encontrarem um indicador para monitorar os resultados. Por exemplo, para algumas pessoas, melhorar a saúde pode significar aumentar a disposição física, a vitalidade e gerenciar o estresse. Outras podem identificar a melhora da saúde com a redução das dores lombares e o aumento da independência funcional.
- Colaborar com o cliente para o planejamento de metas SMART de exercício que sejam desafiadoras, mas estejam de acordo com suas competências e preferências atuais.
- Evitar comparações com os outros.
- Estimular o cliente a participar de programas de exercícios coletivos.
- Oferecer suporte de autonomia para elaborar o programa de exercício, com base nas experiências positivas anteriores e nas preferências (oferecer opções de escolha).
- Estar atento a qualquer sinal de desprazer durante a sessão de exercício.
- A intensidade do exercício deve ser prescrita e monitorada durante as sessões. A escolha da intensidade é baseada no condicionamento físico atual, na tolerância, nas experiências anteriores e nas preferências do cliente.
- Auxiliar o cliente a desenvolver o suporte social.

## REFERÊNCIAS

1. Downs DS, Nigg CR, Housenblas HA, Rauff EL. Why do people change physical activity behavior? In: Nigg CR, editor. ACSM's behavioral aspects of physical activity and exercise. Philadelphia: Lippincott Williams & Wilkins; 2014.
2. Vuori I. World Health Organization and Physical Activity. Adv Prev Med. 2018;3(1-7).

3. Kohl HW, 3rd, Craig CL, Lambert EV, Inoue S, Alkandari JR, Leetongin G, et al. The pandemic of physical inactivity: global action for public health. Lancet. 2012;380(9838):294-305.
4. Lim SS, Vos T, Flaxman AD, Danaei G, Shibuya K, Adair-Rohani H, et al. A comparative risk assessment of burden of disease and injury attributable to 67 risk factors and risk factor clusters in 21 regions, 1990-2010: a systematic analysis for the Global Burden of Disease Study 2010. Lancet. 2012;380(9859):2224-60.
5. Lee IM, Shiroma EJ, Lobelo F, Puska P, Blair SN, Katzmarzyk PT, et al. Effect of physical inactivity on major non-communicable diseases worldwide: an analysis of burden of disease and life expectancy. Lancet. 2012;380(9838):219-29.
6. Ding D, Lawson KD, Kolbe-Alexander TL, Finkelstein EA, Katzmarzyk PT, van Mechelen W, et al. The economic burden of physical inactivity: a global analysis of major non-communicable diseases. Lancet. 2016;388(10051):1311-24.
7. Biddle SJ, Gorely T. Sitting psychology: towards a psychology of sedentary behaviour. In: Papaioannou AG, Hackfort D, editors. Routledge companion to sport and exercise psychology. London: Routledge; 2014.
8. Tremblay MS, Aubert S, Barnes JD, Saunders TJ, Carson V, Latimer-Cheung AE, et al. Sedentary Behavior Research Network (SBRN) – Terminology Consensus Project process and outcome. Int J Behav Nutr Phys Act. 2017;14(1):75.
9. Booth FW, Lees SJ. Fundamental questions about genes, inactivity, and chronic diseases. Physiol Genomics. 2007;28(2):146-57.
10. Katzmarzyk PT, Church TS, Craig CL, Bouchard C. Sitting time and mortality from all causes, cardiovascular disease, and cancer. Med Sci Sports Exerc. 2009;41(5):998-1005.
11. Chau JY, Grunseit AC, Chey T, Stamatakis E, Brown WJ, Matthews CE, et al. Daily sitting time and all-cause mortality: a meta-analysis. PLoS One. 2013;8(11):e80000.
12. Edwardson CL, Gorely T, Davies MJ, Gray LJ, Khunti K, Wilmot EG, et al. Association of sedentary behaviour with metabolic syndrome: a meta-analysis. PLoS One. 2012;7(4):e34916.
13. Van Dyck D, Cerin E, De Bourdeaudhuij I, Hinckson E, Reis RS, Davey R, et al. International study of objectively measured physical activity and sedentary time with body mass index and obesity: IPEN adult study. Int J Obes (Lond). 2015;39(2):199-207.
14. Rezende LFM, Sa TH, Mielke GI, Viscondi JYK, Rey-Lopez JP, Garcia LMT. All-cause mortality attributable to sitting time: analysis of 54 countries worldwide. Am J Prev Med. 2016;51(2):253-63.
15. Ku PW, Steptoe A, Liao Y, Hsueh MC, Chen LJ. A cut-off of daily sedentary time and all-cause mortality in adults: a meta-regression analysis involving more than 1 million participants. BMC Med. 2018;16(1):74.
16. Akins JD, Crawford CK, Burton HM, Wolfe AS, Vardarli E, Coyle EF. Inactivity induces resistance to the metabolic benefits following acute exercise. J Appl Physiol (1985). 2019;126(4):1088-94.
17. Healy GN, Dunstan DW, Salmon J, Cerin E, Shaw JE, Zimmet PZ, et al. Breaks in sedentary time: beneficial associations with metabolic risk. Diabetes Care. 2008;31(4):661-6.
18. Fiuza-Luces C, Garatachea N, Berger NA, Lucia A. Exercise is the real polypill. Physiology (Bethesda). 2013;28(5):330-58.
19. Artinian NT, Fletcher GF, Mozaffarian D, Kris-Etherton P, Van Horn L, Lichtenstein AH, et al. Interventions to promote physical activity and dietary lifestyle changes for cardiovascular risk factor reduction in adults: a scientific statement from the American Heart Association. Circulation. 2010;122(4):406-41.
20. King AC, Kiernan M, Oman RF, Kraemer HC, Hull M, Ahn D. Can we identify who will adhere to long-term physical activity? Signal detection methodology as a potential aid to clinical decision making. Health Psychol. 1997;16(4):380-9.
21. Petersen L, Schnohr P, Sorensen TI. Longitudinal study of the long-term relation between physical activity and obesity in adults. Int J Obes Relat Metab Disord. 2004;28(1):105-12.

22. Dorn J, Naughton J, Imamura D, Trevisan M. Correlates of compliance in a randomized exercise trial in myocardial infarction patients. Med Sci Sports Exerc. 2001;33(7):1081-9.
23. ACSM. ACSM's guidelines for exercise testing and prescription. 10th ed. Philadelphia: LWW; 2017.
24. Naci H, Ioannidis JP. Comparative effectiveness of exercise and drug interventions on mortality outcomes: metaepidemiological study. Br J Sports Med. 2015;49(21):1414-22.
25. Fortier M, Guerin E, Segar ML. Words matter: reframing exercise is medicine for the general population to optimize motivation and create sustainable behaviour change. Appl Physiol Nutr Metab. 2016;41(11):1212-5.
26. Guerin E. Disentangling vitality, well-being, and quality of life: a conceptual examination emphasizing their similarities and differences with special application in the physical activity domain. J Phys Act Health. 2012;9(6):896-908.
27. Souto Barreto P. Why are we failing to promote physical activity globally? Bull World Health Organ. 2013;91(1):390-A.
28. Orbell S, Sheeran P. "Inclined abstainers": a problem for predicting health-related behaviour. Br J Soc Psychol. 1998;37(Pt 2):151-65.
29. Shrank WH, Choudhry NK. Therapy. Affect and affirmations: a "basic" approach to promote adherence. Nat Rev Cardiol. 2012;9(5):263-5.
30. Morrow JR, Jr., Jackson AW, Bazzarre TL, Milne D, Blair SN. A one-year follow-up to physical activity and health: a report of the Surgeon General. Am J Prev Med. 1999;17(1):24-30.
31. ACSM. ACSM's resources for the personal trainer. 4th ed. Philadelphia: LWW; 2013.
32. Tate AK, Petruzzello SJ. Varying the intensity of acute exercise: implications for changes in affect. J Sports Med Phys Fitness. 1995;35(4):295-302.
33. Morgan WP. Psychological components of effort sense. Med Sci Sports Exerc. 1994;26(9):1071-7.
34. O'Connor PJ, Puetz TW. Chronic physical activity and feelings of energy and fatigue. Med Sci Sports Exerc. 2005;37(2):299-305.
35. Biddle SJH, Hagger MS, Chatzisarantis NLD, Lippke S. Theoretical frameworks in exercise psychology. In: Handbook of sport psychology. 3rd ed. Hoboken: John Wiley & Sons, Inc.; 2007. p.537-59.
36. Ajzen I. The theory of planned behavior. Organizational Behavior and Human Decision Processes. 1991;50(2):179-211.
37. Rhodes RE, Cox A, Sayar R. What predicts the physical activity intention-behavior gap? A systematic review. Ann Behav Med. 2022;56(1):1-20.
38. ACSM. ACSM's behavioral aspects of physical activity and exercise. Philadelphia: LWW; 2014.
39. Hagger MS. Advances in motivation in exercise and physical activity. In: The Oxford handbook of human motivation. Oxford Library of Psychology. New York: Oxford University Press; 2012. p.479-504.
40. Hagger MS, Chatzisarantis NLD, Biddle SJH. A meta-analytic review of the theories of reasoned action and planned behavior in physical activity: predictive validity and the contribution of additional variables. Human Kinetics; 2002. p.3-32.
41. McEachan RRC, Conner M, Taylor NJ, Lawton RJ. Prospective prediction of health-related behaviours with the theory of planned behaviour: a meta-analysis. Health Psychology Review. 2011;5(2):97-144.
42. Sheeran P, Maki A, Montanaro E, Avishai-Yitshak A, Bryan A, Klein WM, et al. The impact of changing attitudes, norms, and self-efficacy on health-related intentions and behavior: a meta-analysis. Health Psychol. 2016;35(11):1178-88.
43. O'Donovan G, Shave R. British adults' views on the health benefits of moderate and vigorous activity. Prev Med. 2007;45(6):432-5.
44. Martin SB, Morrow JR, Jr., Jackson AW, Dunn AL. Variables related to meeting the CDC/ACSM physical activity guidelines. Med Sci Sports Exerc. 2000;32(12):2087-92.

45. Tucker JM, Welk GJ, Beyler NK. Physical activity in U.S.: adults compliance with the Physical activity guidelines for Americans. Am J Prev Med. 2011;40(4):454-61.
46. Rhodes RE, Lubans DR, Karunamuni N, Kennedy S, Plotnikoff R. Factors associated with participation in resistance training: a systematic review. Br J Sports Med. 2017;51(20):1466-72.
47. Schwarzer R, Luszczynska A, Ziegelmann JP, Scholz U, Lippke S. Social-cognitive predictors of physical exercise adherence: three longitudinal studies in rehabilitation. Health Psychol. 2008;27(1S):S54-63.
48. Tudor-Locke C, Brashear MM, Johnson WD, Katzmarzyk PT. Accelerometer profiles of physical activity and inactivity in normal weight, overweight, and obese U.S. men and women. Int J Behav Nutr Phys Act. 2010;7:60.
49. Rhodes RE, Rebar AL. Conceptualizing and defining the intention construct for future physical activity research. Exerc Sport Sci Rev. 2017;45(4):209-16.
50. Rhodes RE, Dickau L. Experimental evidence for the intention-behavior relationship in the physical activity domain: a meta-analysis. Health Psychol. 2012;31(6):724-7.
51. Ekkekakis P, Zenko Z. Escape from cognitivism: exercise as hedonic experience. In: Raab M, Wylleman P, Seiler R, Elbe A-M, Hatzigeorgiadis A, editors. Sport and exercise psychology research: from theory to practice. San Diego: Elsevier Academic Press; 2016. p.389-414.
52. Rhodes RE, Kates A. Can the affective response to exercise predict future motives and physical activity behavior? A systematic review of published evidence. Ann Behav Med. 2015;49(5):715-31.
53. Sears SR, Stanton AL. Expectancy-value constructs and expectancy violation as predictors of exercise adherence in previously sedentary women. Health Psychol. 2001;20(5):326-33.
54. Buehler R, Griffin D, Ross M. Exploring the "planning fallacy": why people underestimate their task completion times. Journal of Personality and Social Psychology. 1994;67(3):366-81.
55. Lawton R, Conner M, McEachan R. Desire or reason: predicting health behaviors from affective and cognitive attitudes. Health Psychol. 2009;28(1):56-65.
56. Conner M, Rhodes RE, Morris B, McEachan R, Lawton R. Changing exercise through targeting affective or cognitive attitudes. Psychol Health. 2011;26(2):133-49.
57. Rhodes RE, Fiala B, Conner M. A review and meta-analysis of affective judgments and physical activity in adult populations. Ann Behav Med. 2009;38(3):180-204.
58. Silva MN, Markland D, Minderico CS, Vieira PN, Castro MM, Coutinho SR, et al. A randomized controlled trial to evaluate self-determination theory for exercise adherence and weight control: rationale and intervention description. BMC Public Health. 2008;8:234.
59. Deci EL, Ryan RM. The "what" and "why" of goal pursuits: human needs and the self-determination of behavior. Psychology Inquiry. 2000;11(4):227-68.
60. Fortier MS, Duda JL, Guerin E, Teixeira PJ. Promoting physical activity: development and testing of self-determination theory-based interventions. Int J Behav Nutr Phys Act. 2012;9:20.
61. Teixeira PJ, Silva MN, Mata J, Palmeira AL, Markland D. Motivation, self-determination, and long-term weight control. Int J Behav Nutr Phys Act. 2012;9:22.
62. Ryan RM, Deci EL. Self-determination theory and the facilitation of intrinsic motivation, social development, and well-being. Am Psychol. 2000;55(1):68-78.
63. Ingledew DK, Markland D. The role of motives in exercise participation. Psychol Health. 2008;23(7):807-28.
64. Ryan RM, Williams GC, Patrick H, Deci EL. Self-determination theory: the dynamics of motivation in development and wellness. Hedonic J Psychol. 2009;6:107-24.
65. Fernández-Espínola C, Almagro BJ, Tamayo-Fajardo JA, Sáenz-López P. Complementing the self-determination theory with the need for novelty: motivation and intention to be physically active in physical education students. Front Psychol. 2020;11:1535.
66. Teixeira PJ, Carraca EV, Markland D, Silva MN, Ryan RM. Exercise, physical activity, and self-determination theory: a systematic review. Int J Behav Nutr Phys Act. 2012;9:78.

67. Rebar AL, Rhodes RE. Progression of motivation models in exercise science: where we have been and where we are heading. In: Handbook of sport psychology: exercise, methodologies, & special topics. v.2. 4th ed. Hoboken: John Wiley & Sons; 2020. p.913-28.
68. Phipps DJ, Hannan TE, Rhodes RE, Hamilton K. A dual-process model of affective and instrumental attitudes in predicting physical activity. Psychology of Sport and Exercise. 2021;54:101899.
69. Phipps DJ, Hagger MS, Hamilton K. Evidence that habit moderates the implicit belief-behavior relationship in health behaviors. Int J Behav Med. 2022;29(1):116-21.
70. Hagger MS. Redefining habits and linking habits with other implicit processes. Psychology of Sport and Exercise. 2020;46:101606.
71. Schinkoeth M, Antoniewicz F. Automatic evaluations and exercising: systematic review and implications for future research. Front Psychol. 2017;8:2103.
72. Chevance G, Bernard P, Chamberland PE, Rebar A. The association between implicit attitudes toward physical activity and physical activity behaviour: a systematic review and correlational meta-analysis. Health Psychol Rev. 2019;13(3):248-76.
73. Russell JA, Barrett LF. Core affect, prototypical emotional episodes, and other things called emotion: dissecting the elephant. J Pers Soc Psychol. 1999;76(5):805-19.
74. Ekkekakis P, Zenko Z. Measurement of affective responses to exercise: from "affectless arousal" to "the most well-characterized" relationship between the body and affect. In: Meiselman HL, editor. Emotion measurement. San Diego: Elsevier Academic Press; 2016. p.293-321.
75. Brand R, Ekkekkakis P. Affective-reflexive theory of physical inactivity and exercise: foundations and preliminary evidence. German Journal of Exercise and Sports Research. 2018;48:48-58.
76. Brand R, Ekkekakis P. Exercise behavior change revisited: affective-reflective theory. In: Zenko Z, Jones L, editors. Essentials of exercise and sports psychology: an open acess textbook. Society for Transparency, Opness, and Replication in Kinesiology; 2021. p.62-92.
77. Brand R, Antoniewicz F. Affective evaluations of exercising: the role of automatic-reflective evaluation discrepancy. J Sport Exerc Psychol. 2016;38(6):631-8.
78. Williams DM, Dunsiger S, Ciccolo JT, Lewis BA, Albrecht AE, Marcus BH. Acute affective response to a moderate-intensity exercise stimulus predicts physical activity participation 6 and 12 months later. Psychol Sport Exerc. 2008;9(3):231-45.
79. Schneider M, Dunn A, Cooper D. Affect, exercise, and physical activity among healthy adolescents. J Sport Exerc Psychol. 2009;31(6):706-23.
80. Kwan BM, Bryan AD. In-task and post-task affective response to exercise: translating exercise intentions into behaviour. Br J Health Psychol. 2010;15(Pt 1):115-31.
81. Williams DM, Dunsiger S, Jennings EG, Marcus BH. Does affective valence during and immediately following a 10-min walk predict concurrent and future physical activity? Ann Behav Med. 2012;44(1):43-51.
82. Dishman RK, Farquhar RP, Cureton KJ. Responses to preferred intensities of exertion in men differing in activity levels. Med Sci Sports Exerc. 1994;26(6):783-90.
83. Lee HH, Emerson JA, Williams DM. The exercise-affect-adherence pathway: an evolutionary perspective. Front Psychol. 2016;7:1285.
84. Lewin K. Defining the "field at a given time". Psychology Review. 1943;50(3):292-310.
85. Massey WV, Szarabajko A, Thalken J, Perez D, Mullen SP. Memories of school recess predict physical activity enjoyment and social-emotional well-being in adults. Psychology of Sport and Exercise. 2021;55(7):101948.
86. Rodrigues F, Teixeira DS, Neiva HP, Cid L, Monteiro D. Understanding exercise adherence: the predictability of past experience and motivational determinants. Brain Sci. 2020;10(2).
87. Ekkekakis P, Vazou S, Bixby WR, Georgiadis E. The mysterious case of the public health guideline that is (almost) entirely ignored: call for a research agenda on the causes of the extreme avoidance of physical activity in obesity. Obes Rev. 2016;17(4):313-29.
88. ACSM's. ACSM's resources for the personal trainer. 4th ed. Philadelphia: LWW; 2013.

89. Rhodes RE, Grant S, de Bruijn G-J. Planning and implementation intention interventions. In: Hagger MS, Cameron LD, Hamilton K, Hankonen N, Lintunen T, editors. The handbook of behavior change. Cambridge University Press; 2020. p.572-85.
90. Locke EA, Latham GP. Building a practically useful theory of goal setting and task motivation: a 35-year odyssey. Am Psychol. 2002;57(9):705-17.
91. Shilts MK, Horowitz M, Townsend MS. Goal setting as a strategy for dietary and physical activity behavior change: a review of the literature. Am J Health Promot. 2004;19(2):81-93.
92. Annesi JJ. Goal-setting protocol in adherence to exercise by Italian adults. Percept Mot Skills. 2002;94(2):453-8.
93. Carraro N, Gaudreau P. Spontaneous and experimentally induced action planning and coping planning for physical activity: a meta-analysis. 2013;14(2):228-48.
94. Swann C, Rosenbaum S, Lawrence A, Vella SA, McEwan D, Ekkekakis P. Updating goal--setting theory in physical activity promotion: a critical conceptual review. Health Psychol Rev. 2021;15(1):34-50.
95. Jensen MD, Ryan DH, Apovian CM, Ard JD, Comuzzie AG, Donato KA, et al. 2013 AHA/ACC/TOS guideline for the management of overweight and obesity in adults: a report of the American College of Cardiology/American Heart Association Task Force on Practice Guidelines and The Obesity Society. Circulation. 2014;129(25 Suppl 2):S102-38.
96. Kwasnicka D, Presseau J, White M, Sniehotta FF. Does planning how to cope with anticipated barriers facilitate health-related behaviour change? A systematic review. Health Psychology Review. 2013;7(2):129-45.

2

# Avaliação postural: desvios posturais e introdução às técnicas de reorganização postural

Silvio Pecoraro

## DEFINIÇÕES E CONCEITOS

A humanidade evoluiu, condição imposta ao ser humano para adotar a condição bípede, e com isso a tarefa de sustentação de seu peso corporal contra a ação da gravidade se tornou obrigatória, por motivos de sobrevivência e para realizar suas tarefas com maior eficiência.

Tal mudança requisitou um trabalho significante dos músculos posteriores da região do tronco (eretores da coluna vertebral) para a manutenção da postura ereta, o que ocasionou, com o passar dos anos, um processo de degeneração, dada sua deficiência para tal tarefa.[1]

A manutenção da postura em pé, contra a força da gravidade, requer um trabalho constante desses músculos, que, pela ótica do sistema complexo de alavancas, observados por sua origem e inserção, estão quase sempre em posição vertical.

Alguns fatores, como o estresse psicoemocional, o tônus muscular, algumas deformidades da coluna vertebral, dos membros inferiores e do quadril, assim como hábitos posturais incorretos, podem desencadear um aumento das curvaturas lombar, torácica e cervical da coluna vertebral.

É grande o número de atendimentos médicos, bem como o de visitas às sessões de reabilitação com profissionais de fisioterapia, uma vez que os problemas relacionados à coluna vertebral mantêm íntima relação com hábitos posturais ruins, que desencadeiam desequilíbrios musculoesqueléticos, ocasionando uma diminuição da força e flexibilidade dos grupos musculares que cruzam as articulações da coluna vertebral e predispondo ao aumento de processos degenerativos e lesões (Corbin e Noble, 1980, e Fairweather e Sidaway, 1993, apud Rosa et al.[2]).

## ETIOLOGIA

A palavra "postura" deriva da palavra *positura* (na língua italiana), que tem como significado original posição, atitude ou hábitos posturais.[3]

Carnaval[4] acrescenta que para se caracterizar um desvio na postura de um indivíduo é necessário, em primeiro lugar, ter conhecimento do que é a postura correta.

Segundo Coury,[5] postura se define como a posição que o indivíduo assume no espaço em função de um equilíbrio estático ou dinâmico, usando para isso seu arcabouço osteomusculoesquelético no desempenho de funções do cotidiano.

Kendall,[6] considerado referência no estudo da postura, do tratamento e da dor, conceitua o termo "postura" como o arranjo característico que cada indivíduo encontra para sustentar seu corpo e utilizá-lo na vida diária.

Magee,[7] por sua vez, conceitua postura como um composto das posições das diferentes articulações do corpo em dado momento. A correta postura se dá em uma posição na qual um mínimo de estresse é aplicado em cada articulação.

Palmer e Epler[8] afirmam que a postura correta consiste no alinhamento do corpo com eficiências fisiológica e biomecânicas máximas, o que minimiza os estresses e as sobrecargas sofridas no sistema de apoio pelos efeitos da gravidade.

Para Kendall, McCreary e Provance,[6] Knoplich,[9] Moffat e Vickery,[10] a postura pode ser definida como uma posição assumida pelo corpo, independentemente da situação – se parado, em movimento, sentado, deitado etc.

Outra definição, proposta por Tribastone,[3] entende postura como a posição mantida pelo corpo, automática e espontaneamente, em harmonia com a força gravitacional e predisposto este a passar do estado de repouso ao movimento.

Roaf, citado por Knoplich,[9] conceitua postura como a posição que o corpo assume na preparação do próximo movimento, de modo que a posição de pé, estática, não constitui uma verdadeira postura, pois, por exemplo, um indivíduo com todas as articulações anquilosadas poderia ficar de pé, mas não teria condições de se adaptar às necessidades do meio, ou de se mover para assumir qualquer outra postura.

Logo, pode-se definir a postura como a posição que um corpo adota no espaço, não apenas na posição ereta, mas também quando caminhamos, corremos, sentamos, agachamos, ajoelhamos ou deitamos, bem como a relação direta de suas partes com a linha do centro de gravidade. De forma geral, pode-se dizer que uma "boa postura" mantém esforço total sobre os vários ossos, músculos, tendões, ligamentos e discos em seu mínimo, distribuindo-o para as estruturas mais aptas a suportá-lo.

Hamilton (1982), apud Schmidt,[11] define a postura corporal humana como a relação entre cabeça, tronco e membros. A sustentação da postura ereta exige uma coordenação neurológica complexa, embora, na maior parte, reflexa.

Rasch e Burke[12] citam a escrita de Metheny (1952) como algo de extrema sabedoria sobre postura: "Não existe uma só postura melhor para todos os indivíduos. Cada pessoa deve pegar o corpo que possui e tirar o melhor possível dele. Para cada pessoa, a melhor postura é aquela em que os segmentos corporais estão equilibrados na posição de menor e máxima sustentação. Essa é uma questão individual" (p.432).

Nesse caso, os autores mencionados deixam evidente a interação entre o que se pode chamar de postura estática e dinâmica.

Arnheim e Prentice[13] relatam que os desvios posturais clássicos estão classificados basicamente em cifose, lordose, escoliose, postura da cabeça para a frente, coluna lombar retificada e postura com o dorso excessivamente curvado.

Os valores das medidas das curvaturas sagitais da coluna vertebral apresentam grande variabilidade nos indivíduos normais, existindo ampla margem de variação de tais medidas, nos limites da normalidade. Essa variação deve ser considerada fisiológica, indicativa, e não normativa.

A cifose é caracterizada pela curvatura acentuada no sentido posterior na região torácica.[14]

De acordo com alguns autores, inúmeros são os fatores relacionados com a questão do desvio postural.[15-17] Esses fatores vão desde maus hábitos de atitude até defeitos consideráveis, resultantes de doenças graves, defeitos congênitos e acidentes. Conforme relatam Teixeira e Mazzei,[15] as causas podem ser físicas e mesmo mentais. Para Santos e Krebs,[17] até mesmo a prática de judô parece ter implicações negativas no desenvolvimento postural dos judocas.

## COMO DIAGNOSTICAR

A avaliação postural é considerada o primeiro passo para uma prescrição de exercícios físicos que tenha como objetivo a melhoria da qualidade de vida e da capacidade funcional do indivíduo. A partir do alinhamento dos segmentos corporais é possível estabelecer hipóteses sobre como as cargas estão distribuídas e sobre a solicitação mecânica para estruturas do sistema biológico como músculos, ligamentos e articulações.

Para Pereira,[18] avaliação postural é composta de anamnese, exame morfológico, exame funcional (testes, inspeção e palpação) e, eventualmente, provas de equilíbrio e exames complementares.

A avaliação do alinhamento postural segue uma determinada padronização; a observação do corpo na posição ortostática feita nos três planos do espaço –

frontal (anterior/posterior), perfil (sagital) e horizontalmente (transversal) – e a utilização da linha gravitacional, como eixo imaginário de simetria dos segmentos corporais entre si e do corpo em relação ao espaço.[6,18,19]

Avaliações posturais que visem à identificação da escoliose costumam englobar o teste do fio de prumo, o teste de gibosidade, a morfologia do tronco e a simetria do corpo.

O propósito da prescrição é conduzir o indivíduo ao padrão postural mais próximo possível do que é considerado referência ou ideal.

A observação minuciosa da postura propõe que o padrão de referência postural simétrico proposto por Kendall[6] não ocorre na população em geral. Mesmo indivíduos que não relatam dores ou desconfortos no sistema musculoesquelético apresentam alterações na postura. Por esse motivo, a avaliação é importante na tomada de decisões quanto à prescrição do treinamento, bem como a reavaliação, com o intuito de verificar a evolução e as possíveis mudanças para que novas estratégias sejam adotadas.

Os materiais e equipamentos sugeridos para a avaliação postural são os mesmos propostos por Kendall,[6] consistindo em aquisições de baixo custo e de fácil acesso para os profissionais da Educação Física.

A linha de prumo (Figura 1) é um cordão com um peso de chumbo na extremidade, que provê uma linha absolutamente vertical. O ponto da linha no qual a linha de prumo é suspensa deve ser um ponto fixo padronizado. Como o único ponto fixo na posição em pé é a base, uma vez que os pés estão em contato com o chão, o ponto de referência deve estar na base.

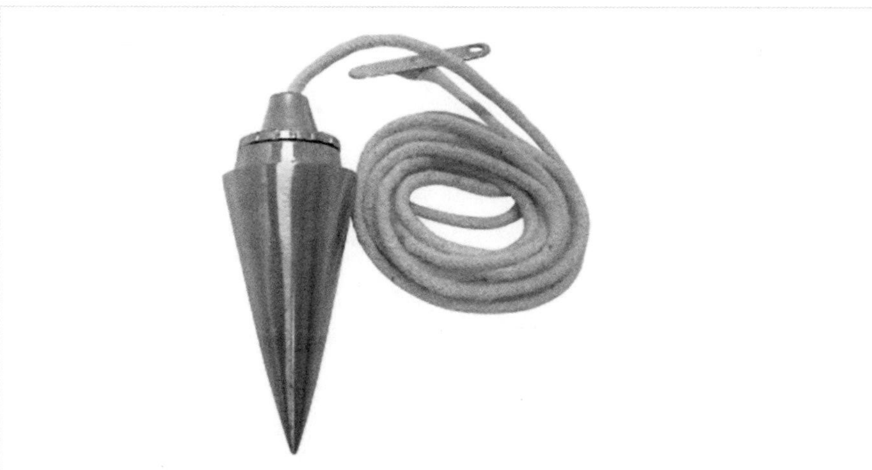

**FIGURA 1** Linha ou fio de prumo.
Fonte: Kendall et al.[20]

Outro instrumento utilizado para a avaliação postural é o simetrógrafo (Figura 2), que se fundamenta na observação de pontos anatômicos e que possibilita detectar alguns desvios mais acentuados da postura, como a escoliose, a hiperlordose lombar e cervical e a hipercifose torácica.

Pelo fato de apresentar números e letras localizados na lateral e na parte superior do equipamento, esse instrumento facilita as interpretações do avaliador.

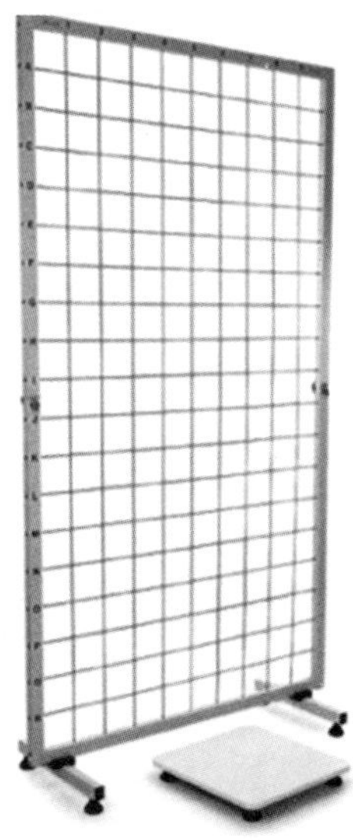

**FIGURA 2** Simetrógrafo.
Fonte: Kendall et al.[20]

## AVALIAÇÃO POSTURAL QUALITATIVA

Nas palavras de Kendall,[6] "O teste da linha ou fio de prumo é utilizado para determinar se os pontos de referência do indivíduo que está sendo testado encontram-se no mesmo alinhamento que os pontos correspondentes na postura padrão. Os desvios de vários pontos de referência da linha de prumo revelam a extensão da alteração do alinhamento do individuo. Para o teste, os indivíduos colocam-se à frente da linha ou fio de prumo suspensa. Vistos de trás, eles ficam com os pés equidistantes da linha. Na visão lateral, um ponto logo em frente ao maléolo lateral está alinhado com o fio de prumo".

Tomando o alinhamento ideal como padrão, as posições da cabeça, do pescoço, dos ombros, da região torácica, da região lombar, da pelve e dos membros inferiores são observadas, seguindo a proposta de Kendall,[6] como se observa nas imagens a seguir.

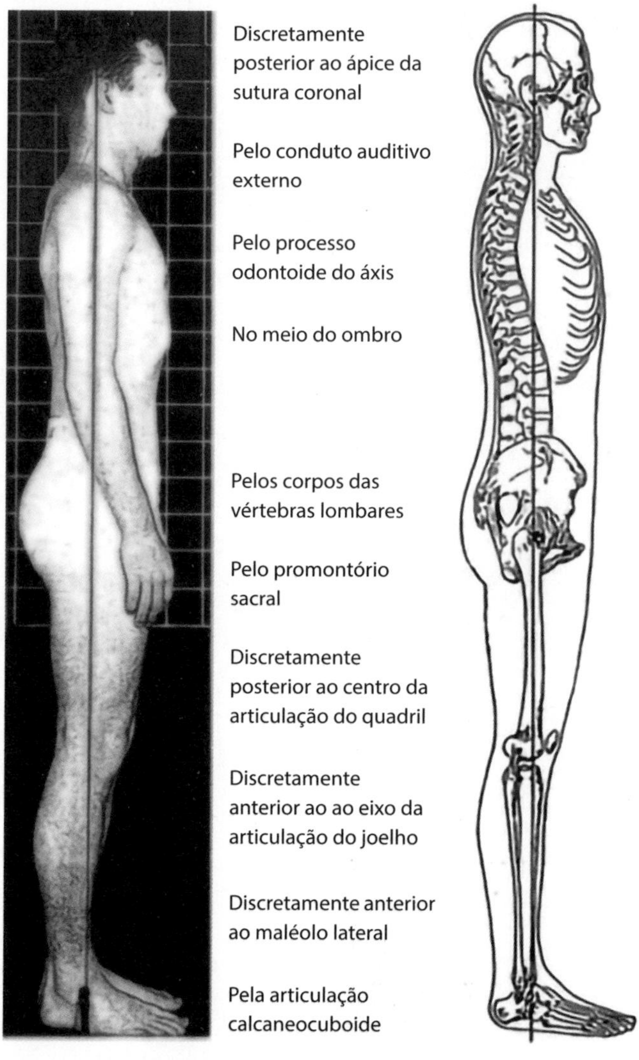


**FIGURA 3** Alinhamento ideal da linha ou fio de prumo com o corpo: vista lateral. Na vista lateral, a linha de referência padrão do desenho e a linha ou fio de prumo representam uma projeção da linha da gravidade no plano coronal. Hipoteticamente, esse plano divide o corpo nas regiões anterior e posterior, de peso igual.
Fonte: Kendall et al.[20]

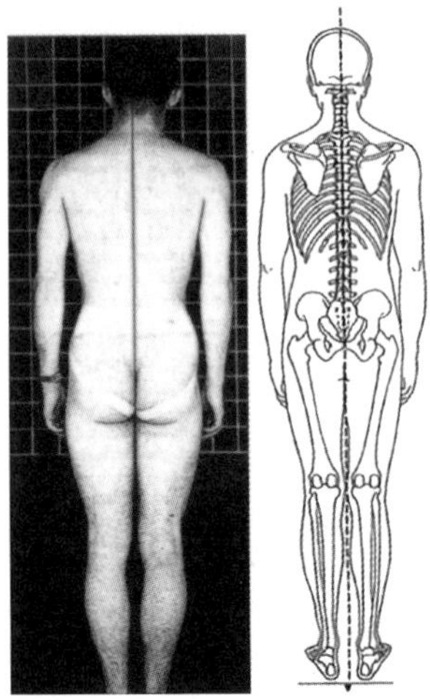

**FIGURA 4** Alinhamento ideal da linha ou fio de prumo com o corpo: vista posterior. Na vista posterior, a linha de referência padrão no desenho e a linha de prumo representam uma projeção da linha da gravidade no plano sagital médio. Começando em um ponto equidistante entre os calcanhares, ela se estende para cima entre membros inferiores, por meio da linha média da pelve, da coluna vertebral, do esterno e do crânio.
Fonte: Kendall et al.[20]

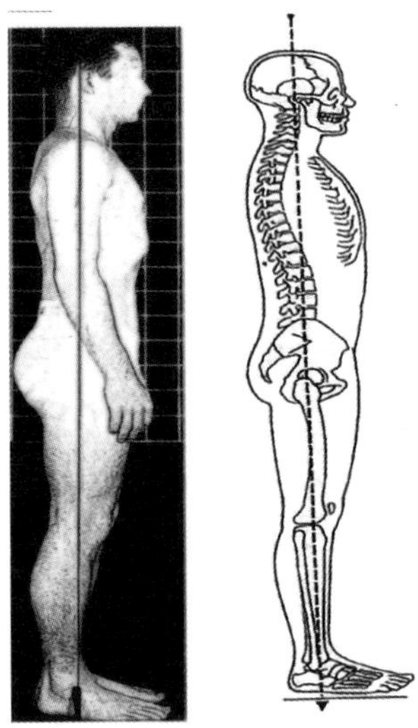

**FIGURA 5** Alinhamento segmentar ideal: vista lateral. Na vista lateral, os músculos anteriores e posteriores fixados à pelve a mantêm no alinhamento ideal. Anteriormente, os músculos abdominais tracionam-se para cima e os flexores do quadril, para baixo. Posteriormente, os músculos do dorso tracionam-se para cima e os extensores do quadril, para baixo.
Fonte: Kendall et al.[20]

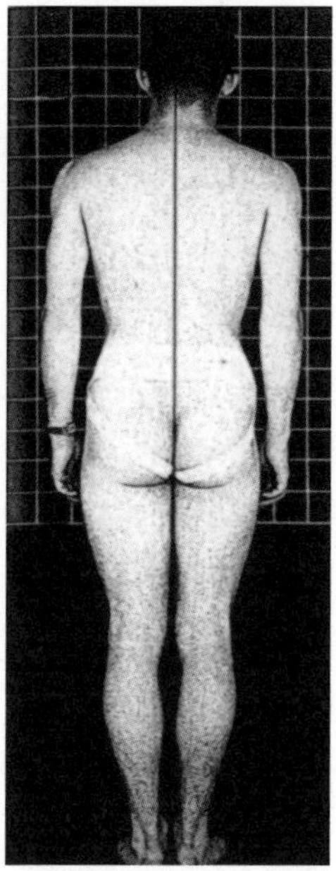

**FIGURA 6** Alinhamento ideal: vista posterior. Na vista posterior, os grupos de músculos atuam em conjunto na estabilização do tronco, da pelve e dos membros inferiores.
Fonte: Kendall et al.[20]

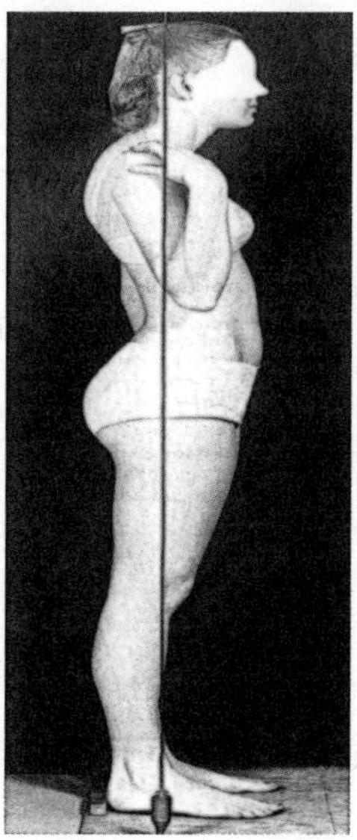

**FIGURA 7** Postura cifótica-lordótica: vista lateral.
Fonte: Kendall et al.[20]

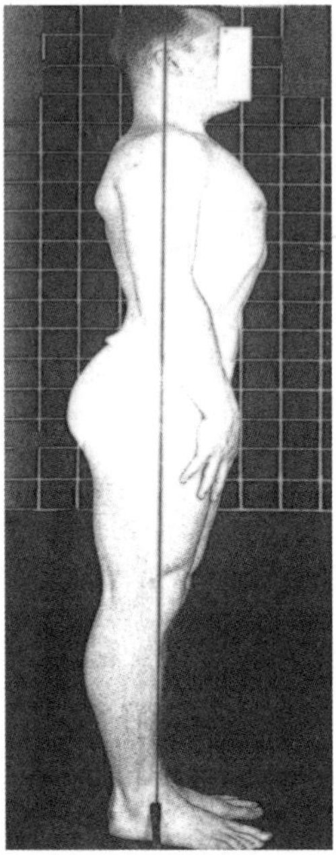

FIGURA 8 Postura lordótica: vista lateral.
Fonte: Kendall et al.[20]

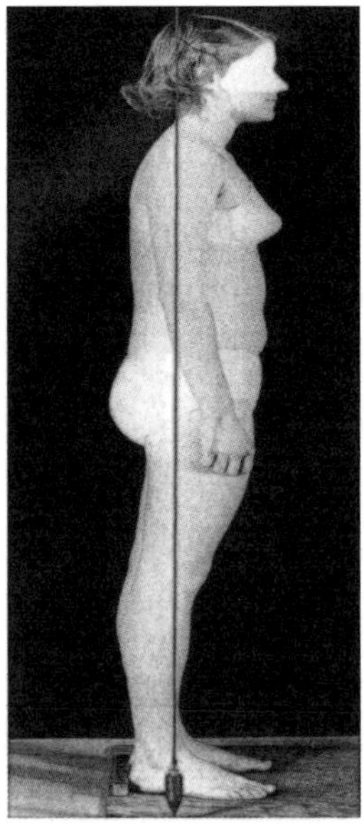

FIGURA 9 Postura de dorso plano: vista lateral.
Fonte: Kendall et al.[20]

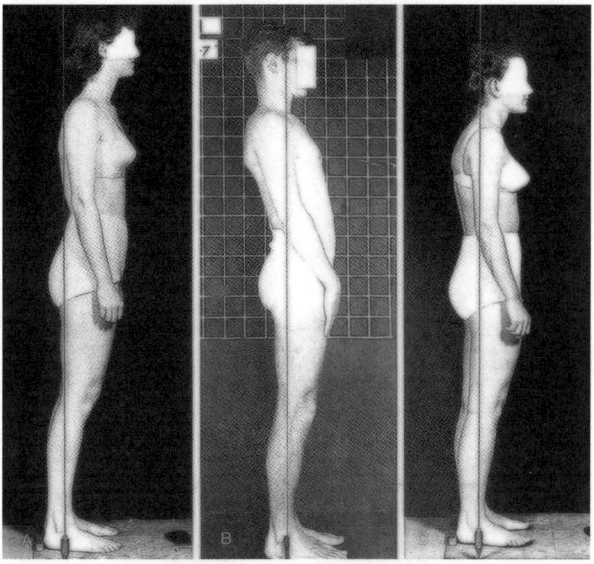

FIGURA 10 Alinhamento defeituoso: vista lateral. A: desvio anterior acentuado do corpo em relação à linha de prumo, com o peso corporal sendo levado para a frente, sobre a região medial do pé. B: desvio posterior acentuado da porção superior do tronco e da cabeça. Os joelhos e a pelve estão deslocados anteriormente para contrabalançar o impulso posterior da parte superior do corpo. C: rotação anti-horária do corpo, dos tornozelos até a região cervical.
Fonte: Kendall et al.[20]

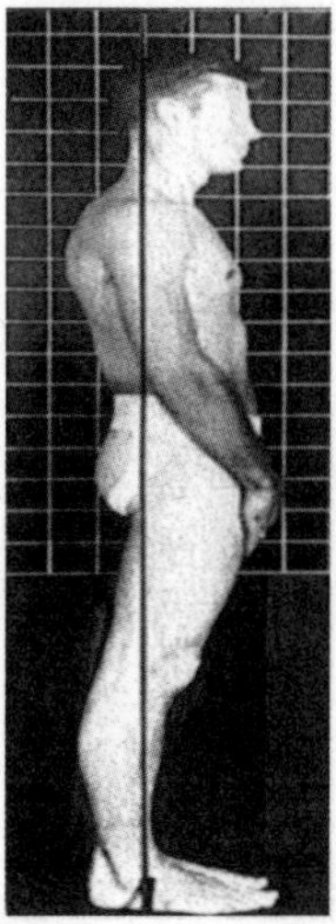

FIGURA 11 Postura com deslocamento posterior do dorso. A pelve encontra-se em inclinação posterior e inclina-se para a frente em relação aos pés imóveis, estendendo a articulação do quadril.
Fonte: Kendall et al.[20]

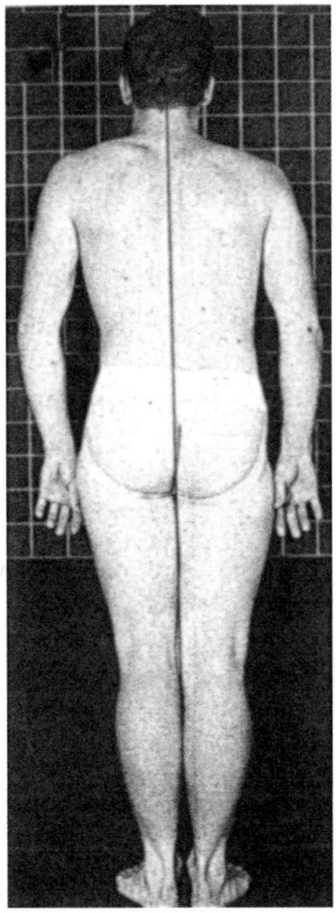

**FIGURA 12** Alinhamento defeituoso: vista posterior.
Fonte: Kendall et al.[20]

## OMBROS E ESCÁPULAS

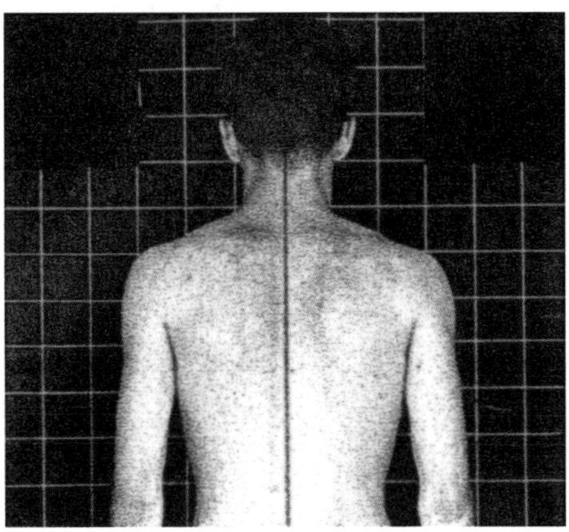

**FIGURA 13** Ombros e escápulas em boa posição.
Fonte: Kendall et al.[20]

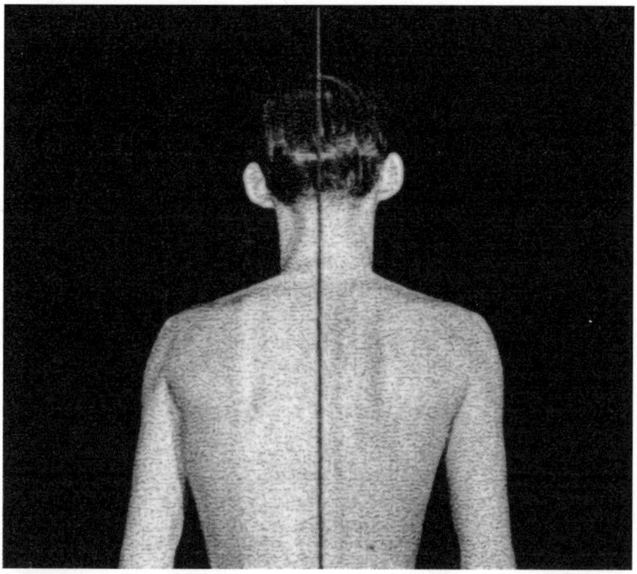

FIGURA 14 Escápulas abduzidas e discretamente elevadas.
Fonte: Kendall et al.[20]

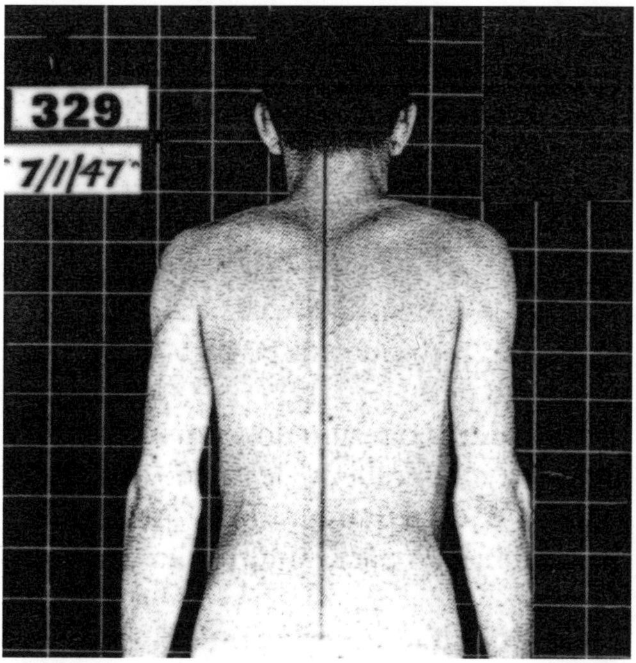


FIGURA 15 Ombros elevados e escápulas aduzidas.
Fonte: Kendall et al.[20]

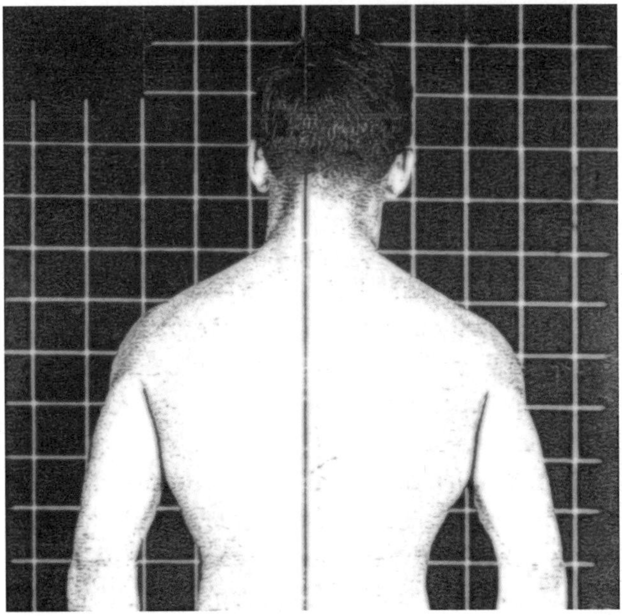

FIGURA 16 Ombros deprimidos e escápulas abduzidas.
Fonte: Kendall et al.[20]

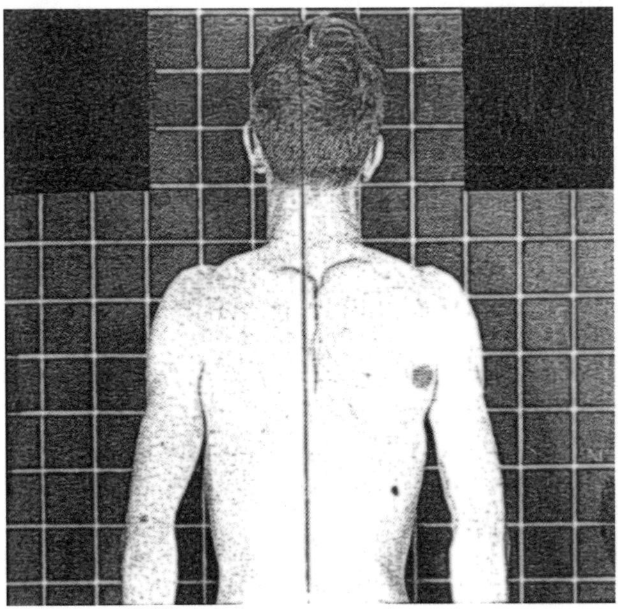

FIGURA 17 Escápulas aduzidas elevadas.
Fonte: Kendall et al.[20]

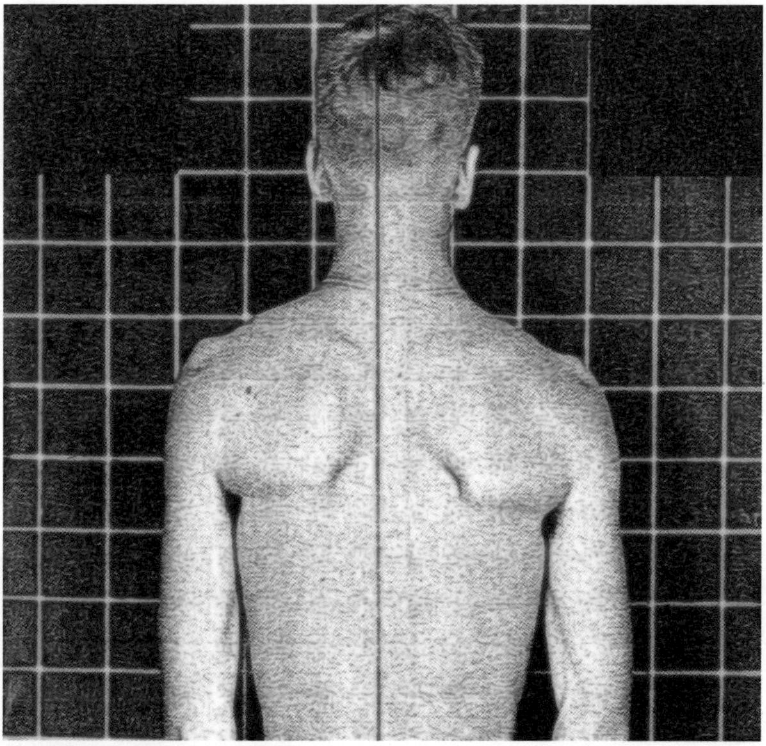

FIGURA 18 Escápulas com aparência normal.
Fonte: Kendall et al.[20]

## POSTURAS BOA E DEFEITUOSA DOS PÉS E JOELHOS

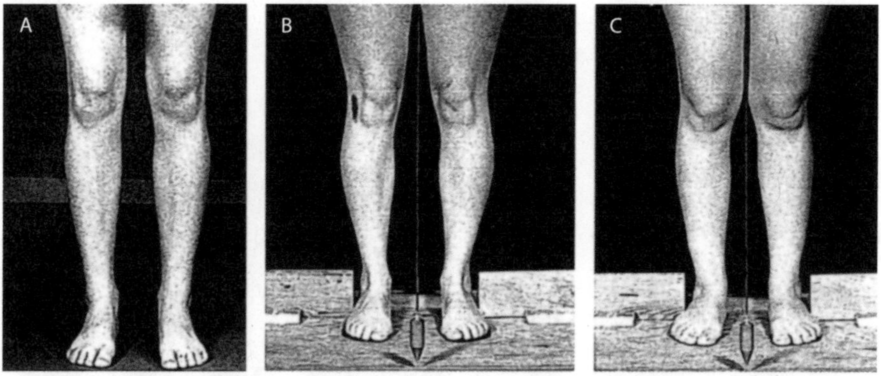


FIGURA 19 Posição A: bom alinhamento dos pés e joelhos. Posição B: pronação dos pés e rotação medial dos fêmures. Posição C: pronação dos pés e desvio em valgo dos joelhos.
Fonte: Kendall et al.[20]

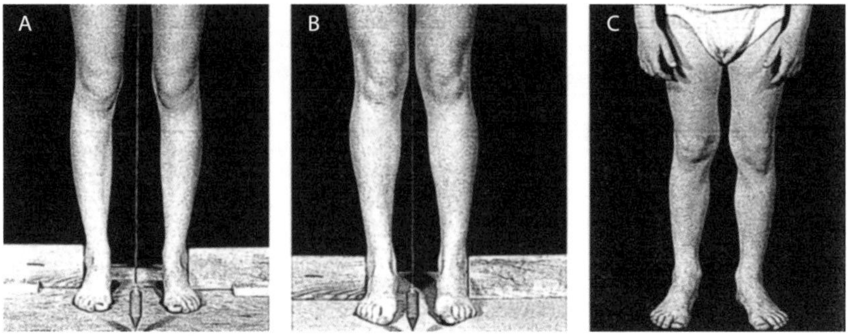


**FIGURA 20** Posição A: pés bons, joelhos defeituosos. Posição B: pés supinados. Posição C: rotação lateral dos membros inferiores.
Fonte: Kendall et al.[20]

## POSTURAS BOA E DEFEITUOSA DOS PÉS, JOELHOS E MEMBROS INFERIORES

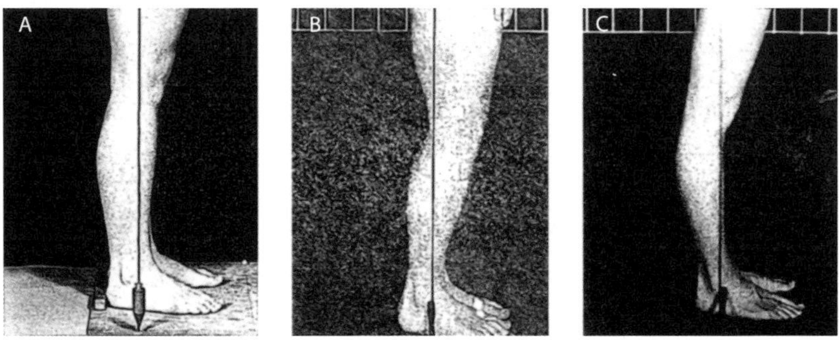


**FIGURA 21** Posição A: bom alinhamento dos joelhos. Posição B: flexão dos joelhos moderada. Posição C: hiperextensão dos joelhos.
Fonte: Kendall et al.[20]

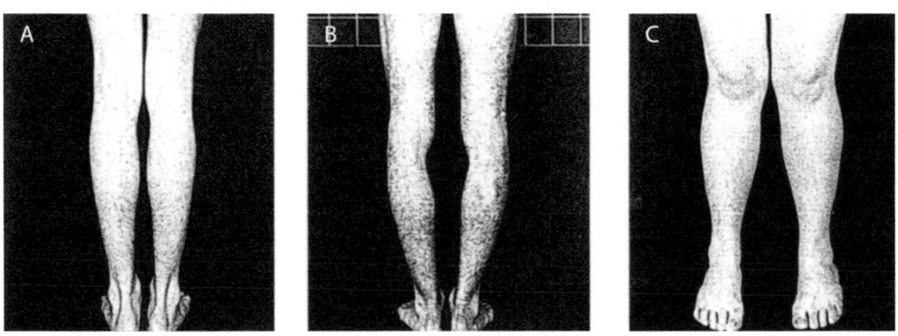


**FIGURA 22** Posição A: bom alinhamento dos membros inferiores e pés. Posição B: arqueamento dos membros inferiores. Posição C: desvio em valgo.
Fonte: Kendall et al.[20]

## ARQUEAMENTO DOS MEMBROS INFERIORES E DESVIO EM VALGO DOS JOELHOS

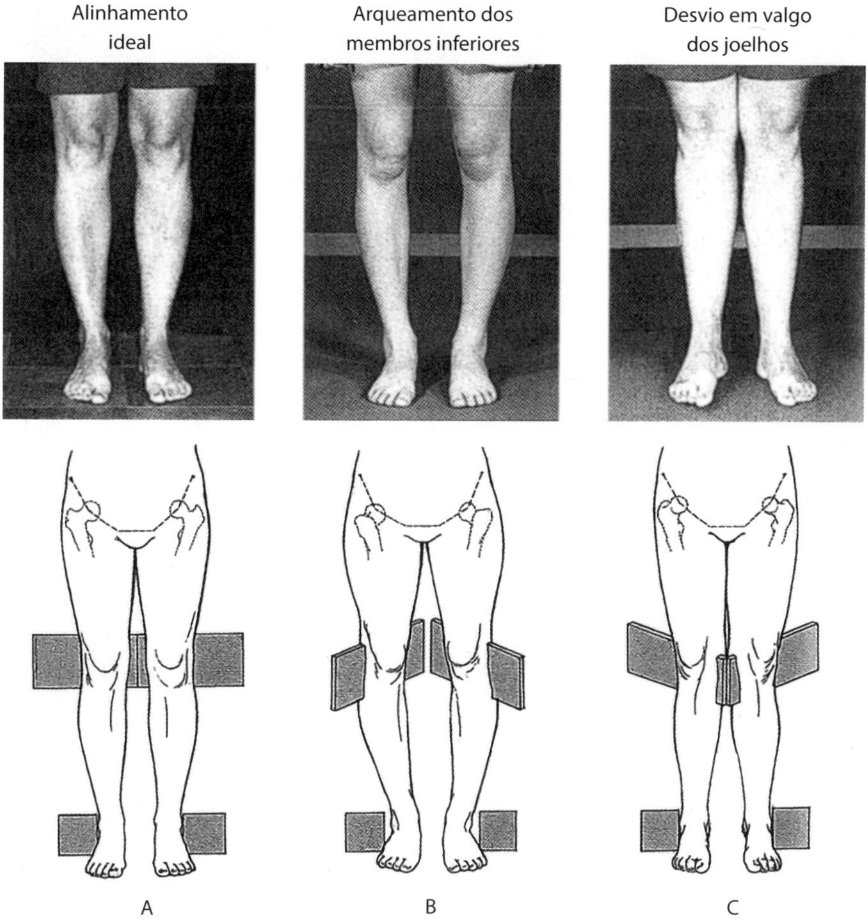


FIGURA 23 Posição A: alinhamento ideal. Posição B: arqueamento postural (rotação medial dos fêmures, da pronação dos pés e da hiperextensão dos joelhos). Posição C: desvio em valgo dos joelhos (rotação lateral dos fêmures, da supinação dos pés e da hiperextensão dos joelhos). Fonte: Kendall et al.[20]

## TRATAMENTO E DIRETRIZES PRÁTICAS DE PRESCRIÇÃO DE EXERCÍCIO FÍSICO

O Quadro 1 segue a proposta de Kendall[6] para a análise da postura, identificando possíveis desequilíbrios musculares e alterações no alinhamento articular, bem como a prescrição dos exercícios para melhoria da força e da flexibilidade.

Um fator importante na avaliação da postura é o uso de vestimentas adequadas, como biquínis para as mulheres e sunga para os homens.

Para que obter bons resultados quanto à avaliação postural é necessário realizar a observação em vista anterior, vista lateral e vista posterior de cada indivíduo avaliado.

**QUADRO 1** Análise postural

| Defeito postural | Posição anatômica das articulações | Músculos a serem alongados | Músculos a serem fortalecidos |
|---|---|---|---|
| Cabeça para a frente. | Hiperextensão da coluna cervical. | Extensores da coluna cervical. | Flexores da coluna cervical. |
| Cifose e tórax deprimido. | ▪ Flexão da coluna torácica.<br>▪ Diminuição dos espaços intercostais. | ▪ Fibras superiores e laterais do músculo oblíquo interno do abdome.<br>▪ Adutores do ombro.<br>▪ Peitoral menor.<br>▪ Intercostais. | ▪ Extensores da coluna torácica.<br>▪ Parte média do trapézio.<br>▪ Parte inferior do trapézio. |
| Ombros para a frente. | Abdução e, geralmente, elevação das escápulas. | ▪ Serrátil anterior.<br>▪ Peitoral menor.<br>▪ Parte ascendente do trapézio. | ▪ Parte média do trapézio.<br>▪ Parte inferior do trapézio. |
| Postura lordótica. | ▪ Hiperextensão da coluna lombar.<br>▪ Inclinação anterior da pelve.<br>▪ Flexão da articulação do quadril. | ▪ Eretores da coluna lombar.<br>▪ Músculo oblíquo interno do abdome (superior).<br>▪ Flexores do quadril. | ▪ Abdominais, especialmente o oblíquo externo (lateral).<br>▪ Extensores do quadril. |
| Postura com o dorso plano. | ▪ Flexão da coluna lombar.<br>▪ Inclinação posterior da pelve.<br>▪ Extensão da articulação do quadril. | ▪ Abdominais anteriores.<br>▪ Extensores do quadril. | ▪ Eretores da coluna lombar.<br>▪ Flexores do quadril (monoarticulares). |
| Postura (pelve deslocada para a frente, porção superior do tronco para trás). | ▪ A posição da coluna lombar depende do deslocamento posterior da porção superior do tronco.<br>▪ Inclinação posterior da pelve.<br>▪ Extensão da articulação do quadril. | ▪ Abdominais anteriores superiores, especialmente o reto do abdome superior e o oblíquo interno do abdome.<br>▪ Extensores do quadril. | ▪ Abdominais anteriores inferiores, especialmente o oblíquo externo do abdome.<br>▪ Flexores do quadril (monoarticulares). |

Fonte: elaborado pelo autor.

QUADRO 2 Posições defeituosas dos membros inferiores, joelhos e pés: análise e prescrição

| Defeito postural | Posição anatômica das articulações | Músculos a serem alongados | Músculos a serem fortalecidos |
|---|---|---|---|
| Joelho hiperestendido. | ▪ Hiperextensão do joelho.<br>▪ Flexão plantar do tornozelo. | ▪ Quadríceps.<br>▪ Sóleo. | ▪ Poplíteo.<br>▪ Posteriores da coxa (no joelho), cabeça curta. |
| Joelho flexionado. | ▪ Flexão do joelho.<br>▪ Dorsiflexão do tornozelo. | ▪ Poplíteo.<br>▪ Posteriores da coxa (no joelho). | ▪ Quadríceps.<br>▪ Sóleo. |
| Fêmur rodado medialmente (frequentemente associado com pronação do pé). | Rotação medial da articulação do quadril. | Rotadores mediais do quadril. | Rotadores laterais do quadril. |
| Geno valgo. | ▪ Adução da articulação do quadril.<br>▪ Abdução da articulação do joelho. | ▪ Fáscia lata.<br>▪ Estruturas laterais da articulação do joelho. | Estruturas mediais da articulação do joelho. |
| Arqueamento dos membros inferiores. | ▪ Rotação medial da articulação do quadril.<br>▪ Hiperextensão da articulação do joelho.<br>▪ Pronação do pé. | ▪ Rotadores mediais do quadril.<br>▪ Quadríceps.<br>▪ Eversores do pé. | ▪ Rotadores laterais do quadril.<br>▪ Poplíteo.<br>▪ Tibial posterior e flexores longos dos dedos. |
| Pronação. | Eversão do pé. | Fibulares e extensores dos dedos dos pés. | Tibial posterior e flexores longos dos dedos. |
| Supinação. | Inversão do pé. | Tibiais. | Fibulares. |

Fonte: elaborado pelo autor.

## REFERÊNCIAS


1. Kloetzel K. Higiene física e do meio ambiente. São Paulo: Edart; 1978.
2. Rosa GMMV, Gaban GA, Pinto LDP. Adaptações morfofuncionais do músculo estriado esquelético relacionado à postura e o exercício físico. Fisioterapia Brasil. 2002;3(2).
3. Tribastone F. Tratados de exercícios corretivos aplicados à reeducação motora postural. Santana de Parnaíba: Manole, 2001.
4. Carnaval PE. Medidas e avaliações em ciências do esporte. 2.ed. Rio de Janeiro: Sprint, 1997.
5. Coury HJC. Programa autoinstrucional para o controle de desconfortos posturais em indivíduos que trabalham sentados. [Tese.] Campinas: Universidade Estadual de Campinas, Faculdade de Educação, 1994.
6. Kendall FP, McCreary EK, Provance PG. Músculos, provas e funções. 4.ed. Santana de Parnaíba: Manole, 1995.

7. Magee DJ. Avaliação postural In: Disfunção musculoesquelética. 3.ed. Santana de Parnaíba: Manole, 2002.
8. Palmer LM, Epler ME. Postura. In: Fundamentos das técnicas de avaliação musculoesquelética. 2.ed. São Paulo: Guanabara Koogan, 2000.
9. Knoplich J. Enfermidades da coluna vertebral: uma visão clínica e fisioterápica. 3.ed. São Paulo: Robe Editorial, 2003.
10. Moffat M, Vickery S. Manual de manutenção e reeducação postural da American Physical Therapy Association. Porto Alegre: Artmed, 2002.
11. Schmidt A. Estudo das alterações morfológicas do sistema locomotor em escolares do Ensino Fundamental – faixa etária entre 7 e 14 anos da ambos os sexos do município de Marechal Cândido Rondou, PR – através da avaliação postura) computadorizada. [Dissertação.] Campinas: Unicamp, Faculdade de Educação Física, 1999.
12. Rasch PJ, Burke R. Cinesiologia e anatomia aplicada. 5.ed. Rio de Janeiro: Guanabara Koogan, 1977.
13. Arnheim DD, Prentice WE. Princípios de treinamento atlético. 10.ed. Rio de Janeiro: Guanabara Koogan, 2002.
14. Moore KL, Dalley AF. Anatomia orientada para a clínica. 4.ed. Rio de Janeiro: Guanabara Koogan, 2001.
15. Teixeira MS, Mazzei J. Manual de educação física: jogos e recreação. São Paulo, 1975.
16. Rosa Neto F. Avaliação postural em escolares de 1ª a 4ª série do 1º grau. Revista Brasileira de Ciência e Movimento. 1991;(5):7-11.
17. Santos SG, Krebs RJ. A técnica de preferência e desvios posturais em judocas. Revista de Educação Física/UEM. 1995;1(1):18-27.
18. Pereira OS. A utilização da análise computadorizada como método de avaliação das alterações posturais: um estudo preliminar. Fisioterapia em Movimento. 2003;16(2):17-25.
19. Bricot B. Posturologia. 2.ed. São Paulo: Ícone, 2001.
20. Kendall FP, Mc Creary EK, Provance PG. Músculos, provas e funções. 4.ed. Santana de Parnaíba: Manole, 1995.

# 3

# Atividade física e envelhecimento saudável

Carlos Alexandre Falconi
Luís Felipe Tubagi Polito
Carla Giuliano de Sá Pinto Montenegro
Roberta Luksevicius Rica
Danilo Sales Bocalini

## DEFINIÇÕES E CONCEITOS

A atividade física na população idosa é altamente recomendada para a aquisição de benefícios que direta ou indiretamente contribuem para a diminuição de agentes deletérios e/ou consequências sociais relacionadas ao avanço etário. Nessa perspectiva, manter um estilo de vida fisicamente ativo na meia-idade e na idade avançada está relacionado a melhores condições de saúde na velhice e a maior longevidade, mesmo quando a prática de atividade física tem seu início em idades mais avançadas.

Entende-se por atividade física qualquer exercício corporal que eleve o nível de gasto calórico em relação aos níveis basais, e por exercício físico um programa previsto, com demandas de volume e intensidade predeterminadas, pensadas com base em um objetivo específico. Nesse sentido, tanto a vida ativa, relacionada à atividade física realizada de forma usual, cotidianamente, como deslocamento, forma de lazer e ou atividade ocupacional, como o exercício físico, por exemplo, o treinamento aeróbio ou anaeróbio utilizado em programas específicos de condicionamento, podem proporcionar diversos benefícios à população idosa com ou sem comorbidades. Tais benefícios extrapolam as condições biológicas do funcionamento orgânico e se expandem para condições de interação social e menor reclusão, incidindo diretamente na satisfação com a vida e na diminuição de doenças psíquicas.

### Epidemiologia do envelhecimento

A população mundial está envelhecendo, tendência relacionada com o aumento da expectativa de vida da população, devido à melhoria das condições de saúde, aos avanços médicos, farmacológicos e tecnológicos e à concomitante queda constante nas taxas de fecundidade nas últimas décadas. Acredita-se que em 2050 a população idosa, maior de 60 anos, será 21,3% da população mundial.[1-3]

Desde o século passado o envelhecimento mundial já era objeto de interesse dos estudiosos, diante de sua notória aceleração em países de menor desenvolvimento econômico. De acordo com a Organização das Nações Unidas (ONU),[4] o envelhecimento da população será um dos maiores desafios socioeconômicos dos próximos anos, por suas múltiplas consequências e pelas adaptações sociais que devem demandar na população.

No Brasil esse quadro não é diferente. De acordo com o Instituto Brasileiro de Geografia e Estatística (IBGE), dados da Pesquisa Nacional por Amostra de Domicílios (PNAD) Contínua – Características dos Moradores e Domicílios (2017)[5] apontaram que a população brasileira com 60 anos ou mais aumentou cerca de 18% nos últimos 5 anos, passando de 25,4 milhões no ano de 2012 para 30,2 milhões em 2017. São cerca de 4,8 milhões de idosos a mais nos últimos 5 anos. Nos dados dessa população, as mulheres são predominantes, com 16,9 milhões, perfazendo um total de 56% do número de idosos, enquanto os homens idosos são 13,3 milhões (44% do grupo).

A longevidade, embora considerada uma grande conquista humana considerando o declínio marcante das taxas de mortalidade, passa a exigir um novo olhar para o cenário demográfico e epidemiológico projetado para pessoas idosas, necessitando de novas concepções políticas, médicas, tecnológicas e de modelos de atenção que possibilitem um envelhecimento saudável.[6] Nesse contexto, a atividade física e o exercício físico ocupam papel primordial na manutenção, promoção e reabilitação da saúde durante o processo de envelhecimento, proporcionando maiores condições de saúde, qualidade de vida e bem-estar a seus adeptos.[7]

De acordo com Cancela,[8] o envelhecimento é fator progressivo da vida humana, que resulta em alterações nos padrões fisiológicos dos indivíduos. Essas alterações mantêm significativa relação com outros múltiplos fatores, como os sociais, os culturais, os psicológicos e os biológicos. Comumente a classificação do processo de envelhecimento dos indivíduos se dá pela idade cronológica (≥ 60 anos), no entanto essa classificação etária pode sofrer variação de acordo com a estrutura socioeconômica do país de origem. Os países desenvolvidos optam por classificar como idosos os indivíduos com 65 anos ou mais; já os países em desenvolvimento identificam como idosos os indivíduos com 60 anos ou mais.[9,10] No entanto, entende-se, independentemente da classificação recomendada, que o processo de envelhecimento é marcado pelo declínio das funções anatômicas e fisiológicas do indivíduo, diminuindo suas capacidades físicas funcionais e incidindo em diminuição substancial de sua funcionalidade e consequentemente de sua autonomia.[11]

## Contribuições ambientais e genéticas nas alterações morfofuncionais e fisiológicas no envelhecimento

Segundo Holloszy,[12] o envelhecimento pode ser dividido em dois tipos: senescência (primário) e senilidade (secundário). A senescência é a deterioração inevitável das estruturas e funções celulares, independente de doença ou interferência ambiental. Já a senilidade se dá a partir de fatores ambientais como doenças, drogas e exposição a fatores de deterioração, em conjunto com as mudanças fisiológicas inevitáveis.

O processo de senescência, por si só, incide em perdas consideráveis na aptidão física funcional dos indivíduos, diminuindo suas capacidades físicas, e em consequência, sua autonomia.[13] No Quadro 1 são apresentadas as principais alterações antropométricas, neuromusculares e metabólicas decorrentes desse processo.

**QUADRO 1** Alterações antropométricas, neuromusculares e metabólicas relacionadas ao processo de envelhecimento

| Antropométricas | Neuromusculares | Metabólicas |
|---|---|---|
| ▪ Diminuição da altura (principalmente nas mulheres).<br>▪ Diminuição da massa magra.<br>▪ Diminuição da densidade mineral óssea.<br>▪ Aumento da massa corporal total.<br>▪ Aumento da gordura corporal.<br>▪ Aumento da gordura visceral.<br>▪ Perda de tônus muscular. | ▪ Diminuição da área de secção transversa, e do formato das fibras musculares.<br>▪ Diminuição de 40% da área muscular total.<br>▪ Diminuição de 39% do número total de fibras.<br>▪ Diminuição de 26% no número de fibras do tipo II (contração rápida).<br>▪ Perda de unidades motoras alfa.<br>▪ Perda de neurônios.<br>▪ Diminuição da coordenação inter e intramuscular.<br>▪ Diminuição do recrutamento neural. | ▪ Diminuição da taxa metabólica (em decorrência da diminuição da taxa de norepinefrina e da atividade da $Na^+ K^+$ ATPase.<br>▪ Diminuição da síntese proteica.<br>▪ Diminuição da oxidação de gordura.<br>▪ Diminuição do transporte de ácidos graxos livres na membrana.<br>▪ Diminuição no número e na afinidade de beta-adrenorreceptores.<br>▪ Diminuição de 50% da lipólise pelas catecolaminas.<br>▪ Diminuição da aciltransferase.<br>▪ Diminuição da utilização plasmática de ácidos graxos livres.<br>▪ Diminuição da fração celular.<br>▪ Diminuição das taxas hormonais, sobretudo a somatotrofina (GH), causando a somatopausa. |

Fonte: adaptado de Matsudo.[11]

As alterações da composição corporal de idosos, mais especificamente o aumento do tecido adiposo[14] e a diminuição da densidade óssea, da massa muscular, e com ela, o declínio da força e da potência muscular, estão intimamente ligadas às limitações funcionais e da autonomia dos idosos no que diz respeito às atividades de vida diárias.[15,16]

O acúmulo de gordura corporal com a idade é resultado de mudanças no padrão dietético e no nível de atividade física dos indivíduos. Essas mudanças interagem entre si e incidem sobre os padrões programados geneticamente.[17] Além disso, o acúmulo de gordura visceral e a redução da massa óssea e muscular esquelética têm sido associados à diminuição da taxa de produção hormonal do IGF-1 (*insulin growth factor 1*) pelo fígado e por outros órgãos, bem como da somatotrofina (GH – *growth hormone*), conhecido como o hormônio do crescimento. O declínio do eixo GH/IGF-1 com o avanço da idade pode contribuir para efeitos deletérios na composição corporal, no sistema cardiovascular e na cognição.[18-20] As alterações em decorrência da diminuição desses hormônios (cerca de 14% a cada 10 anos, após os 20 anos de idade) são conhecidas como somatopausa, e também estão associadas às alterações fisiológicas que explicam o declínio da capacidade física nos idosos.[16,21,22]

A perda gradativa de massa muscular (sarcopenia) é considerada o principal fator negativo que envolve o envelhecimento, sendo acompanhada pela diminuição acentuada da força muscular (dinapenia), uma das principais causas da incapacidade, fragilidade, morbidade e mortalidade das pessoas idosas.[7,16] Em geral, os níveis de força muscular tendem a cair com o avanço da idade, e em alguns casos pode haver uma diminuição de até 60% em relação à idade adulta.[23,24]

A sarcopenia e a dinapenia indicam que alterações morfológicas e neurais resultaram em perda da qualidade do musculo esquelético, dificultando a capacidade de recrutamento motor, o que gera consequências diretas nas funções físicas dos idosos, como a marcha e o equilíbrio, duas das principais funções responsáveis pela autonomia desse público, e também no metabolismo muscular, diminuindo a taxa metabólica basal, a tolerância à glicose e a síntese proteica.[7,11,16]

Outra capacidade física significativamente acometida, que também induz perda da funcionalidade, é a potência muscular (produto da força pela velocidade). Assim como o que ocorre na sarcopenia e na dinapenia, a perda de potência muscular também está relacionada a atrofia muscular, diminuição de fibras rápidas e muito rápidas e redução das taxas de ativação voluntárias. Do ponto de vista molecular, até mesmo os ciclos de ponte cruzadas de actina e miosina são diretamente afetados pelas mudanças nas cadeias pesadas de miosina, que se tornam mais lentas com o envelhecimento. Com o avanço da idade, a velocidade contrátil de actina e miosina nos idosos pode declinar em até 25%.[16]

Além dos problemas causados pela perda de estruturas musculares com o passar dos anos, sua associação com o aumento do percentual de gordura corporal tem gerado bastante preocupação nos especialistas de saúde.[7] "Obesidade sarcopênica" é o termo utilizado para designar a associação entre a obesidade e a sarcopenia, enquanto "obesidade dinapênica" se refere à associação entre a obesidade e a dinapenia. Ambas mantêm ligação direta. Além de estarem associadas às limitações funcionais, são responsáveis diretas pelo aumento da mortalidade, muito mais do que a obesidade, a sarcopenia e a dinapenia de forma isolada.[11]

A aptidão cardiorrespiratória (ou aeróbica) também tende a diminuir com o avanço da idade, efeito este que parece sofrer maiores modificações após a faixa dos 50 anos. No entanto, é importante salientar que o condicionamento aeróbico dos indivíduos parece diferir em maior proporção por fatores como o grau de atividade física ou a treinabilidade da pessoa, a composição corporal e as doenças adquiridas do que em relação à idade.[7,11] Uma vez mantidos os padrões nutricionais saudáveis e o nível de atividade física, a perda aproximada de $VO_{2máx}$ é de 0,25 $mL/kg^{-1} . min^{-1}$ por ano, durante cada ano de vida após a idade adulta.[25] A redução da capacidade aeróbica de aproximadamente 1% por ano a partir da idade adulta parece estar ligada a alterações hormonais e celulares provenientes do avançar da idade. Dentre os declínios do metabolismo aeróbico que acontecem com os idosos podemos destacar diminuições anuais de ventilação pulmonar por minuto (29%), do volume corrente (10%), da frequência respiratória (21%), da potência aeróbica (35%, cerca de 0,33 $mL/kg^{-1} . min^{-1}$) e do $VO_{2máx}$ (0,4 a 0,5 $mL/kg^{-1} . min^{-1}$).[11]

Embora não seja consenso, as alterações nas respostas cardiovasculares como a diminuição da frequência cardíaca máxima (cerca de 1 batimento cardíaco por ano) e do débito cardíaco, associadas aos declínios da frequência cardíaca máxima e do volume sistólico máximo, além do declínio da diferença arteriovenosa de $O_2$, parecem ser as principais causas fisiológicas da diminuição da aptidão aeróbica decorrentes do processo de envelhecimento no sistema cardiovascular.[7,26] Segundo Spina et al.,[27] essas mudanças ocorrem por consequência de alterações morfológicas e funcionais do coração e dos vasos sanguíneos.

O sistema nervoso central também sofre declínios importantes em decorrência do processo de envelhecimento. As mudanças morfofuncionais e plásticas do cérebro causam alterações que afetam diretamente o movimento, a marcha, o desempenho cognitivo e a saúde mental. Dentre as alterações, podem ser citadas: perda de massa branca e cinzenta, redução do hipocampo, do fluxo sanguíneo, do número e tamanho dos neurônios, alterações na plasticidade cerebral, na densidade dendrítica, na expressão de fatores neurotróficos, na homeostase de cálcio e nos neurotransmissores. Todas essas mudanças contribuem para o declínio da memória, atenção, função motora, velocidade de movimento, tempo de resposta e equilíbrio, fator este que aumenta o risco de quedas.[7,11] O risco de quedas é um fator importante a ser considerado em relação à saúde dos idosos.

A queda é considerada um dos maiores e mais frequentes acidentes domésticos na população idosa maior de 65 anos, sendo considerada uma grande causa de incapacidade funcional ou até mesmo de morte entre os idosos.[28] Sua ocorrência pode gerar consequências graves, uma vez que a diminuição da autonomia e da capacidade funcional pode provocar isolamento social e até a morte.[29,30] De acordo com Gonçalves e Coimbra,[31] o equilíbrio corporal estático ou dinâmico é resultado das ações eficazes dos sistemas visual, vestibular e somatossensorial, que são afetados pelo processo de envelhecimento.[32]

Embora se saiba que tanto sedentários como indivíduos ativos e atletas sofrerão perdas em decorrência das alterações no sistema aeróbico com o avanço da idade, todas as alterações do sistema aeróbico provenientes do processo de envelhecimento podem ser modificadas de maneira positiva pela prática de atividade física diária e pela realização de programas de exercícios físicos.[26,33-35]

## IDOSO, ATIVIDADE FÍSICA E SAÚDE

Além das perdas físicas consideradas normais do processo de envelhecimento primário, alguns fatores ambientais (secundários) podem interferir diretamente nesse processo, acelerando a degeneração dos sistemas. Entre esses fatores está a diminuição da quantidade e qualidade de atividades físicas praticadas pelos idosos, contribuindo para potencializar as perdas fisiológicas, funcionais, sociais e psicológicas nessa população e agravando as síndromes geriátricas, o aparecimento de doenças e o índice de comorbidades.[7,11,36,37]

O nível de atividade física com o envelhecimento pode sofrer influências de diversos fatores, dentre eles o gênero, o nível socioeconômico, o estado civil, a escolaridade, a obesidade, o tabagismo, o alcoolismo, as condições de transporte e de segurança.[26,38-40] Além disso, para a pessoa idosa, a percepção de saúde e a imagem negativa perante a sociedade também contribuem de maneira significante para a inatividade física.[39,40]

Para Rosso Krug et al.,[13] limitações físicas, falta de disposição, excesso de cuidados da família, doenças, falta de tempo, falta de companhia, gosto pela prática e medo de quedas são fatores que contribuem para a inatividade física desse público. No entanto, a atividade física habitual e o exercício podem trazer incrementos importantes para a manutenção e a diminuição das perdas desses sistemas com o avanço da idade, diminuindo sua incidência e os agravos das síndromes geriátricas típicas do avanço etário.

De acordo com a American Heart Association (2017),[41] os agravos das síndromes geriátricas podem gerar as condições apresentadas no Quadro 2.

**QUADRO 2** Acometimentos das síndromes geriátricas

| **Incapacidade** | | |
|---|---|---|
| ▪ Sarcopenia.<br>▪ Aumento da gordura corporal, principalmente da gordura visceral.<br>▪ Perda do equilíbrio.<br>▪ Quedas. | ▪ Prejuízos cognitivos.<br>▪ Prejuízos sensoriais. | ▪ **Fragilidade (3 fatores).**<br>▪ Perda involuntária de peso.<br>▪ Fadiga.<br>▪ Diminuição da velocidade de caminhada.<br>▪ Diminuição do nível de atividade física.<br>▪ Dinapenia. |
| **Multimorbidades** | | |

Fonte: adaptado de AHA.[41]

As alterações dos fatores fisiológicos, psicológicos e ambientais consequentes do avanço da idade, como a baixa visão e a perda acentuada de força e massa muscular esquelética, geram, por consequência, a diminuição da capacidade coordenativa neuromuscular, desencadeando alterações nos padrões de marcha e aumentando as chances de queda em idosos.[42]

Nesse sentido, a manutenção de hábitos saudáveis como a prática de atividade física e de exercício regular durante o processo do envelhecimento pode acarretar benefícios à saúde do idoso, auxiliando na coordenação neuromuscular e incrementando sistemas sensoriais.[7,16] Segundo Abdala et al.,[43] idosos ativos têm maior velocidade, cadência, comprimento de passo e tempo em duplo suporte em comparação com idosos sedentários, além de relatarem prevalência de quedas menores e diminuição do medo de cair. Logo, um programa de atividades físicas e exercícios físicos diários pode contribuir substancialmente para o controle dos fatores de risco para quedas, melhorando a qualidade de vida dos idosos.[29]

Metanálise realizada por Lemura et al.[44] revelou que a maioria dos estudos apontou aumentos no consumo máximo de oxigênio, em decorrência da grande extração de oxigênio muscular, levando a maior diferença arteriovenosa de oxigênio e a aumento na densidade capilar e nas enzimas metabólicas aeróbicas. Além disso, a metanálise apontou que, independentemente do exercício aeróbico realizado, caminhada, corrida ou bicicleta, 15 semanas foram suficientes para incrementos no $VO_{2máx}$ para a população idosa, e os benefícios tendem a aumentar ao longo do programa.

O treino aeróbico parece contribuir também para o incremento muscular, aumentando a força máxima e a área de secção transversa muscular.[45,46] Essas evidências também foram encontradas por Yoshiko et al.,[47] que testaram os efeitos do treinamento de resistência e aeróbico nas capacidades funcionais, na composição corporal e nas estruturas do músculo esquelético de idosos de um centro de cuidados. Os resultados apontaram que, embora não tenham sido encontradas alterações nos percentuais de gordura da amostra, os dois tipos de treinamento conseguiram melhoras significativas na força, na espessura muscular e na circunferência de coxa, além de melhoras nos testes funcionais de sentar e levantar, velocidade de caminhada e agilidade.

O estudo de Prior et al.,[48] embora não tenha encontrado aumentos significativos da massa muscular, identificou diminuição da massa corporal total e aumento no número de capilares por fibra muscular, ocasionando melhora da circulação local. Paralelamente, foi encontrada diminuição da intolerância à glicose e melhoras no perfil insulinêmico dos idosos submetidos ao treinamento cardiorrespiratório com sobrecarga progressiva e restrição dietética. Dessa forma, sugere-se que o exercício aeróbico pode promover mudanças fisiológicas importantes para a saúde dos idosos.

O exercício aeróbico parece influenciar também na densidade óssea dos idosos. Kristen et al.[49] testaram dois protocolos de treinamento (aeróbico e anaeróbico) sobre a densidade mineral óssea do quadril e da coluna vertebral em idosos e constataram que ambos os protocolos promoveram melhoras na saúde óssea da coluna vertebral.

Revisão sistemática realizada por Nogueira et al.[50] apontou que tanto o exercício aeróbico quanto o exercício anaeróbico podem trazer benefícios em relação à diminuição da pressão arterial em repouso para os idosos. A combinação de ambos parece apresentar benefícios ainda maiores para o controle pressórico, contribuindo assim para incrementos na saúde cardiovascular. Segundo Campos et al.,[51] o treinamento combinado (força e cardiorrespiratório) pode ser eficaz, melhorando as estruturas musculares esqueléticas, metabólicas e funcionais e beneficiando a qualidade de vida da população de idosos.[52]

O efeito de dois protocolos (treinamento de força e treinamento combinado) nos indicadores de síndrome metabólica em idosos foram testados por Normandin et al.[53] Seus achados evidenciaram que o treinamento combinado foi superior ao protocolo resistido isolado para diminuição da dislipidemia, dos valores de pressão arterial e melhora da composição corporal dos idosos, sugerindo assim que idosos sejam submetidos aos dois modelos de treinamento. De acordo com Wilhelm et al.,[54] não há diferenças significativas na ordem do treinamento combinado em relação à função neuromuscular, já que foram verificados em seu estudo incrementos de força, pico de potência, $VO_{2máx}$ e melhoras no teste de sentar e alcançar em ambas as ordens de execução (aeróbico-força, força-aeróbico).

Segundo Fleck e Kraemer,[16] os programas de treinamento de força podem influenciar a função fisiológica, desde o aspecto micro (células) até o aspecto macro, trazendo benefícios para todos os idosos, até mesmo aqueles que portam doenças crônicas não transmissíveis.

Entre os benefícios proporcionados pelo treino de força estão incluídos os benefícios hormonais, da composição corporal e da força muscular. No Quadro 3 são descritos os benefícios do treinamento de força em relação a declínios típicos do processo de envelhecimento.

**QUADRO 3** Benefícios do treinamento de força no processo de envelhecimento

| Tipos de mudanças | Respostas ao treinamento de força |
|---|---|
| **Hormonais** | |
| ↓ Testosterona | Pequenos incrementos, principalmente na sinalização, auxiliam adaptações teciduais, que desaceleram o declínio estrutural e funcional celular. |
| ↑ Cortisol | Redução dos níveis de cortisol a curto prazo, em alguns casos diminuição da reação a estressores. |
| ↓ GH | Aumentos discretos, em sessões agudas; as sessões com maior volume parecem produzir efeitos um pouco maiores. |
| ↓ Insulina | ▪ Melhora da sensibilidade à insulina, principalmente em programas longitudinais.<br>▪ Redução da hemoglobina glicolisada.<br>▪ Controle da glicose sanguínea. |
| ↓ IGF-1 | Incrementos de IGF-1 sanguíneo total e livre, imediatamente após sessões agudas, principalmente relacionado a hipertrofia. |
| ↓ Estrogênio | ▪ Preservação da densidade mineral óssea, da massa muscular.<br>▪ Aumento da força.<br>▪ Otimização dos pontos terminais dos tecidos-alvo. |
| **Composição corporal** | |
| ↑ Percentual de gordura | ▪ Aumento do gasto energético total.<br>▪ Aumento da taxa metabólica em repouso. |
| ↓ Densidade mineral óssea | ▪ Incrementos na densidade mineral óssea.<br>▪ Aumento dos marcadores de formação óssea.<br>▪ Períodos mais longos de treino, com maiores intensidades, obtêm melhores resultados. |

*(continua)*

**QUADRO 3** Benefícios do treinamento de força no processo de envelhecimento (*continuação*)

| Tipos de mudanças | Respostas ao treinamento de força |
|---|---|
| **Composição corporal** | |
| ↓ Massa muscular esquelética (sarcopenia) | ▪ Hipertrofia muscular.<br>▪ Ganho de força muscular.<br>▪ Períodos mais longos de treino, e maiores intensidades (quando permitido), apresentam maiores incrementos. |
| **Neurais** | |
| ↓ Força muscular (dinapenia) | ▪ Maior recrutamento de unidades motoras.<br>▪ Aumento e manutenção da força e potência musculares.<br>▪ Melhora da velocidade de marcha.<br>▪ Melhora da coordenação motora geral. |

GH: ***growth hormone*** (hormônio do crescimento); IGF-1: ***insulin like growth factor 1*** (fator de crescimento semelhante à insulina tipo 1).
Fonte: adaptado de Fleck e Kraemer.[16]

Estudo de Ponce-Bravo et al.[55] evidenciou que o treinamento de força sistemático pode causar maiores benefícios aos idosos quando comparado com as práticas recreativas. O exercício resistido com banda elástica foi capaz de trazer incrementos na força de membros inferiores, na força de preensão manual e na capacidade aeróbica, além de melhorar o tempo de resposta e as habilidades motoras grossas. No entanto, é importante salientar que as atividades recreativas trouxeram incrementos de força de membros inferiores e na capacidade aeróbica, sugerindo que sua realização também pode trazer benefícios aos idosos quando estes apresentarem dificuldades na adesão a um programa sistematizado de treinamento.

Segundo a intervenção de Beavers et al.,[56] tanto o exercício de força como o cardiorrespiratório podem contribuir para a diminuição do percentual de gordura, além de proporcionarem incrementos de massa muscular esquelética. Nessa variável o treinamento de força se sobrepõe ao treino aeróbico, conseguindo maiores ganhos de força e massa muscular.

A influência do volume de treinamento de força foi investigado por Cunha et al.,[57] que constataram que o maior volume de treino está relacionado a maiores benefícios. Embora o treinamento de força com baixo volume também tenha apresentado incrementos na força, massa muscular esquelética e diminuição do percentual de gordura, o programa de exercício com maior volume apresentou aumentos significativamente maiores para as mesmas variáveis, sugerindo que o volume maior de treino pode resultar em maiores incrementos de saúde em idosos. Da mesma forma, a intensidade dos exercícios também parece ser determinante para os benefícios do treino de força em idosos. Os achados de Seynnes et al.[58] sobre os efeitos de dois programas de exercícios de força, com baixa e alta intensidade respectivamente, demostraram que, embora ambos tenham causado melhoras nas variáveis observadas, os maiores incrementos de força, velocidade, capacidade de subir escadas e de levantar da cadeira foram para o grupo que realizou os exercícios em alta intensidade.

A manutenção dos incrementos trazidos com o treinamento de resistência muscular foi evidenciada por Trappe et al.,[59] que verificaram a manutenção dos resultados obtidos na redução da massa corporal total e no aumento da massa muscular, por um protocolo de treino de força em idosos. Os resultados apontaram que o grupo de idosos que treinaram uma vez por semana conseguiu manter a massa muscular e a massa corporal total por semanas, enquanto o grupo que não realizou nenhum treino após o programa de treinamento obteve redução gradativa dos ganhos anteriores. Dessa forma, é sugerido que o treinamento de força seja realizado pelo menos 1 vez por semana, com fins de manutenção dos incrementos obtidos no treinamento de força, o que pode contribuir inclusive para a adesão do indivíduo em períodos em que este apresentar maior limitação de tempo semanal para dedicar ao exercício.

Além dos ganhos metabólicos e estruturais com o treinamento de força, os incrementos cognitivos também são evidentes. De acordo com o que foi demonstrado por Jurakic,[60] melhoras nas funções cognitivas dos idosos foram encontradas após um protocolo de treino de força, aumentando os níveis de atenção, a capacidade de abstração e a capacidade de linguagem, em idosos expostos ao treinamento de força e ao treinamento de Pilates, com os incrementos obtidos pelo treinamento de força sendo significativamente maiores.

Um acompanhamento longitudinal realizado por Turi et al.[61] evidenciou que o treinamento de força com (halteres) e cardiorrespiratório (caminhada) realizado por idosos diabéticos e hipertensos foi capaz de auxiliar no controle pressórico, diminuir a pressão arterial sistólica e diastólica e diminuir a curva de mortalidade. Os dados desse estudo demonstraram ainda que, quanto mais exercício era praticado ao longo dos anos, menor era o índice de mortalidade apresentado, e também menor o número de visitas ao médico e aos sistemas de saúde, por intercorrências clínicas.

Nesse sentido, um estudo realizado em 2009 por Manini e Pahor[62] identificou que, quanto antes o programa de atividades físicas ou exercícios físicos for adotado pelas pessoas, maiores serão os benefícios em relação à saúde na velhice, atenuando os efeitos do envelhecimento, trazendo benefícios nas capacidades funcionais dos indivíduos, diminuindo as consequências trazidas pelas alterações fisiológicas, proporcionando maiores incrementos físicos, cognitivos e metabólicos à população idosa e contribuindo para o aumento do bem-estar e da qualidade de vida.

O estudo de Guedes et al.[63] constatou que tanto o exercício aeróbico como o resistido e o combinado podem trazer benefícios aos idosos, mesmo que praticados apenas 2 vezes por semana. Seus achados demostraram aumentos significativos no $VO_{2pico,}$ limiar anaeróbico, força de membros superiores e força de preensão manual, sugerindo que 2 vezes por semana, independentemente do tipo de exercício, podem trazer incrementos importantes para a saúde do idoso.

## DIAGNÓSTICO: AVALIAÇÃO FÍSICA E FUNCIONAL DO IDOSO

A avaliação física é um componente importantíssimo para a identificação, monitoramento e direcionamento para prescrição do exercício físico, destacando-se as avaliações neuromotoras, cardiorrespiratória e funcionais. A seguir serão destacados testes que podem ser aplicados na população idosa independentemente de seu estado funcional, permitindo, portanto, a aplicabilidade das medidas em diferentes populações (com ou sem alguma limitação motora, biológica e psicológica) e ambientes (academia, clube, clínicas, hospitais, condomínios).

### Teste de velocidade habitual de marcha

O teste de velocidade habitual de marcha é destinado à avaliação de agilidade, equilíbrio corporal e cadência. A velocidade de marcha deverá ser expressa em metros por segundo.

Conforme as recomendações de Guralnik et al.[64] e Nakano,[65] o teste de velocidade habitual de marcha propõe ao avaliado andar em seu ritmo habitual uma distância de 8,6 m, sendo os 2 m iniciais para aceleração e os 2 m finais para desaceleração. Para tanto, necessita-se de um espaço livre de 8,6 m sem irregularidades. É computado apenas o tempo que o avaliado leva para percorrer os 4,6 m.

**Material/equipamento:** cronômetro, fita adesiva e trena (para demarcar a distância).

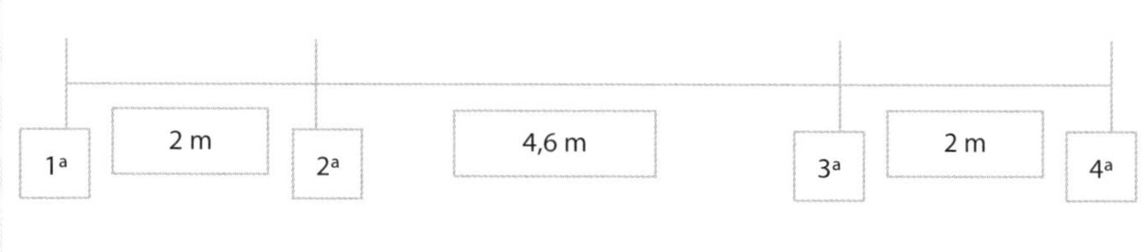


**FIGURA 1** Teste de velocidade habitual de marcha.
Fonte: elaborada pelos autores.

**Instrução:** posicionar o indivíduo de pé na primeira marca, com os dois pés apoiados no solo e ligeiramente afastados. Orientar: "Ao meu comando de 'já' o(a) senhor(a) vai andar no seu ritmo normal até a última marca no chão, como se estivesse andando na rua para ir à padaria".

**Como cronometrar o tempo**: o cronômetro deverá ser acionado quando o primeiro pé do indivíduo tocar o chão imediatamente após a segunda marca e travado antes que os dois pés ultrapassem a terceira marca, ou seja,só deve ser registrado o tempo gasto para percorrer o espaço entre a segunda e a terceira marcas (4,6 m). O tempo que é gasto nas partes iniciais e finais do trajeto não precisa ser registrado (2 m iniciais e finais). Esse procedimento deverá ser repetido 3 vezes. O indivíduo deverá aguardar a realização de cada teste subsequente, mantendo-se na posição de pé. O valor utilizado como resultado para o teste será a média das 3 tentativas.

- 1ª medida do tempo gasto para percorrer 4,6 m: _____ segundos.
- 2ª medida do tempo gasto para percorrer 4,6 m: _____ segundos.
- 3ª medida do tempo gasto para percorrer 4,6 m: _____ segundos.
- Média das 3 tentativas: _____ segundos.

É importante certificar-se de que o avaliado entendeu o que é para ser feito. Ele deverá estar utilizando seu calçado habitual. Caso utilize dispositivo auxiliar de marcha (bengala ou andador), é permitido usá-lo para a realização do teste.

## *Timed Up and Go Test*

O *Timed Up and Go Test* (TUGT) foi proposto por Podsiadlo e Richardson[66] com o objetivo de avaliar a agilidade, o equilíbrio, a marcha e a capacidade funcional de idosos.

O teste propõe ao avaliado levantar de uma cadeira, caminhar o mais rápido possível uma distância de 3 m, girar, voltar pelos mesmos 3 m e sentar novamente na cadeira.

**Material/equipamento:** cadeira (45 a 48 cm de altura) com braços; cronômetro; fita adesiva; trena (para demarcar a distância de 3 m).

**Tarefa:** levantar da cadeira, andar até a marca no chão (3 m), girar, retornar até a cadeira e sentar.

**Instrução:** "Ao meu comando de 'já', o(a) senhor(a) irá se levantar, andar o mais rápido possível, de forma segura, até a marca no chão, voltar e sentar novamente, encostando as costas na cadeira".

**Como cronometrar o tempo:** o cronômetro dispara quando o avaliado projeta os ombros à frente para levantar (começa a desencostar da cadeira) e para quando ele encosta completamente o tronco no encosto.

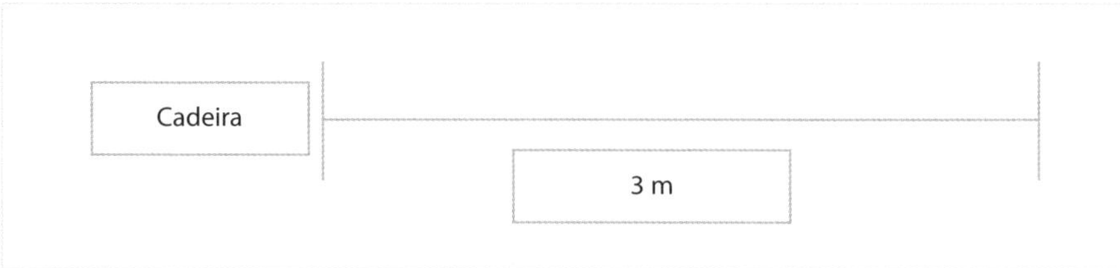


FIGURA 2 *Timed Up and Go Test.*
Fonte: elaborada pelos autores.

É importante certificar-se de que o avaliado entendeu o que é para ser feito. Caso seja necessário, fazer uma tentativa para familiarização do teste. Ele deverá estar utilizando seu calçado habitual. Caso utilize dispositivo auxiliar de marcha (bengala ou andador), é permitido usá-lo para a realização do teste.

## Flexibilidade

A flexibilidade é a capacidade do organismo de obter determinada amplitude de movimento, que é caracterizada pelo grau de mobilidade das articulações e envolve fatores que a influenciam, como tecidos contráteis, não contráteis, propriedades neurofisiológicas do músculo, gênero e idade.

Existem três tipos de métodos de avaliação da flexibilidade:

- Medidas lineares (p. ex., Teste de Wells).
- Medidas angulares (p. ex., goniômetro e flexímetro).
- Medidas adimensionais (p. ex., métodos subjetivos determinados pelo avaliador).

### Teste de Sentar e Alcançar

Um dos mais utilizados testes para avaliação de flexibilidade, o Teste de Sentar e Alcançar ou Teste de Wells foi proposto por Wells e Dillon[67] com o objetivo de avaliar a medida de flexibilidade linear.

Para tanto, é utilizado um instrumento de madeira nas dimensões de 30 x 56 x 24 cm. Na parte superior da caixa, na porção central, deve ser fixado um sistema métrico com uma trilha de 3 cm de largura em que deslize um cursor móvel; em suas laterais deve haver réguas graduadas com 30 cm. O ponto zero é considerado o ponto de apoio dos pés do avaliado, de modo que os valores se tornam negativos na direção do avaliado e positivos a partir do apoio dos pés.

Para a realização do teste, o avaliado deve sentar no chão ou colchonete, com os joelhos completamente estendidos e os pés apoiados na caixa. Quando o avaliador disser "já", o avaliado deve deslizar as mãos sobre a régua a fim de empurrar o cursor móvel o mais distante possível flexionando o quadril sem tirar as pernas do chão e realizando uma expiração. O avaliador deve cuidar para que os joelhos do avaliado não flexionem no momento do teste e que a posição seja mantida por no mínimo 2 segundos.

### Goniômetro

O teste de flexibilidade com goniômetro foi proposto em 1923 por Silver[68] e até hoje é muito utilizado devido ao baixo custo e à precisão. O aparelho pode ser de plástico ou de metal, composto por um centro correspondente a um círculo que tem um braço móvel e um braço fixo. O goniômetro apresenta uma graduação de 0 a 180 graus, e o avaliado utiliza o goniômetro em cada articulação para avaliar a angulação que o avaliado consegue alcançar.

### Flexímetro

O teste de flexímetro utiliza um aparelho de fácil acesso com um painel giratório, graduado a 360 graus.

Quando o avaliado permanece em posição ortostática, o grau é correspondente a zero. O flexímetro é fixado no avaliado, o que permite avaliar tanto a amplitude de movimento passivo quanto a amplitude de movimento ativo. A escolha das articulações e movimentos fica a critério do avaliador (ver Quadros 4 e 5).

### Avaliação cardiorrespiratória

Existem inúmeras possibilidades para a avaliação cardiorrespiratória, contudo devemos selecionar os testes que consideramos objetivos, considerando também a população e os instrumentos disponíveis dentro da realidade encontrada em estúdios de Pilates. Dessa forma, serão apresentados a seguir alguns testes indiretos, porém com alta fidedignidade e especificidade e fácil operacionalização na avaliação cardiorrespiratória.

### Avaliação em cicloergômetro do American College of Sports Medicine (ACSM)[70]

Este teste pode ser realizado em uma bicicleta mecânica ou eletromagnética e pode ser direcionado a idosos. No início do teste a carga deve ser zero, sendo incrementada a cada 2 minutos com velocidade constante a 60 rotações por

**QUADRO 4** Amplitude normal dos ângulos articulares dos membros superiores segundo a American Academy of Orthopaedic Surgeons[69]

| Articulação | Movimento | Graus |
|---|---|---|
| Ombro | Flexão | 0-180 |
| | Extensão | 0-45 |
| | Adução | 0-40 |
| | Abdução | 0-180 |
| | Rotação interna | 0-90 |
| | Flexão | 0-145 |
| Cotovelo | Extensão | 145-0 |
| | Pronação | 0-90 |
| | Supinação | 0-90 |
| | Flexão | 0-90 |
| Punho | Extensão | 0-70 |
| | Desvio ulnar | 0-45 |
| | Desvio radial | 0-20 |

Fonte: elaborado pelos autores.

**QUADRO 5** Amplitude normal dos ângulos articulares dos membros inferiores segundo a American Academy of Orthopaedic Surgeons[69]

| Articulação | Movimento | Graus |
|---|---|---|
| Quadril | Flexão | 0-125 |
| | Extensão | 0-10 |
| | Adução | 0-15 |
| | Abdução | 0-45 |
| | Rotação interna | 0-45 |
| | Rotação externa | 0-45 |
| Joelho | Flexão | 0-140 |
| | Extensão | 145-0 |
| | Flexão | 0-20 |
| Tornozelo | Extensão | 0-45 |
| | Inversão | 0-20 |
| | Eversão | 0-40 |

Fonte: elaborado pelos autores.

minuto (rpm). As fórmulas para a obtenção do resultado dependem da bicicleta que será utilizada:

- **Bicicleta mecânica:**
  $Vo_{2máx}$ = (kpm x 2) + 300/MC
- **Bicicleta eletromagnética:**
  $Vo_{2máx}$ = (12 x W) + 300/MC

  Onde:
  W = carga em watts
  kpm = carga em kpm
  MC = peso corporal em kg

### Teste de rampa de Nunes

Proposto por Nunes et al. em 2009,[71] este teste foi desenvolvido para mulheres, devendo ser realizado em bicicletas ergométricas. A idosa deve pedalar a uma cadência de 60 rpm, com 2 minutos de aquecimento, sendo que no primeiro minuto pode ser realizado sem carga para adaptação ao ergômetro e no segundo minuto deve ser acrescido 0,5 kg . m de carga. A partir daí o teste se inicia, com 0,8 kg . m de carga, sendo acrescentado 0,2 kg . m por minuto até atingir a exaustão voluntária. Portanto, a carga inicial no primeiro minuto é de 48 W (60 rpm x 0,8 kg . m), com acréscimos de 12 W por minuto até a exaustão da avaliada.

Baseado nas informações, há um modelo de regressão linear múltiplo para predição do $VO_{2máx}$ em $mlO_2/kg/min^{-1}$ com r = 0,995 e EPE = 0,68 $mlO_2/kg/min^{-1}$ na equação a seguir:

$VO_2$ máx = 40.302-0,497 (MC) - 0.001 (FCL2) + 0,239 (WL2)

Onde:
MC = carga corporal em kg
WL2 = carga de trabalho no limiar 2
FCL2 = frequência cardíaca no limiar 2

### *Canadian Aerobic Fitness Test*

Este teste mensura o tempo necessário para que o idoso percorra 1,600 km. Adicionalmente, é necessário mensurar a frequência cardíaca do idoso ao término do teste. Em seguida, calcula-se o $VO_{2máx}$ por meio da seguinte fórmula:

$$VO_{2máx} = 6{,}952 + (0{,}0091 \times P) - (0{,}0257 \times I) + (0{,}5955 \times S) - (0{,}2210 \times T) - (0{,}0115 \times FC)$$

Onde:
P = peso em libra (peso corporal em kg x 2,205)
I = idade (ano mais próximo)
S = sexo (1 para masculino e 0 para feminino)
T = tempo gasto na caminhada
FC = frequência cardíaca após o fim do teste

## Teste de 6 minutos

Este teste é uma adaptação do teste de caminhada proposto por Rikli e Jones (1998), citados por Matsudo.[72] O teste propõe ao avaliado caminhar a maior distância possível em 6 minutos em um percurso predeterminado. Para facilitar a mensuração da metragem que foi percorrida, o percurso deve ser segmentado em 10 segmentos de 4,57 m (sugestão: sinalizar as marcas com cones). O percurso total é de 45,72 m, como sugerido na Figura 3.

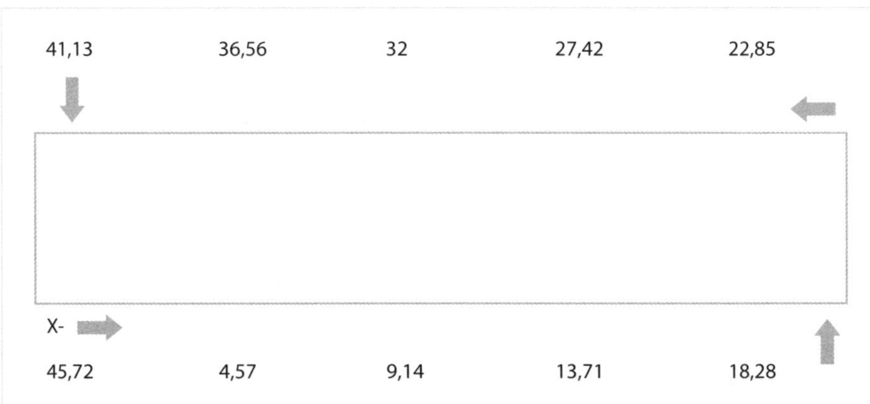


**FIGURA 3** Percurso a caminhar no teste de 6 minutos proposto por Rikli e Jones[73] em uma distância total de 45,72 m.
Fonte: elaborada pelos autores.

A área pode ser em local aberto ou fechado, mas deve ter um piso antiderrapante para não haver quedas dos idosos. Para o teste, os idosos devem ser orientados a caminhar o mais rápido que puderem durante os 6 minutos, porém não podem correr. É indicado que o avaliador vá informando o tempo que resta para o término do teste, a fim de incentivar os participantes. Caso o avaliado sinta qualquer desconforto (tontura, náuseas, fadiga etc.), o teste deve ser interrompido imediatamente.

O resultado poderá ser comparado com os valores de referência propostos pelos autores na Tabela 1.

**TABELA 1** Valores, em média, utilizados como referência do teste de 6 minutos proposto por Rikli e Jones[73]

| Idade | 60-64 | 65-69 | 70-74 | 75-79 | 80-84 | 85-89 | 90-94 |
|---|---|---|---|---|---|---|---|
| Mulher | 548,7 | 516,9 | 498,7 | 463,2 | 420,4 | 387,7 | 324,9 |
| Homem | 613,3 | 574,2 | 556,9 | 505,1 | 476,8 | 434,1 | 366,7 |

Fonte: elaborada pelos autores.

## Marcha estacionária

Este teste é uma alternativa ao teste de 6 minutos, é também foi proposto por Rikli e Jones.[73] O teste se inicia com o idoso flexionando o joelho direito, simulando o ato de marchar (sem correr) sem sair do lugar, alternando as pernas. Para tanto, os joelhos do participante devem tocar uma marca predeterminada (com uma corda ou fita métrica, por exemplo). A altura correta dessa marca é o ponto médio entre a patela e a crista ilíaca. Se for necessário, o idoso pode se apoiar em uma cadeira ou na parede para manter o equilíbrio. Caso o joelho não alcance a marca, o teste deve ser parado e o idoso deve descansar. O teste deve ser restabelecido apenas quando ele conseguir realizar de forma correta. Quando faltarem 30 segundos, o avaliado deverá ser informado. Ao final do teste, o idoso deve andar calmamente como forma de "resfriamento".

O resultado poderá ser comparado com os valores de referência propostos pelos autores na Tabela 2.

**TABELA 2** Valores, em média, utilizados como referência do teste de marcha estacionária de 2 minutos proposto por Rikli e Jones[73]

| Idade | 60-64 | 65-69 | 70-74 | 75-79 | 80-84 | 85-89 | 90-94 |
|---|---|---|---|---|---|---|---|
| Mulher | 91 | 90 | 84 | 84 | 75 | 70 | 58 |
| Homem | 101 | 101 | 95 | 91 | 87 | 75 | 69 |

Fonte: elaborada pelos autores.

## Avaliação funcional

A autonomia funcional (ou capacidade funcional) é um dos conceitos mais relevantes em relação à saúde, aptidão física e qualidade de vida. Este teste foi elaborado pelo Grupo de Desenvolvimento Latino-Americano para a Maturidade (GDLAM).

Segundo o GDLAM, a autonomia é definida em três aspectos:

- Autonomia de ação: noção de independência física.
- Autonomia de vontade: possibilidade de autodeterminação.
- Autonomia de pensamentos: o idoso consegue julgar qualquer situação.

Assim, a autonomia não pode ser definida em apenas um aspecto, mas em um contexto mais amplo. Porém, o mesmo grupo define independência como a capacitação de realizar tarefas sem auxílio, quer seja de pessoas, de aparelhos ou de sistemas.[74]

Os testes desenvolvidos pelo GDLAM são:

1. Caminhar 10 m (C10m): este teste avalia a velocidade do indivíduo para percorrer a distância de 10 m. O resultado poderá ser comparado com os valores de referência propostos pelos autores na Tabela 3.

**TABELA 3** Média dos valores em segundos utilizados como referência do teste C10m proposto por GDLAM[74]

| Idade | 60-64 | 65-69 | 70-74 | 75-79 | ≥80 |
|---|---|---|---|---|---|
| Muito bom | -5,52 | -5,67 | -5,83 | -5,98 | -6,14 |
| Bom | 5,52- 7,04 | 5,67-7,21 | 5,83-7,38 | 5,97-7,56 | 6,14-7,73 |
| Regular | 7,05- 8,92 | 7,22-9,04 | 7,39-9,16 | 7,57-9,28 | 7,74-9,40 |
| Fraco | +8,92 | +9,04 | +9,16 | +9,28 | +9,40 |

C10m: caminhar 10 m.
Fonte: elaborada pelos autores.

2. Levantar da posição sentada (LPS): o teste pretende avaliar a capacidade funcional de membros inferiores. No início do teste, o idoso deve estar sentado em uma cadeira em que o assento deve estar a 50 cm do solo, sem apoio dos braços. O avaliado deve levantar e sentar 5 vezes consecutivas. O resultado poderá ser comparado com os valores de referência propostos pelos autores na Tabela 4.

**TABELA 4** Média dos valores em segundos utilizados como referência do teste LPS proposto por GDLAM[74]

| Idade | 60-64 | 65-69 | 70-74 | 75-79 | ≥80 |
|---|---|---|---|---|---|
| Muito bom | -6,84 | -6,91 | -6,97 | -7,04 | -7,11 |
| Bom | 6,84-10,12 | 6,91-10,19 | 6,97-10,26 | 7,04-10,33 | 7,11-10,40 |
| Regular | 10,13–13,62 | 10,20–13,72 | 10,27–13,81 | 10,34–13,91 | 10,41–14,01 |
| Fraco | +13,62 | +13,72 | +13,81 | +13,91 | +14,01 |

GDLAM: Grupo de Desenvolvimento Latino-Americano para a Maturidade;
LPS: levantar da posição sentada.
Fonte: elaborada pelos autores.

3. Levantar da posição decúbito ventral (LPDV): o teste pretende avaliar a habilidade do avaliado para levantar do solo. No início do teste, o avaliado deve estar deitado em decúbito ventral com os braços ao longo do corpo. Ao comando do avaliador, o idoso deve se levantar, ficando em pé, o mais rápido possível. O resultado poderá ser comparado com os valores de referência propostos pelos autores na Tabela 5.

**TABELA 5** Média dos valores em segundos utilizados como referência do teste LPDV proposto por GDLAM[74]

| Idade | 60-64 | 65-69 | 70-74 | 75-79 | ≥80 |
|---|---|---|---|---|---|
| Muito bom | -2,30 | -2,47 | -2,63 | -2,80 | -2,96 |
| Bom | 2,30-3,52 | 2,47-3,81 | 2,63-4,11 | 2,80-4,40 | 2,96-4,70 |
| Regular | 3,53-5,41 | 3,82-5,80 | 4,12-6,20 | 4,41-6,60 | 4,71-6,99 |
| Fraco | +5,41 | +5,80 | +6,20 | +6,60 | +6,99 |

GDLAM: Grupo de Desenvolvimento Latino-Americano para a Maturidade; LPDV: levantar da posição decúbito ventral.
Fonte: elaborada pelos autores.

4. Levantar da cadeira e locomover-se pela casa (LCLC): o objetivo deste teste é avaliar a agilidade e o equilíbrio do idoso em situações da vida diária. A partir de uma cadeira (que deve estar bem fixa no chão para a segurança do idoso), deve-se marcar com 2 cones diagonalmente à frente da cadeira (um cone do lado direito e outro do esquerdo). As medidas desses cones são: 3 m diagonalmente e 4 m para trás.

O idoso inicia sentado na cadeira com os pés fora do chão. Ao comando do avaliador, ele:

- Levanta.
- Vai em direção ao cone que está a direita.
- Dá a volta no cone.
- Retorna para a cadeira.
- Senta.
- Tira os dois pés do chão.
- Repete o mesmo procedimento em direção ao cone do lado esquerdo.
- Repete novamente para o lado direito.
- Repete novamente para o lado esquerdo, totalizando 2 voltas em cada cone no menor tempo possível.

Importante ressaltar que, toda vez que o idoso realizar a volta no cone, ele deve voltar, sentar na cadeira e levantar os pés. O resultado poderá ser comparado com os valores de referência propostos pelos autores na Tabela 6.

**TABELA 6** Média dos valores em segundos utilizados como referência do teste LCLC proposto por GDLAM[74]

| Idade | 60-64 | 65-69 | 70-74 | 75-79 | ≥80 |
|---|---|---|---|---|---|
| Muito bom | -35,17 | -35,96 | -36,76 | -37,55 | -38,35 |
| Bom | 35,17–42,37 | 35,96–43,28 | 36,76–44,19 | 37,55–45,11 | 38,35–46,02 |
| Regular | 42,38–49,68 | 43,29–50,81 | 44,20–51,94 | 45,12–53,06 | 46,03–54,19 |
| Fraco | +49,68 | +50,81 | +51,94 | +53,06 | +54,19 |

GDLAM: Grupo de Desenvolvimento Latino-Americano para a Maturidade; LCLC: levantar da cadeira e locomover-se pela casa.
Fonte: elaborada pelos autores.

5. Vestir e tirar uma camiseta (VTC): este teste avalia a autonomia funcional dos membros superiores. O idoso deve estar de pé, com os braços ao longo do corpo e segurando uma camiseta tamanho G com a mão dominante. Ao comando do avaliador, ele deve vestir a camiseta e imediatamente tirá-la, retornando à posição inicial. O cronômetro deve ser iniciado no momento em que o idoso começa o movimento e terminar no momento em que ele retorna a sua mão ao lado do corpo, estando com o braço estendido novamente. O resultado poderá ser comparado com os valores de referência propostos pelos autores na Tabela 7.

**TABELA 7** Média dos valores em segundos utilizados como referência do teste VTC proposto por GDLAM[74]

| Idade | 60-64 | 65-69 | 70-74 | 75-79 | ≥80 |
|---|---|---|---|---|---|
| Muito bom | -8,22 | -8,75 | -9,29 | -9,83 | -10,36 |
| Bom | 8,22-11,45 | 8,75-12,00 | 9,29-12,54 | 9,83-13,08 | 10,36–13,63 |
| Regular | 11,46–15,51 | 12,01–16,04 | 12,55–16,56 | 13,09–17,08 | 13,64–17,60 |
| Fraco | +15,51 | +16,04 | +16,56 | +17,08 | +17,60 |

GDLAM: Grupo de Desenvolvimento Latino-Americano para a Maturidade; VTC: vestir e tirar uma camiseta.
Fonte: elaborada pelos autores.

## CÁLCULO DO ÍNDICE GDLAM

Após a realização de todos os testes, o índice GDLAM (IG) pode ser calculado por um processo de normatização entre os cincos testes avaliados em segundos proposto (Vale, 2005, citado por Vale et al.[75]) e utilizado por outros estudos:

$$IG = \frac{[(C10m + LPS + LPDV + VTC) \times 2] + LCLC}{4}$$

Onde:
IG = índice GDLAM
C10m = caminhar 10 m
LPS = levantar da posição sentada
LPDV = levantar da posição decúbito ventral
VTC = vestir e tirar uma camiseta
LCLC = levantar da cadeira e locomover-se pela casa

O resultado poderá ser comparado com os valores de referência propostos pelos autores na Tabela 8.

**TABELA 8** Média dos valores em segundos utilizados como referência do IG proposto por Vale (2005), citado por Vale et al.[75]

| Idade | 60-64 | 65-69 | 70-74 | 75-79 | ≥80 |
|---|---|---|---|---|---|
| Muito bom | -22,28 | -22,82 | -23,37 | -23,91 | -24,46 |
| Bom | 22,28–27,43 | 22,82–28,10 | 23,37–28,77 | 23,91–29,45 | 24,46–30,12 |
| Regular | 27,44–33,01 | 28,11–33,71 | 28,78–34,41 | 29,46–35,11 | 30,13–35,81 |
| Fraco | +33,01 | +33,71 | +34,41 | +35,11 | +35,81 |

IG: índice GDLAM.
Fonte: elaborada pelos autores.

## DIRETRIZES PRÁTICAS PARA A PRESCRIÇÃO DO EXERCÍCIO PARA O IDOSO

Uma vez que as demandas fisiológicas impostas pelo envelhecimento podem surtir diferentes efeitos na mesma idade cronológica, os efeitos do programa de exercício podem ser bem variados nesse público. O Quadro 6 apresenta os efeitos fisiológicos comuns do envelhecimento sobre alguns parâmetros.

Para indivíduos aparentemente saudáveis, a intensidade referente à atividade física moderada e vigorosa é definida de acordo com o número de equivalentes metabólicos (MET) de cada uma delas, sendo atividades moderadas entre 3 e 5,9 MET, e atividades vigorosas igual ou superior a 6 MET. Por outro lado, recomenda-se para idosos que seja utilizada a percepção subjetiva do esforço (PSE), considerando, por exemplo, valores de 5 a 6 em atividades moderadas e valor igual ou superior a 7 para atividades vigorosas (considerando a escala de PSE de 10 pontos). Para a escala de 15 pontos (RPE 6 – 20), são considerados os valores de 12 a 13 (atividades moderadas) e de 14 a 17 (atividades intensas).[10,76]

**QUADRO 6** Efeitos do envelhecimento em variáveis fisiológicas e relacionadas à saúde

| Variável | Alterações |
|---|---|
| Frequência | Sem alterações |
| Frequência cardíaca máxima | Redução |
| Débito cardíaco máximo | Redução |
| Pressão arterial de exercício e de repouso | Aumento |
| Consumo máximo de oxigênio relativo e absoluto | Redução |
| Volume residual | Aumento |
| Capacidade vital | Redução |
| Tempo de reação | Mais lento |
| Força muscular | Redução |
| Flexibilidade | Redução |
| Massa óssea | Redução |
| Massa isenta de gordura | Redução |
| Percentual de gordura | Aumento |
| Tolerância à glicose | Redução |
| Tempo de recuperação | Mais longo |

Fonte: adaptado de ACSM.[10]

Entre as recomendações gerais para a prescrição de exercícios para esse público encontram-se: posturas progressivamente mais difíceis que gradualmente gerem redução na base de apoio, movimentos dinâmicos que desloquem o centro de gravidade, dar ênfase a grupos musculares posturais e promover melhora da sensibilidade proprioceptiva a partir da redução da integração sensorial (olhos fechados, por exemplo).

Entre as recomendações especiais para esse público encontram-se:

- Intensidades baixas e durações curtas no início do programa, principalmente para os descondicionados ou os que apresentem limitações físicas importantes.
- A progressão da atividade física deve ser individualizada de acordo com o nível de tolerância e preferência de cada um.
- O treinamento de força se torna importante para melhorar a vida útil dos idosos, uma vez que há decréscimo significativo de força, principalmente após os 50 anos de idade.
- O treinamento de potência apresenta forte relação com a redução do número de quedas, uma vez que essa capacidade física apresenta significativo decréscimo com o avançar da idade. Esse treinamento deve priorizar intensidade de 30 a 60% de 1 RM, com 6 a 10 repetições sendo realizadas com velocidade alta de execução.

QUADRO 7 Recomendações gerais para indivíduos idosos

| | Treinamento aeróbico | Treinamento de força | Flexibilidade |
|---|---|---|---|
| **Frequência semanal** | ▪ > 5 dias/semana para moderada intensidade.<br>▪ 3-5 dias/semana para combinação de intensidade moderada e vigorosa. | > 2 dias/semana. | > 2 dias/semana. |
| **Intensidade** | Em uma escala de 0 a 10 de esforço físico, 5-6 para intensidade moderada e 7-8 para intensidade vigorosa. | ▪ Intensidade leve (40-50% 1 RM) para iniciantes.<br>▪ Progredindo para moderada a vigorosa intensidade (60-80% 1 RM).<br>▪ Alternativamente, moderado (5-6) a vigoroso (7-8) na escala de 0 a 10. | ▪ Alongar até o ponto de ligeiro desconforto.<br>▪ Manter o alongamento estático por 10-30 segundos.<br>▪ 2-4 repetições para cada exercício. |
| **Tempo** | ▪ 30-60 minutos/dia de exercício de intensidade moderada.<br>▪ 20-30 minutos/dia de exercício de intensidade vigorosa.<br>▪ Ou uma combinação equivalente de exercício de intensidade moderada e vigorosa, o que pode ser acumulado em sessões de pelo menos 10 minutos cada. | ▪ 8-10 exercícios envolvendo grandes grupamentos musculares.<br>▪ 1-3 séries de 8-12 repetições cada. | Manter o alongamento de 30-60 segundos. |
| **Tipo** | ▪ Qualquer modalidade que não promova estresse mecânico excessivo.<br>▪ Meios aquáticos e cicloergômetro podem ser indicados para aqueles que tenham limitações promovidas pelo excesso de peso corporal. | Programas de treinamento de pesos progressivos ou exercícios calistênicos de sustentação do peso corporal, e outros exercícios de força que utilizem grandes grupamentos musculares | Qualquer atividade física que mantenha ou incremente a flexibilidade usando movimentos lentos que terminem em alongamentos estáticos para cada grupo muscular em vez de movimentos rápidos balísticos. |

RM: repetição máxima.
Fonte: ACSM.[10]

- Indivíduos com sarcopenia necessitam de ganho de força prévio ao engajamento no treinamento cardiorrespiratório.
- Quando as condições crônicas impedirem a atividade física na quantidade adequada, sugere-se fazer o mínimo tolerado para evitar o sedentarismo.
- Os idosos devem gradualmente exceder as quantidades mínimas recomendadas para melhora tanto da aptidão física como das variáveis relacionadas à saúde e às doenças crônicas.
- Atividade física de intensidade moderada deve ser encorajada para idosos que apresentem declínio cognitivo, desde que haja assistência individualizada para tais indivíduos.
- Sessões estruturadas de exercício devem apresentar período adequado de "volta à calma", principalmente para os portadores de doenças cardiovasculares.
- Incorporar estratégias comportamentais, como suporte social, autoeficácia e habilidade de tomar decisões mais saudáveis.
- Profissional de educação física deve promover *feedback* adequado, reforço positivo e outras estratégias comportamentais que contribuam para a adesão à prática.

## APLICAÇÕES PRÁTICAS PARA A PRESCRIÇÃO

- A população mundial está envelhecendo, tendência relacionada com o aumento da expectativa de vida da população, por melhorias das condições de saúde, avanços médicos, farmacológicos e tecnológicos, concomitantemente à queda constante nas taxas de fecundidade nas últimas décadas.
- A atividade física e o exercício físico ocupam papel primordial na manutenção, promoção e reabilitação da saúde durante o processo de envelhecimento, proporcionando maiores condições de saúde, qualidade de vida e bem-estar a seus adeptos.
- O envelhecimento pode ser dividido em dois tipos: senescência (primário) e senilidade (secundário).
- A capacidade física significativamente acometida, que também induz perda da funcionalidade, é a potência muscular.
- Além dos problemas causados pela perda de estruturas musculares com o passar dos anos, sua associação com o aumento do percentual de gordura corporal tem gerado bastante preocupação nos especialistas de saúde.
- A aptidão cardiorrespiratória (ou aeróbica) também tende a diminuir com o avanço da idade, efeito este que parece sofrer maiores modificações após a faixa dos 50 anos de idade.
- O sistema nervoso central também sofre declínios importantes em decorrência do processo de envelhecimento. As mudanças morfofuncionais e

plásticas do cérebro causam alterações que afetam diretamente o movimento, a marcha, o desempenho cognitivo e a saúde mental.

- Embora se saiba que tanto sedentários como indivíduos ativos e atletas sofrerão perdas em decorrência das alterações no sistema aeróbico com o avanço da idade, todas as alterações do sistema aeróbico provenientes do processo de envelhecimento podem ser modificadas de maneira positiva pela pratica de atividade física diária e pela realização de programas de exercícios.
- A manutenção de hábitos saudáveis como a prática de atividade física e de exercício regular durante o processo do envelhecimento pode acarretar benefícios à saúde do idoso, auxiliando na coordenação neuromuscular e incrementando sistemas sensoriais.
- A avaliação física é um componente importantíssimo para a identificação, monitoramento e direcionamento para prescrição do exercício físico, destacando-se as avaliações neuromotoras, cardiorrespiratória e funcionais.
- Avaliações neuromotoras: teste de velocidade habitual de marcha e *Timed Up and Go Test*.
- A flexibilidade é a capacidade do organismo de obter determinada amplitude de movimento. Existem três tipos de métodos de avaliação da flexibilidade: medidas lineares (p. ex., Teste de Wells), angulares (p. ex., goniômetro e flexímetro) e adimensionais (p. ex., métodos subjetivos determinados pelo avaliador).
- Avaliação cardiorrespiratória: há inúmeras possibilidades para a avaliação cardiorrespiratória, contudo devem ser selecionados os testes que consideram os objetivos: avaliação em cicloergômetro, teste de rampa de Nunes, teste de 6 minutos, marcha estacionária.
- Avaliação funcional: a autonomia funcional (ou capacidade funcional) é um dos conceitos mais relevantes em relação à saúde, aptidão física e qualidade de vida. Os testes desenvolvidos pelo GDLAM são: caminhar 10 m; levantar da posição sentada; levantar da posição decúbito ventral; levantar da cadeira e locomover-se pela casa; vestir e tirar uma camiseta.
- Prescrição do exercício para o idoso: deve-se considerar a prescrição de treinamento aeróbico, treinamento de força e flexibilidade.

## REFERÊNCIAS


1. American Community Survey (ACS). US Bureau Census, 2016.
2. Melo F. Envelhecer não é um fardo. Radis [Rio de Janeiro]. 2017;173:22.
3. Flores VB, Benvegnú LA. Perfil de utilização de medicamentos em idosos da zona urbana de Santa Rosa, Rio Grande do Sul, Brasil. Cad Saúde Pública. 2008; p.1439-46.
4. Organização das Nações Unidas (ONU), Plano de Ação Internacional sobre o Envelhecimento. Brasília: Secretaria Especial de Direitos Humanos, 2002.

5. Instituto Brasileiro de Geografia e Estatística. Pesquisa Nacional por Amostra de Domicílios (PNAD) Contínua – Características dos Moradores e Domicílios (2017). Rio de Janeiro: IBGE, 2017.
6. Veras R. Fórum. Envelhecimento populacional e as informações de saúde do PNAD: demandas e desafios contemporâneos. Introdução. Cad Saúde Pública. 2007;23(10):2463-6.
7. Matsudo SM. Actividad física y ejercicio en salud y enfermedad. Chile: Salesianos Impresores; 2017.
8. Cancela DMG. O processo de envelhecimento [trabalho realizado no Estágio de Complemento ao Diploma de Licenciatura em Psicologia]. Universidade Lusíada do Porto, 3, 2007.
9. Meireles VC, Matsuda LM, Coimbra JAH, Mathias TAF. Característica dos idosos em área de abrangência do programa saúde da família na região Noroeste do Paraná: contribuições para gestão do cuidado em enfermagem. Paraná: Saúde e Sociedade. 2007;16:71.
10. American College of Sports Medicine (ACSM) (ed.). Guidelines for exercise testing and prescription. 10th ed. Philadelphia: Wolters Kluwer Health; 2018.
11. Matsudo SM. Envelhecimento, exercício e saúde. Londrina: Midiograf; 2013.
12. Holloszy JO. The biology of aging. Mayo Clinic Proceedings. 2000;75(Suppl):S3-S8.
13. Krug RR, Lopes MA, Mazo GZ. Barreiras e facilitadores para a prática da atividade física de longevas inativas fisicamente. Rev Bras Med Esp. 2015(21):57-64.
14. Goodpaster BH, Park SW, Harris TB, Kritchevsky SB, Nevitt M, Schwartz AV, et al. The loss of skeletal muscle strength, mass, and quality in older adults: the health, aging and body composition study. J Gerontol. 2006;61(1):1059-64.
15. Evans WJ. Skeletal muscle loss: cachexia, sarcopenia, and inactivity. Am J Clinic Nut. 2010;91(1):1123-7.
16. Fleck SJ, Kraemer WJ. Fundamentos do treinamento de força muscular. 4.ed. Porto Alegre: Artmed; 2017.
17. Spirduso W. Physical dimensions of aging. Champaign: Human Kinetics; 1995.
18. Corpas E, Harman SM, Blackman MR. Human growth hormone and aging. Endocrine Reviews. 1993;14:20-39.
19. Huayllas MKP, Carvalhaes-Neto N, Ramos LR, Kater CE. Níveis séricos de hormônio de crescimento, fator de crescimento símile à insulina e sulfato de deidroepiandrosterona em idosos residentes na comunidade: correlação com parâmetros clínicos. Arquivos Brasileiros de Endocrinologia & Metabologia. 2001;45(2):157-66.
20. Swanson DR. Somatomedina C e arginina: conexões implícitas entre literaturas mutuamente isoladas. Perspectives in Biology and Medicine. 1990;33(2):157-86.
21. Conceição FIVM. Somatopausa: mito ou realidade? Rev Bras Med. 2000;57:1154-60.
22. Zamboni M, Mazzali G, Fantin F, Rossi A, Di Francesco V. Sarcopenic obesity: a new category of obesity in the elderly. Nutrition, Metabolism and Cardiovascular Diseases. 2008;18(5):388-95.
23. Doherty TJ, Vandervoot AA, Taylor AW, Brown WF. Effects of motor unit losses on strength in older men and women. J Sapplied Physiol. 1993;74:868-74.
24. Pillard F, Laoudj-Chenivesse D, Carnac G, Mercier J, Rami J, Rivière D, et al. Physical activity and sarcopenia. Clinics in Geriatric Medicine. 2011;27(3):449-70.
25. Heyward VSLM. Antropometric method: applied body composition assessment. Champaign: Human Kinetics; 1996. p.76-85.
26. American College of Sports Medicine (ACSM). Position stand. Quantity and quality of exercise for developing and maintaining cardiorespiratory, musculoskeletal, and neuromotor fitness in apparently healthy adults: guidance for prescribing. Ex Med Scienc Sport Ex. 2011;43(7):1334-59.
27. Spina RJO, Kohrt W, Martin W, Holloszy J, Ehsani A. Differences in cardiovascular adaptations to endurance exercise training between older women. Journal of Applied Physiology. 1993;75:849-55.

28. Perracini MR, Ramos LR. Fatores associados a quedas em uma coorte de idosos residentes na comunidade. Revista de Saúde Pública. 2002;36(6):709-16.
29. Rodrigues GD, Barbeito AB, Alves Junior ED. Prevenção de quedas no idoso: revisão da literatura brasileira. Revista Brasileira de Prescrição e Fisiologia do Exercício. 2016;10(59):431-7.
30. Cardoso CSV. A problemática das quedas na população idosa; 2017.
31. Gonçalves DFF, Ricci NA, Coimbra AMV. Equilíbrio funcional de idoso da comunidade: comparação em relação ao histórico de quedas. Rev Bra Fisiot. 2009;3(4):316-23.
32. Pavanate AA, Hauser E, Gonçalves AK, Mazzo GZ. Avaliação do equilíbrio corporal em idosas praticantes de atividade física segundo a idade. Revista Brasileira de Ciências do Esporte. 2018;40(4):404-9.
33. American College of Sports Medicine (ACSM). Position stand. Exercise and physical activity for older adults. Med Scienc Sport Ex. 2009;7.
34. Taylor-Tolbert NS, Dengel DR, Brown MD, McCole SD, Pratley RE, Ferrell RE, et al. Ambulatory blood pressure after acute exercise in older men with essential hypertension. American Journal of Hypertension. 2000;13(1):44-51.
35. Scher LML, Nobre F, Lima NKC. O papel do exercício físico na pressão arterial em idosos. Revista Brasileira de Hipertensão. 2008;15(4):228-31.
36. Von Bonsdorff MB, Rantanen T. Progression of functional limitations in relation to physical activity: a life course approach. European Review of Aging and Physical Activity. 2011;8(1):23-30.
37. Mechling H, Netz Y. Aging and inactivity-capitalizing on the protective effect of planned physical activity in old age. European Review of Aging and Physical Activity. 2009;6:89-97.
38. Hirvensalo M, Lintunen T. Life-course perspective for physical activity and sports participation. European Review of Aging and Physical Activity. 2011;8(1):13-22.
39. Moschny A, Platen P, Klaaben-Mielke R, Trampich U, Hinrichs T. Barriers to physical activity in older adults in Germany: a cross-sectional study. International Journal of Behavioral Nutrition and Physical Activity. 2011.
40. Cassou AC, Fermino R, Añes CRR, Santos MS, Domingues MR, Reis RS. Barriers to physical activity among Brazilian elderly women from different socioeconomic status: a focus-group study. J Phy Activity Health. 2011;8:126-32.
41. American Heart Association (AHA), Scientific Statement. 2020. Older Adults in the Cardiac Intensive Care Unit: Factoring Geriatric Syndromes in the Management, Prognosis, and Process of Care.
42. Kenneth A, Behm D. O impacto do treinamento de resistência à instabilidade no equilíbrio e estabilidade. Sports Medicine. 2005;35:43-53.
43. Abdala RP et al. Padrão de marcha, prevalência de quedas e medo de cair em idosos ativos e sedentários. Rev Bras Med Esp. 2017(23):26-30.
44. Lemura L, Von Duvillard S, Mookerijee S. Effects of strength training on resting metabolic rate and physical activity: age and gender comparisons. Medicine Science Sports Exercise. 2000;40:1-10.
45. Karavirta L, Tulppo MP, Laaksonen DE, Nyman K, Laukkanen RT, Kinnunen H, et al. Heart rate dynamics after combined endurance and strength training in older men. Medicine & Science in Sports & Exercise. 2009;41(7):1436-43.
46. Izquierdo M, Ibañez J, Hakkinen K, Kraemer WJ, Larrión José L, Gorostiaga EM. Once weekly combined resistance and cardiovascular training in healthy older men. Medicine & Science in Sports & Exercise. 2004;36(3):435-43.
47. Yoshiko A, Kaji T, Koike T, Oshida Y, Akima H. Effect of 12-month resistance and endurance training on quality, quantity, and function of skeletal muscle in older adults requiring long-term care. Experimental Gerontology. 2017;98:230-7.
48. Prior SJ, Blumenthal JB, Katzel LI, Goldberg AP, Ryan AS. Increased skeletal muscle capillarization after aerobic exercise training and weight loss improves insulin sensitivity in adults with IGT. Diabetes Care. 2014; p.132358.

49. Kristen et al., 2017.
50. Nogueira IC, Santos ZMSA, Mont'Alverne DGB, Martins ABT, Magalhães CBA. Efeitos do exercício físico no controle da hipertensão arterial em idosos: uma revisão sistemática. Revista Brasileira de Geriatria e Gerontologia. 2012;15(3):587-601.
51. Campos ALP et al. Efeitos do treinamento concorrente sobre aspectos da saúde de idosas. Rev Bras Cineantropometria & Desempenho Humano. 2013(15):437-47.
52. Rocha CAQC et al. Efeitos de um programa de treinamento concorrente sobre a autonomia funcional em idosas pós-menopáusicas. Rev Bras Ciência e Mov. 2015;23(3):122-34.
53. Normandin E, Chmelo E, Lyles MF, Marsh AP, Nicklas BJ. Effect of resistance training and caloric restriction on the metabolic syndrome. Medicine and Science in Sports and Exercise. 2017;49(3):413.
54. Wilhelm EN, Rech A, Minozzo F, Botton CE, Radaelli R, Teixeira BC, et al. Concurrent strength and endurance training exercise sequence does not affect neuromuscular adaptations in older men. Experimental Gerontology. 2014;60:207-14.
55. Ponce-Bravo H, Ponce C, Feriche B, Padial P. Influence of two different exercise programs on physical fitness and cognitive performance in active older adults: functional resistance--band exercises vs. recreational oriented exercises. Journal of Sports Science and Medicine. 2015;14:716-22.
56. Beavers KM, Beavers DP, Martin SB, Marsh AP, Lyles MF, Lenchik L, et al. Change in bone mineral density during weight loss with resistance versus aerobic exercise training in older adults. J Gerontol: Med Science. 2017;72(11).
57. Cunha PM et al. Os efeitos do volume de treinamento de resistência na obesidade osteosarcopênica em mulheres idosas. Rev Ciênc Esporte. 2018;36(14):1564-71.
58. Seynnes O, Singh MAF, Hue O, Pras P, Legros P, Bernard PL, et al. Physiological and functional responses to low-moderate versus high-intensity progressive resistance training in frail elders. Journal of Gerontology: Biological Science. 2004;59A(5):503-9.
59. Trappe S, Williamson D, Godard M. Maintenance of whole muscle strength and size following resistance training in older men. Journal of Gerontology: Biological Science. 2002;57A(4):B138-B143.
60. Jurakic ZG, Krizanic V, Sarabon N, Markovic G. Effects of feedback-based balance and core resistance training vs. Pilates training on cognitive functions in older women with mild cognitive impairment: a pilot randomized controlled trial. Aging Clinical and Experimental Research. 2017;29(6):1295-8.
61. Turi BC, Bonfim MR, Codogno JS, Fernandes RA, Araújo LGM, Amaral SL, et al. Exercise, blood pressure and mortality: findings of eight years of follow-up. Revista Brasileira de Medicina do Esporte. 2017;23(2):133-6.
62. Manini TM, Pahor M. Physical activity and maintaining physical function in older adults. British Journal of Sports Medicine. 2009;43(1):28-31.
63. Guedes JS, Bortoluzzi MG, Matte LP, Andrade CM, Zulpo NC, Sebben V, et al. Efeitos do treinamento combinado sobre a força, resistência e potência aeróbica em idosas. Rev Bra Med Esport. 2016;22(6):480-4.
64. Guralnik JM, Simonsick EM, Ferrucci L, Gilynn RJ, Berkman, LF, Blazer DG, et al. A short physical performance battery assessing lower extremity function: association with self--reported disability and prediction of mortality and nursing home admission. J Gerontol. 1994;49(2):85-94.
65. Nakano MM. Adaptação cultural do instrumento Short Physical Performance Battery – SPPB: adaptação cultural e estudo da confiabilidade [dissertação]. Campinas: Universidade Estadual de Campinas; 2007.
66. Podsiadlo D, Richardson S. The Timed "Up & Go": a test of basic functional mobility for frail elderly persons. J Am Geriatr Soc. 1991;39:142-8.
67. Wells KF, Dillon EK. The sit and reach: a test of back and leg flexibility. Res Q. 1952;23(1):115-8.
68. Silver D. Measurement of the range of motion in joints. J Bone Joint Surg. 1923;21:569.

69. American Academy of Orthopaedic Surgeons. Joint motions: method of measuring and recording. Chicago, 1965.
70. American College of Sports Medicine (ACSM). Diretrizes do ACSM para os testes de esforço e sua prescrição. 6.ed. Rio de Janeiro: Guanabara Koogan; 2003.
71. Nunes RAM, Vale RGS, Simão R, Salles BF, Reis VM, Novaes JS, et al. Prediction VO2 max during cycle ergometry based on submaximal ventilatory indicators. J Strength Cond Res. 2009;23(6):1745-51.
72. Matsudo S. Avaliação do idoso: física e funcional. Londrina: Midiograf; 2000.
73. Rikli RE, Jones JC. Teste de aptidão física para idosos. Human kinetics (trad. Sonia Regina de Castro Bidutte). Santana de Parnaíba: Manole, 2008.
74. Grupo de Desenvolvimento Latino-Americano para a Maturidade (GDLAM). Discussões de estudo: conceitos de autonomia e independência para o idoso. Rio de Janeiro, 2004.
75. Vale RGS, Pernambuco CS, Dantas EHM. Manual de avaliação do idoso. São Paulo: Ícone; 2016.
76. Nelson ME, Rejescki WJ, Blair SN, Duncan PW, Judge JO, King AC, et al. Physical activity and public health in older adults: recommendation from the American College of Sports Medicine and the American Heart Association. Circulation. 2007;116(9):1094.
77. American College of Sports Medicine (ACSM). ACSM's guideline for exercise testing and prescription. 8th ed. Lippincott: Williams & Wilkins; 2010.
78. Cardoso RK, Araujo AM, Freitas MP, Rombaldi AJ. Effect of training with partial blood flow restriction in older adults: a systematic review. Rev Bra Cineantro Hum. 2018;20(2):219-28.
79. Ferrari R, Kruel LFM, Cadore EL, Alberton CL, Izquierdo M, Conceição M, et al. Efficiency of twice weekly concurrent training in trained elderly men. Experiment Gerontol. 2013;48(11):1236-42.
80. Gabriel K, Pozzobon A. Efeito da atividade física na depressão e na qualidade de vida de idosos. Cinergis. 2013;14(2).
81. Instituto Brasileiro de Geografia e Estatística (IBGE). Projeção da população do Brasil e das unidades da Federação. Disponível em: http://www.ibge.gov.br/apps/populacao/projecao/ (acesso: 17 maio 2023).
82. Kleinberg DL, Melmed S. The adult growth hormone deficiency syndrome: signs, symptoms, diagnosis. The Endocrinologist. 1998;8(Suppl 6):8S-14S.
83. Matsudo SM. Avaliação do idoso: física & funcional. 3.ed. Santo André: Gráfica Mali; 2010.
84. Mendes JLV, et al. O aumento da população idosa no Brasil e o envelhecimento nas últimas décadas: uma revisão da literatura. Revista Educação, Meio Ambiente e Saúde. 2018;8(1):13-26.
85. United Nations. Department of Economic and Social Affairs. Population Division. World population prospects: the 2017 revision. New York, 2017. Disponível em: http://esa.un.org/unpd/wpp/ (acesso: 17 maio 2023).

# 4

# Fibromialgia e exercício físico

Carla Giuliano de Sá Pinto Montenegro

## DEFINIÇÕES E CONCEITOS

A fibromialgia é uma doença crônica que afeta os músculos, gerando dor generalizada e sendo considerada uma doença incapacitante.

## ETIOLOGIA

Estima-se que a fibromialgia afete mais de 10 milhões de pessoas nos EUA, de 2 a 8% da população mundial. Cerca de 75 a 90% dos casos acometem as mulheres, aumentando para 7% em pessoas acima de 70 anos.[1]

De acordo com o Colégio Americano de Reumatologia (American College of Rheumatology), é considerada uma doença crônica não transmissível, com etiologia pouco clara, caracterizada por dor generalizada, com diagnóstico positivo de dor em pelo menos 11 de 18 pontos-gatilho específicos. A duração mínima é de 3 meses, levando a consequências na qualidade ou duração do sono e em outras atividades da vida diária. A dor pode manifestar-se tanto em repouso quanto em movimento, piorando em períodos de inatividade.

Além disso, a fibromialgia pode estar associada a outras manifestações, como:

- Cefaleia.
- Bexiga irritável.
- Dismenorreia.
- Sensibilidade ao frio.
- Mudança de coloração das extremidades.
- Síndrome de pernas inquietas.
- Padrões atípicos de sensação de peso.

- Intolerância ao exercício.
- Queixas de fraqueza.

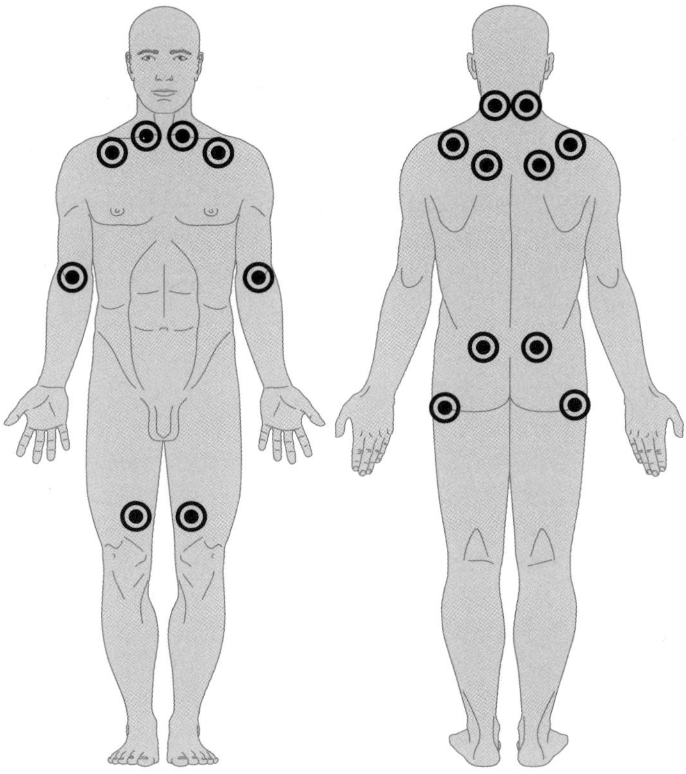

FIGURA 1 Pontos-gatilho de dor.
Fonte: elaborada pela autora.

## CONTRIBUIÇÕES AMBIENTAIS E GENÉTICA

A fibromialgia é uma das condições crônicas mais comuns de dor, relacionada a condições étnicas, culturais e socioeconômicas com proporção semelhante entre os grupos.

Segundo Weigent,[2] o paciente com fibromialgia apresenta um processamento sensorial central anormal da dor, devido a alterações nas concentrações de neurotransmissores, a fatores estressantes externos, à estrutura comportamental, a alterações hormonais e à resposta do sistema nervoso simpático. A alteração mais bem documentada que possivelmente gera essas respostas é um padrão de sono não restaurador.

A fisiopatologia ainda é muito discutida e questionada na literatura, mas relaciona-se a disfunção modulatória, com resposta do sistema nervoso central e autonômico, disfunção neuroendócrina, impactando na autonomia do indivíduo. De acordo com Lawson,[3] a fibromialgia está relacionada às alterações no sistema de nocicepção, responsável por interpretar a dor, que está associado à manifestação da doença e de seus principais sintomas.

Alguns estudos relatam associação com traumas físicos na região cervical, mas ainda são inconclusivos. Na maior parte dos casos, o paciente relata início da doença após trauma físico ou psicológico (questionado se é a causa ou efeito da fibromialgia), este último estando relacionado a fatores como transtornos de ansiedade e depressão, que apresenta piora dos sintomas diante da condição álgica que a fibromialgia impõe ao paciente.

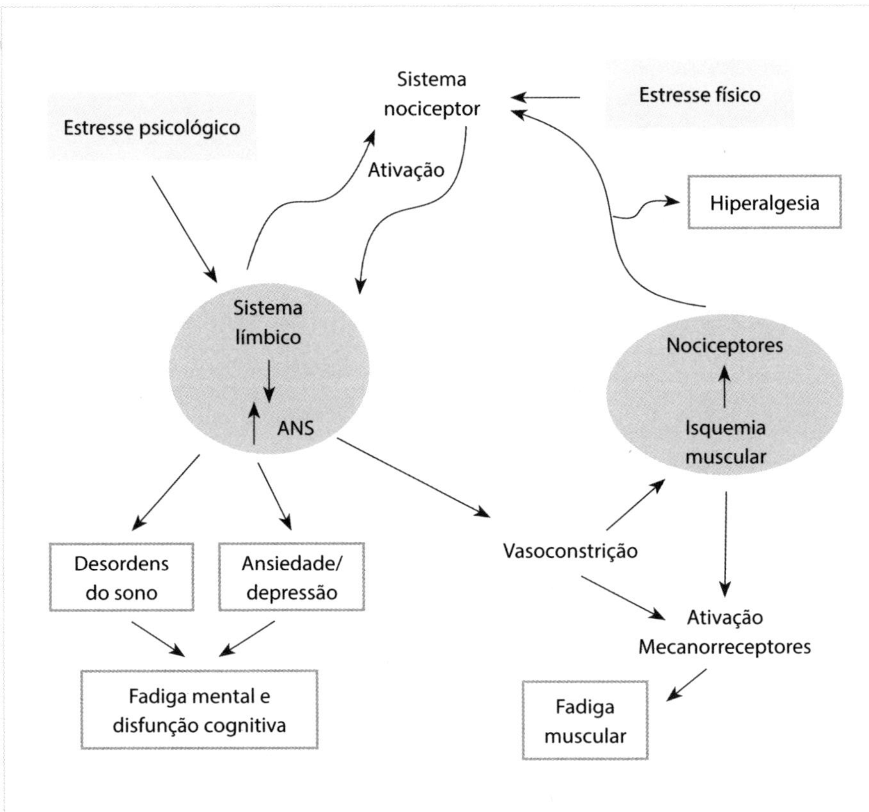


**FIGURA 2** Fisiopatologia da fibromialgia.
Fonte: adaptada de Lawson.[3]

Lawson[3] afirma que tanto o estresse físico como o psicológico podem interferir no sistema nociceptivo, ativando o sistema límbico, que gera hiperativação do sistema nervoso simpático. Isso pode desencadear desordens de sono, ansiedade e depressão, acarretando fadiga mental e disfunção cognitiva. Ainda pela hiperativação simpática, há uma resposta vasoconstritora que reduz o fluxo sanguíneo para a musculatura (isquemia muscular), podendo levar a fadiga muscular e à ativação dos nociceptores, que por sua vez desencadeará hiperalgesia e consequente estresse físico, perpetuando esse ciclo.

O sistema nociceptivo é possivelmente um componente fisiológico da rede complexa que expressa o nível de interdependência com o perfil fibromiálgico. Alterações na função do sistema nociceptivo podem ocasionar distúrbios genéticos e físicos, que levam a um trauma localizado no tecido muscular ou a uma desordem psicológica como o estresse. Considerando que a excitabilidade central está aumentada, os estímulos normais podem apresentar um limiar de ativação aumentado, o que modifica a resposta caracterizada como "normal".

Além disso, a variedade de processos neuronais, incluindo plasticidade sináptica e neurotoxicidade, pode ser explicada pela ativação de receptores de glutamato, que acarreta aumento no cálcio intracelular e início de vias do segundo mensageiro, que são potencializadas a longo prazo, mantendo-se estimuladas mesmo após sua interrupção.

## COMO DIAGNOSTICAR

O diagnóstico é realizado de forma 100% clínica. Ainda não existem exames para fechá-lo, motivo pelo qual há tanta controvérsia entre os médicos em relação a esse assunto.

## TRATAMENTO

Dentre os tipos de tratamento para fibromialgia, podemos destacar as terapias físicas e as medicamentosas.

Os medicamentos mais prescritos para a fibromialgia são:

- Anti-inflamatórios: bloqueiam a ação de prostaglandinas, substâncias que veiculam a dor e a inflamação.
- Antidepressivos: ação analgésica indireta por promoverem aumento de neurotransmissores como serotonina, dopamina e norepinefrina.
- Analgésicos: reduzem a dor a um ponto que permita aos pacientes realizarem suas tarefas de vida diária.

- Miorrelaxantes: usados como segunda linha, pois não atuam na liberação de endorfinas, no limiar de dor, nos distúrbios de sono nem nos aspectos envolvidos na fisiopatologia.
- Opioides: atuam na regulação da dor, mas podem causar dependência.
- Benzodiazepínicos: inibem a transmissão de estímulos excitatórios para o cérebro, promovendo relaxamento muscular e melhorando o sono.
- Antiepiléticos: indicados em casos mais exuberantes nos quais espasmos musculares, amortecimento, formigamento e crises agudas de dor estão presentes.

Dentre as terapias físicas, são indicados calor superficial, calor profundo, eletroterapia e exercício físico. Segundo Rooks,[4] o exercício físico é elemento fundamental para o sucesso do programa terapêutico. Isso porque durante o exercício há liberação de opioides naturais (como endorfina, dinorfina e encefalina) que auxiliam na dor.

Devido tanto a fatores psicológicos como fisiológicos relacionados a dor e a fadiga, 83% das pessoas com fibromialgia não mantêm prática regular de exercícios e apresentam baixo desempenho cardiovascular.[5]

O motivo pode estar relacionado à predisposição do indivíduo com fibromialgia para o desenvolvimento de lesão muscular esquelética induzida pelo exercício[6] e pelo baixo nível de fator de crescimento semelhante à insulina tipo 1 (IGF-1),[7] que é considerado o principal mediador para o efeito anabólico do hormônio do crescimento (GH) no músculo.[8]

Em 2008, o Colégio Americano de Reumatologia demonstrou que as anormalidades no eixo GH-IGF-1 em pacientes com fibromialgia após o exercício físico não apresentaram sintomas clínicos e melhoraram ansiedade e qualidade do sono. Além disso, foi demonstrado incremento na capacidade aeróbica e melhora da força. A sensação de dor não diminuiu com a associação a exercícios em alta intensidade, frequência e duração, apresentando resposta severa na condição de dor. Por outro lado, o exercício de menor intensidade levou a melhora clínica.

Independentemente da intensidade do exercício, a prática regular deve ser sugerida pelo menos 3 vezes por semana, ocasionando melhora no equilíbrio, na flexibilidade, na força e resistência muscular, na aptidão cardiorrespiratória e menor fadiga. O exercício físico baseado em atividades aeróbicas é positivo para promover a melhoria da condição física e dos sintomas clínicos, entretanto o efeito positivo do treinamento resistido é inconclusivo.[9] Dessa forma, a importância do exercício é garantir a adesão dos pacientes, maximizando os benefícios físicos e psicológicos, diminuindo os riscos relativos de lesões e abandono do exercício.

Os benefícios do exercício físico para pessoas com fibromialgia são:[10]

- Redução de contraturas musculares.
- Redução da fadiga.
- Melhora da capacidade cardiorrespiratória.
- Aumento da flexibilidade.
- Aumento da força muscular.
- Aumento da autoestima.
- Melhora da qualidade de vida.
- Melhora dos sintomas de ansiedade e depressão.

O apoio multidisciplinar para aconselhar e auxiliar na adoção de um estilo de vida ativo é extremamente necessário, levando em consideração as características individuais, a gravidade dos sintomas e os objetivos da aptidão física.

## DIRETRIZES PRÁTICAS DA PRESCRIÇÃO DE EXERCÍCIO FÍSICO

- A recomendação, segundo o Colégio Americano de Reumatologia, é que sejam realizados exercícios aeróbios, de fortalecimento e de flexibilidade.
- Aeróbios: de 3 a 4 vezes por semana, de 50 a 60% da frequência cardíaca máxima ou 10 a 12 na escala de Borg; 20 a 30 minutos contínuos; caso o paciente não consiga, realizar 4 a 5 séries de 5 minutos com intervalos, progredindo lentamente até conseguir realizar 30 minutos contínuos.
- Resistidos: 40 a 80% de 1 repetição máxima (RM), séries de 4 a 6 repetições, realizados após outro tipo de trabalho (como aeróbio), pois já foi estimulada a circulação local muscular, o que alivia os pontos de tensão.
- Importante ressaltar que as pesquisas não mostram diferenças na melhora de pessoas com fibromialgia entre exercícios aquáticos e em solo. Modalidades como Pilates e Tai chi apresentam boa adesão nessa população.[11]

## REFERÊNCIAS

1. Clauw DJ. Fibromyalgia: a clinical review. JAMA. 2014;311(15):1547-55.
2. Weigent DA, Bradley LA, Blalock JE, Alarcón GS. Current concepts in the patophysiology of abnormal pain perception in fibromyalgia. Am J Med Sci.1998;315(6):405-12.
3. Lawson K. Treatment options and patient perspectives in the management of fibromyalgia: future trends. Neuropsychiatric Diseaseand Treatment. 2008;4:1059-71.
4. Rooks DS. Fibromyalgia treatment update. Curr Opin Rheumatol. 2007;19:111-7.
5. Jones KD, Liptan GL. Exercise interventions in fibromyalgia: clinical applications from the evidence. Rheum Dis Clin North Am. 2009;35:373-91.
6. Bennett RM. Adult growth hormone deficiency in patients with fibromyalgia. Curr Rheumatol. 2002;Rep 4:306-12.

7. Jones KD, Deodhar P, Lorentzen A, Bennett RM, Deodhar AA. Growth hormone perturbations in fibromyalgia: a review. Semin Arthritis Rheum. 2007;36:357-79.
8. Frost RA, Lang CH. Regulation of insulin-like growth factor-I inskeletal muscle and muscle cells. Minerva Endocrinol. 2003;28:53-73.
9. Busch AJ, Schachter CL, Overed TJ, Peloso PM, Barber KA. Exercise for fibromyalgia: a systematic review. J Rheumatol. 2008;35:1130-44.
10. Jones KD, Adams D, Winters-Stone K, Burckhardt CS. A comprehensive review of 46 exercise treatment studies in fibromyalgia (1988-2005). Health Qual Life Outcomes. 2006;4:67.1
11. Wilson LM, Raza Z, Contillo GL, Keister D, Nashelsky J. Tai Chi for fibromyalgia. Am Fam Physician. 2020;101(5).
12. Busch AJ, Webbwe SC, Brachaniec M, Bidonde J, Bello-Haas VD, et al. Exercise therapy for fibromyalgia. Curr Pain Headache Rep. 2011;15:358-67.
13. Jones KD, Burckhardt CS, Deodhar AA, Perrin NA, Hanson GC, et al. A six-month randomized controlled trial of exercise and pyridostigmine in the treatment of fibromyalgia. Arthritis Rheum. 2008;58:612-22.
14. Tanriverdi F, Karaca Z, Unluhizarci K, Kelestimur F. The hypothalamic pituitary-adrenal axis in chronic fatigue syndrome and fibromyalgia syndrome. Stress. 2007;10:13-25.
15. Wolfe F, Smythe HA, Yunus MB, Bennett RM, Bombardier C, et al. The American College of Rheumatology 1990 criteria for classification of fibromyalgia: report of the Multicenter Criteria committee. Arthritis Rheum. 1990;33:160-72.

5

# Prescrição de treinamento para pessoas com esteatose hepática não alcoólica e diabetes *mellitus*

Carla Giuliano de Sá Pinto Montenegro

## ESTEATOSE HEPÁTICA

### Definições e conceitos

A esteatose hepática (EH) não alcoólica é caracterizada pelo grande acúmulo de gordura no fígado, com quadro já inflamatório de um processo derivado da doença hepática gordurosa não alcoólica (DHGNA),[1] quando o acúmulo de lipídios nos hepatócitos ultrapassa 5% do peso do órgão. Essa é a doença hepática mais comum na população mundial.

### Etiologia

A EH está associada a morbidades como dislipidemia, hipertensão arterial, hiperinsulinemia, hiperglicemia, perda de peso rápida e caquexia. É considerada uma doença metabólica silenciosa, já que na grande maioria dos casos não há presença de sinais e sintomas.[2]

O processo de desenvolvimento da EH inicia-se com a resistência à ação da insulina, que grande parte das vezes está relacionada ao aumento da adiposidade visceral, que por sua vez gera uma crescente liberação de citocinas pró-inflamatórias, como fator de necrose tumoral alfa (TNF-alfa), interleucina-6 (IL-6), leptina, proteína C reativa, entre outras substâncias, que interferem na capacidade de sinalização dos receptores celulares de insulina a desencadearem a cascata de sinalização ao transportador de glicose (GLUT), para que este migre para a membrana celular e permita que a glicose entre na célula. Como resposta, o pâncreas desencadeia a hiperinsulinemia, a fim de garantir que a glicose consiga entrar na célula e desempenhar sua função.[3]

Concomitantemente, a resistência à insulina aumenta a lipólise dos triglicerídeos (TG) e inibe a esterificação dos ácidos graxos livres (AGL) no tecido adiposo. Como resultado, há aumento sérico dos níveis de AGL, que são absorvidos pelo fígado. A síntese hepática de TG é acionada pelo aumento do influxo de AGL e favorecida por fatores de transcrição lipogênica da insulina, tais como PPAR-gama e a proteína de regulação e ligação de esterol (SREBP-1c). O metabolismo alternativo de oxidação de AGL é inibido pela insulina. A exportação de TG via lipoproteína de muito baixa densidade (VLDL) pode ser inibida pela diminuição de apoliproteína B (apo B), ou a redução da incorporação de TG com a Apo B pela proteína de transferência de triglicerídeos macrossomais (MTP). Como resposta, há acúmulo de TG nos hepatócitos, iniciando o processo de desenvolvimento da EH.[4]

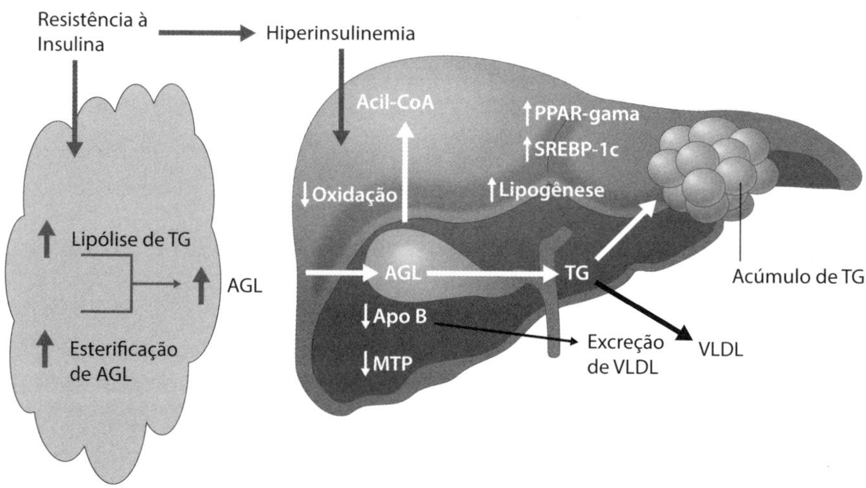


**FIGURA 1**

acil-CoA: acil-coenzima A; AGL: ácidos graxos livres; apo B: apoliproteína B; MTP: triglicerídeos macrossomais; PPAR-gama: receptor ativado por proliferadores de peroxissoma gama; SREBP-1c: proteína de regulação e ligação de esterol; TG: triglicerídeos; VLDL: lipoproteína de muito baixa densidade.
Fonte: adaptada de Adams et al.[4]

## Contribuições ambientais e genética

Estudos que realizaram biopsia hepática em indivíduos obesos demonstraram que 40% dos indivíduos apresentavam EH em grau inicial; 17,5% apresentavam EH moderada; 37,5% tinham EH severa; e 5%, cirrose hepática. A prevalência de alterações hepáticas chegou a 90% dos casos em pacientes com obesidade mórbida, observando-se que a prevalência não associada ao consumo de álcool aumentou de 16,4% em indivíduos eutróficos para 75,8% em pacientes obesos.[5]

Isso nos faz considerar que o excesso de peso é o fator de risco mais considerado para desenvolvimento da EH, e por esse motivo o controle de peso é fundamental para seu tratamento.

## Como diagnosticar

A EH pode ser diagnosticada por meio de exames de imagem, como a tomografia computadorizada ou a ultrassonografia.[6]

## Tratamento

Para tratar a EH, é preciso pensar em tratar as causas que a desencadearam. Dessa forma, o tratamento se baseia no tratamento da obesidade!

Quanto aos tratamentos medicamentosos, existem diversas classes de medicamentos utilizados para o tratamento da obesidade, mas nenhum interfere de forma direta no acúmulo de gordura do fígado. A metformina, porém, utilizada para controlar a resistência à insulina de indivíduos com diabetes ou pré-diabetes, tem refletido no auxílio do controle da gordura do fígado, sendo bastante prescrita pelos médicos para tratar a EH.

Deve-se considerar como ponto principal para tratar a EH a mudança no estilo de vida, reforçando-se a necessidade de ajuste nutricional e da prática regular de exercício físico.[7]

## Diretrizes práticas da prescrição de exercício físico

O exercício físico gera uma complexa resposta neuro-hormonal. Quando o exercício é sustentado por mais de 20 minutos, induz uma redução na secreção de insulina e aumento na secreção de glucagon, catecolaminas, hormônio de crescimento e cortisol.[8] Esses hormônios contrarreguladores estimulam a conversão de glicogênio hepático em glicose, sendo fundamental no fornecimento de energia para o indivíduo enfrentar situações de estresse, como a prática de exercício, prevenindo hipoglicemias.[9]

Durante a contração muscular, o músculo garante a entrada de glicose na célula de forma insulino-independente. O GLUT-4 durante o exercício não necessita da sinalização da insulina para migrar para a membrana da célula e permitir a entrada de glicose nesta.[10]

Em exercícios de alta intensidade os mecanismos de respostas ainda são incertos. Há um aumento acentuado na produção dos hormônios contrarreguladores, elevando os níveis de glicose a fim de garantir energia suficiente para determinado esforço. Ocorre uma elevação estabelecida da tolerância à glicose no corpo inteiro, principalmente devido a um aumento da capacidade do fígado de absorver glicose e de realizar a ressíntese de glicogênio hepático.[11]

O treinamento físico induz adaptações complexas nos processos metabólicos hepáticos: diminuição da entrega de substratos, taxas constantes de síntese de VLDL-TG, aumento da oxidação mitocondrial de lipídios e diminuição dos processos anabólicos lipídicos podem contribuir para uma diminuição nos estoques hepáticos de gordura, o que, no indivíduo com EH não alcoólica, pode auxiliar no tratamento da doença. O aumento da função mitocondrial durante o exercício pode contribuir para elevar as taxas de oxidação lipídica. Há também um aumento no potencial gliconeogênico provocado pelo treinamento físico. A capacidade melhorada do fígado para responder a estímulos hormonais como insulina pode estar relacionada às adaptações relacionadas. Além disso, a necessidade de reposição de glicogênio intramuscular no pós-exercício também potencializa a utilização dos estoques lipídicos hepáticos.

Ainda não existe uma diretriz específica de exercício físico para portadores de EH não alcoólica. Keating et al.[12] sugerem o seguimento da diretriz do Colégio Americano de Medicina do Esporte para promoção de saúde, devendo-se realizar 30 minutos de atividade física moderada-vigorosa em 5 dias da semana ou 20 minutos de atividade vigorosa em 3 dias da semana. Pesquisas que seguiram tal recomendação apresentaram uma redução de 10 a 43% na gordura do fígado em indivíduos com EH.[13-14]

Keating et al.,[12] com base nas evidências atuais, defendem a prescrição de 150 a 300 minutos por semana de exercício aeróbico de intensidade moderada a vigorosa (50 a 70% $VO_{2pico}$), realizado em um mínimo de 3 dias por semana, para benefícios hepáticos em pacientes com EH não alcoólica. Embora o volume deva ser enfatizado para a modulação da composição corporal, o exercício aeróbico de intensidade vigorosa pode levar a uma melhora superior na aptidão cardiorrespiratória e no controle glicêmico.

Embora as evidências suportem a prescrição de exercícios aeróbicos em primeira instância, a realização de treinamento resistido entre 2 e 3 dias por semana, de 2 a séries de 8 a 12 repetições, em uma intensidade de 70 a 85% de 1 repetição máxima (RM), proporciona benefícios adicionais para otimizar a sensibilidade à insulina e melhorar a força e a função muscular.

# DIABETES *MELLITUS*

## Definições e conceitos

Diabetes *mellitus* (DM) é uma doença crônica não transmissível que ocorre quando o corpo não produz insulina suficiente ou não consegue desempenhar seu papel, tornando-se ineficiente e levando a um aumento dos níveis de glicose no sangue. Altos níveis de glicose no sangue, caracterizados como hiperglicemia, podem desencadear consequências negativas tanto de forma aguda como de forma crônica, ocasionando complicações incapacitantes e risco de vida.

Existem três tipos mais comuns de diabetes (tipo 1, tipo 2 e gestacional), mas também se pode encontrar tipos menos comuns, como diabetes monogênico (oriundo de mutação genética) ou secundário (derivado de complicações de outras doenças, especialmente doenças pancreáticas ou distúrbios hormonais).

## Etiologia

O DM tipo 1 (DM1) representa 5 a 10% dos casos, e podemos dividi-lo em tipo 1A, que é imunomediado, com taxa de destruição das células beta variável e pouca ou nenhuma secreção de insulina, e associação com doenças autoimune; e tipo 1B, que é idiopático, representando a minoria dos casos, com sinais de insulinopenia e episódios de cetoacidose, sem evidências de autoimunidade. Os principais sintomas que o paciente apresenta são: perda de peso espontânea, excesso de urina (poliúria), sede (polidipsia), cansaço (polifagia), fome e alteração na visão.

O paciente com DM tipo 2, o tipo mais comum e prevalente, desenvolve ao longo da vida uma resistência da ação da insulina, principalmente oriunda da obesidade. Expondo-se o sistema ao longo dos anos a essa resistência, o pâncreas para é estimulado a uma hiperinsulinemia. O pâncreas não suporta essa sobrecarga de produção de insulina de responsabilidade das células beta pancreáticas, que começam a morrer e consequentemente causam redução da produção de insulina. Quando há uma redução aproximada de 50% das células beta pancreáticas, as alterações glicêmicas já caracterizam o diagnóstico de DM.[15]

Os principais sintomas do DM 2 são poliúria, polidipsia, perda de peso e alteração visual. Diferentemente do DM1, grande parte dos pacientes é diagnosticada tardiamente e acaba apresentando comorbidades associadas devido à exposição à hiperglicemia por um longo período. O tratamento medicamentoso do portador de DM2 pode ser realizado por meio de medicação oral ou injetável.

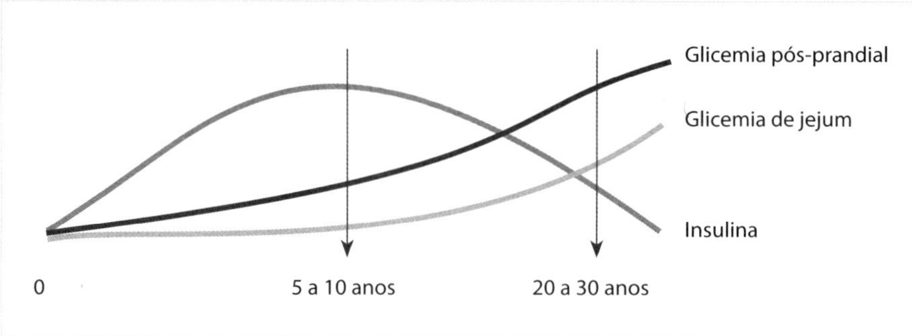


FIGURA 2
Fonte: adaptada de DPP.[15]

No diabetes gestacional, os sintomas são mais difíceis de serem percebidos, já que se confundem com sintomas característicos da gestação. Assim, o diagnóstico é feito por meio do pré-natal, que indica a realização do teste de tolerância oral à glicose a partir da 24ª semana de gestação. Mulheres com hiperglicemia detectada durante a gestação têm maior risco de resultados adversos na gravidez. Estes incluem hipertensão arterial, pré-eclâmpsia e macrossomia fetal. Um bom controle glicêmico durante a gravidez pode reduzir esses riscos. As mulheres com hiperglicemia durante a gravidez podem controlar seus níveis de glicose no sangue por meio de uma dieta saudável, exercício físico e monitorização da glicose no sangue. Em alguns casos, insulina ou medicação oral também podem ser prescritas.

O diabetes gestacional normalmente desaparece após o nascimento do bebê. No entanto, as mulheres que foram previamente diagnosticadas têm maior risco de desenvolver diabetes gestacional em gestações subsequentes e DM2 ao longo da vida. Bebês nascidos de mães com diabetes gestacional também têm risco maior de desenvolver DM2 na adolescência ou no início da vida adulta.

Ainda assim, podemos identificar outros tipos de diabetes, relacionados a deficiência genética da função das células beta pancreáticas, deficiência genética na ação da insulina, doenças do pâncreas exócrino, endocrinopatias, induzidas por drogas ou substâncias químicas, infecções, formas incomuns de DM imunomediado e síndromes genéticas às vezes associadas ao DM.

## Contribuições ambientais e genética

Fatores genéticos podem contribuir para o desenvolvimento de DM, alguns dos casos de DM1, mas principalmente DM2 e gestacional. Entre as pessoas com DM2, 39% têm mais de um parente de primeiro grau com DM2.

Nos casos de DM2 e gestacional, os fatores ambientais são mais preponderantes, por exemplo, inatividade física, sobrepeso ou alto percentual de gordura, aumento de pressão arterial e colesterol.

## Como diagnosticar

Os principais exames para diagnosticar o DM são a coleta de glicemia em jejum (acima de 126 mg/dL) e, principalmente no DM2 e no DM gestacional, a realização do teste de tolerância oral à glicose, ou, como popularmente é conhecido, a curva glicêmica (acima de 200 mg/dL).

## Tratamento

Devido à não produção de insulina, obrigatoriamente o tratamento medicamentoso do portador de DM1 é realizado por meio do uso de insulina.

Já os casos de DM2 e gestacional demandam avaliação pelo médico, tendo como recomendação iniciar com mudança de estilo de vida por pelo menos 6 meses; se não efetivo, iniciar a introdução de medicação oral ou injetável para o controle da doença.

A medicação oral mais prescrita, devido a sua alta efetividade, é a metformina. Porém, em alguns casos ela é associada ao uso de outras classes medicamentosas para garantir um tratamento eficiente.

Segundo o Diabetes Prevention Program (DPP),[15] a mudança no estilo de vida é mais efetiva (54% de redução de DM) que o uso da metformina (38% de redução), por isso reforçar a importância da prescrição correta de exercício físico, de ajustes na alimentação e de outros hábitos de vida tem grande impacto no tratamento.

## Diretrizes práticas da prescrição de exercício físico

O exercício físico tem papel importante na prevenção do DM2. Em estudo realizado por Tuomilehto et al.,[16] a intervenção no estilo de vida reduziu em 58% a incidência de desenvolvimento de DM2 em relação ao grupo controle, comparado com 34% do grupo que utilizou metformina.

O exercício físico tem papel fundamental na prevenção, já que interfere nos fatores de risco modificáveis: dislipidemia, hipertensão arterial, alteração de glicemia e obesidade central.

Durante a prática de exercício, o pâncreas inibe a produção de insulina e o sistema estimula a produção de hormônios contrarreguladores, como glucagon, cortisol, hormônio do crescimento (GH), adrenalina e noradrenalina.[17]

O tecido muscular inicia o processo de captação de glicose insulino-independente, garantindo que a glicose entre nas células. Em indivíduos saudáveis, o sistema é capaz de garantir que não haja alterações significativas na glicemia. Em indivíduos que utilizam hipoglicemiantes orais, a variação da glicemia vai depender da resposta do indivíduo e principalmente da intensidade.

Exercícios de alta intensidade, pela elevada liberação de hormônios contrarreguladores, tendem a gerar aumento da glicemia capilar durante o esforço. Exercícios de intensidade leve a moderada e de longa duração tendem a reduzir a glicemia capilar, já que o aumento glicêmico gerado pelos hormônios contrarreguladores consegue ser controlado pela captação insulino-independente do músculo. Em indivíduos insulino-dependentes, além da resposta fisiológica do controle glicêmico, temos a atuação da insulina em uso, que pode modificar completamente a resposta glicêmica de acordo com a característica da insulina em uso (dose, tempo de vida no organismo e velocidade de ação). Dessa forma, é de fundamental importância respeitar os cuidados a serem tomados em relação ao monitoramento glicêmico pré-exercício para a escolha da característica de treino que será realizado.

A Associação Americana de Diabetes (ADA) direciona a conduta em relação à prática de acordo com a glicemia pré-exercício para os portadores de diabetes insulino-dependentes:[18]

**QUADRO 1** Glicemia pré-exercício e conduta

| | |
|---|---|
| Até 90 mg/dL | ▪ Ingerir de 15-30 g de CHO de rápida absorção antes do início do exercício físico (dependendo da duração e intensidade pretendida). Algumas atividades de curta duração podem não exigir qualquer ingestão adicional de CHO.<br>▪ Para atividades longas de intensidade moderada, consumir CHO adicionais (0,5-1 g/kg de peso) conforme o necessário. |
| 90-100 mg/dL | Ingerir CHO no início da maior parte dos exercícios (0,5-1 g/kg de peso), dependendo do tipo de exercício e da quantidade de insulina ativa. |
| 150-250 mg/dL | Realizar exercícios e adiar a ingestão de CHO caso a glicemia fique abaixo de 150. |
| 250-350 mg/dL | ▪ Realizar teste de cetonúria.<br>▪ Se estiver presente, não realizar exercício físico<br>▪ Sem cetona: realizar exercícios de intensidade leve para não potencializar hiperglicemia.<br>▪ A intensidade só pode ser acima de moderada se a glicemia baixar de 250. |
| Acima de 350 mg/dL | ▪ Não realizar exercícios de intensidade moderada a vigorosa.<br>▪ Considerar dose de insulina para correção, dependendo do ***status*** de ação de insulina atual.<br>▪ Iniciar exercícios após a glicemia ter baixado. |

CHO: carboidrato.
Fonte: elaborado pela autora.

Além disso, se o indivíduo fizer uso de insulina de ação rápida até 90 minutos antes da prática, um ajuste na dose, a depender da intensidade e duração do exercício físico, será necessário para minimizar os riscos de eventos adversos durante a prática, conforme sugerido pela ADA (2016) e apresentado no Quadro 2.

**QUADRO 2** Sugestão de ajuste para exercícios realizados com menos de 90 minutos após a administração de insulina de ação rápida

| Intensidade do exercício | Duração do exercício | |
|---|---|---|
| | 30 minutos | 60 minutos |
| Baixa – aeróbio (25% $VO_{2máx}$) | -25% | -50% |
| Moderado – aeróbio (50% $VO_{2máx}$) | -50% | -75% |
| Vigoroso – aeróbio (70-75% $VO_{2máx}$) | -75% | NA |
| Intenso aeróbio/anaeróbio (> 80% $VO_{2máx}$) | Não é recomendada redução | NA |

* NA – intensidade muito alta para ser sustentada pelo período.
$VO_{2máx}$: volume de oxigênio máximo.
Fonte: elaborado pela autora.

Independentemente da característica do exercício, a prática regular dos exercícios físicos, além do benefícios agudos do controle glicêmico, gera diversos benefícios crônicos para os portadores de DM.

Dentre os benefícios, podemos citar:

- Controle da obesidade.
- Aumento da capacidade física e da tolerância ao exercício.
- Aumento da tolerância à glicose.
- Redução da resistência à insulina.
- Melhora do metabolismo lipídico.
- Aumento da massa muscular.
- Aumento do metabolismo basal.
- Aumento do glicogênio muscular.
- Aumento da tolerância ao exercício.
- Redução da necessidade de medicação.

Dentre os benefícios crônicos que a prática regular de exercício físico traz ao portador de diabetes, ressaltamos a redução na incidência das complicações crônicas oriundas de um mau controle de doenças, como neuropatias, doença arterial coronariana, doença vascular periférica, doença arterial periférica, insuficiência coronariana, retinopatias e insuficiência renal, assim como faz parte do tratamento não medicamentoso destas.

Para que a prática seja eficaz e segura para o portador de DM2, é fundamental o praticante estar com vestimenta adequada, tênis, meias, de preferência sem costura e brancas (a fim de evitar lesões no pé; caso aconteçam, a cor branca facilita a identificação), hidratar-se durante a prática e sempre portar alimentos de alto potencial para elevar a glicemia, caso seja necessário (como sucos, isotônicos, balas de caramelo, mel ou sachê de glicose).

De acordo com as diretrizes da ADA (2016), pessoas com diabetes devem realizar:

- Exercícios aeróbios:
  - Prolongados, atividades rítmicas utilizando grandes grupos (caminhada, pedalada, natação), podendo tanto ser contínuos quanto high-intensity interval training (HIIT).
  - Intensidade: moderado a vigoroso (subjetivamente iniciar do moderado ao vigoroso).
  - Duração: no mínimo 150 minutos de moderado/vigoroso por semana para a maioria dos adultos com DM; para adultos com condições, 75 minutos vigorosos trazem os mesmos benefícios cardioprotetores e metabólicos.
  - Frequência: 3 a 7 dias por semana sem ficar mais do que 2 dias consecutivos sem exercício.
  - Progressão: uma melhora mais acentuada está nos exercícios mais vigorosos, mas iniciar o exercício é a primeira meta; evoluir caso não apresente contraindicações.
- Exercícios resistidos:
  - Máquinas, pesos livres, banda elástica e/ou peso corporal como resistência.
  - Intensidade: moderado (uma carga que não possa ser repetida por mais de 15 repetições) a vigoroso (uma carga que não possa ser repetida por mais de 6 a 8 repetições).
  - Duração: no mínimo de 8 a 10 exercícios com 1 a 3 séries de 10 a 15 repetições próximo à fadiga em cada série.
  - Frequência: no mínimo 2 dias não consecutivos, de preferência 3.
  - Progressão: iniciar com moderado e ir aumentando a carga e reduzindo o número de repetições.
  - O aumento da resistência pode ser incrementado pelo número de séries e posteriormente a frequência de treino.

- Exercícios de equilíbrio e flexibilidade:
  - Flexibilidade: estáticos, dinâmicos e outros como ioga.
  - Equilíbrio: ficar em pé em uma perna, exercícios utilizando equipamentos de equilíbrio, core, Tai chi.
  - Intensidade: flexibilidade: atingir o ponto de leve desconforto.
  - Equilíbrio: leve a moderado.
  - Duração: flexibilidade: estático ou dinâmico por 10 a 30 segundos, 2 a 4 repetições cada.
  - Equilíbrio: pode ser por qualquer duração.
  - Frequência: 2 a 3 vezes por semana.
  - Progressão: continuar a trabalhar flexibilidade e equilíbrio, aumentando a duração e/ou frequência de progressão a todo tempo.

## REFERÊNCIAS


1. Angulo P. Nonalcoholic fatty liver disease. The New England Journal of Medicine. 2002;346(16):1221-31.
2. Mincis M, Mincis R. Esteatose e esteato-hepatite não alcoólicas. Revista Brasileira de Medicina. 2006;564-70.
3. Promrat K, Kleiner DE, Niemeier HM, Jackvony E, Kearns M, Wands JR, et al. Randomized controlled trial testing the effects of weight loss on nonalcoholic steatohepatitis (Nash). Hepatology. 2010;51(1):121-9.
4. Adams LA, ângulo P, Lindor KD. Nonalcoholic fatty liver disease. Canadian Medical Association Journal. 2005;172(7):899-905.
5. Padoin AV, Staub HL, Chatkin JM, Moretto M, Maggioni L, Rizzolli J, et al. Doença hepática não alcoólica gordurosa e risco de cirrose. Scientia Medica. 2008 ;8(4) :172-6.
6. Chaves GV, Pereira SE, Saboya CJ, Cortes C, Ramalho R. Ultrassonografia e ressonância magnética: estudo comparativo no diagnóstico de esteatose em obesos grau III. Revista da Associação Médica Brasileira. 2009;55(1):45-9.
7. Bellentani S, Dalle Grave R, Suppini A, Marchesini G; Fatty Liver Italian Network. Behavior therapy for nonalcoholic fatty liver disease: the need for a multidisciplinary approach. Hepatology. 2008;47(2):746-54.
8. Suzuki A, Lindor K, Saver JS, Lymp J, Mendes F, Muto A, et al. Effect of changes on body weight and lifestyle in nonalcoholic fatty liver disease. J Hepatol. 2005;43(6):1060-6.
9. Van der Heijden G-J, Wang ZJ, Chu ZD, Sauer PJJ, Haymond MW, Rodriguez LM, et al. A 12-week aerobic exercise program reduces hepatic fat accumulation and insulin resistance in obese, Hispanic adolescents. Obesity. 2010;18(2):384-90.
10. Hickman IJ, Jonsson JR, Prins JB et al. Modest weight loss and physical activity in overweight patients with chronic liver disease results in sustained improvements in alanine aminotransferase, fasting insulin, and quality of life. Gut 2004;53:413-9.
11. Hallsworth K, Fattakhova G, Hollingsworth KG, Thoma C, Moore S, Taylor R, et al. Resistance exercise reduces liver fat and its mediators in non-alcoholic fatty liver disease independent of weight loss. Gut. 2011;60(9):1278-83.
12. Keating SE, Hackett DA, Parker HM, O'Connor HT, Gerofi JA, Sainsbury A, et al. Effect of aerobic exercise training dose on liver fat and visceral adiposity. J Hepatol. 2015;63:174-82.

13. Bacchi E, Negri C, Targher G, Faccioli N, Lanza M, Zoppini G, et al. Both resistance training and aerobic training reduce hepatic fat content in type 2 diabetic subjects with nonalcoholic fatty liver disease (the RAED2 randomized trial). Hepatology. 2013;58(4):1287-95.
14. Sullivan S, Kirk EP, Mittendorfer B, Patterson BW, Klein S. Randomized trial of exercise effect on intrahepatic triglyceride content and lipid kinetics in nonalcoholic fatty liver disease. Hepatology. 2012;55(6):1738-45.
15. The Diabetes Prevention Program (DPP). Description of lifestyle intervention. Diabetes Care. 2002;25(12):2165-71.
16. Tuomilehto J, Lindström J, Eriksson JG, Valle TT, Hämäläinen H, Ilanne-Parikka P, et al. Prevention of type 2 diabetes mellitus by changes in lifestyle among subjects with impaired glucose tolerance. N Engl J Med. 2001;344(18):1343-50.
17. ACSM guidelines for exercise testing and prescription. Physical Activity Guidelines Advisory Committee Report. 2006.
18. Colberg SR, Sigal RJ, Yardley JE, Riddell MC, Dunstan DW, Dempsey PC, et al. Physical activity/exercise and diabetes: a position statement of the American Diabetes Association. Diabetes Care. 2016;39(11):2065-79.
19. International Diabetes Federation (IDF). Diabetes atlas. 2017. Disponível em: https://diabetesatlas.org/upload/resources/previous/files/8/IDF_DA_8e-EN-final.pdf (acesso 20 jun 2023).
20. Padilha PC, Rocha HF, Alves N, Peres WAF. Prevalência de doença hepática não alcoólica em crianças e adolescentes obesos: uma revisão sistemática. Revista Paulista de Pediatria. 2010;28(4):387-93.

6

# Aterosclerose e exercício físico

Danilo Sales Bocalini
André Soares Leopoldo
Andrey Jorge Serra

## DEFINIÇÃO E CONCEITOS

A aterosclerose é uma doença inflamatória crônica de origem multifatorial consequente à agressão endotelial, acometendo principalmente a camada íntima de artérias de médio e grande calibres. Os lipídios mais relevantes para o desenvolvimento da aterosclerose são: fosfolípides, colesterol, triglicérides e ácidos graxos.[1]

Os fosfolípides formam a estrutura básica do sarcolema, sendo o colesterol precursor dos hormônios esteroides, dos ácidos biliares e da vitamina D. Os triglicérides (TG) são formados a partir de três ácidos graxos ligados a um glicerol, constituindo uma das formas de armazenamento energético mais importantes, com depósitos nos tecidos adiposo e muscular.

Os ácidos graxos podem ser classificados como saturados, mono ou poli-insaturados. Os ácidos graxos saturados mais frequentes na alimentação são láurico, mirístico, palmítico e esteárico. Entre os monoinsaturados, o mais frequente é o ácido oleico. Quanto aos poli-insaturados, podem ser classificados como ômega-3 (eicosapentaenoico, docosa-hexaenoico e linolênico) ou ômega-6 (linoleico).

As lipoproteínas permitem a solubilização e o transporte dos lípides, que são substâncias geralmente hidrofóbicas, em meio aquoso plasmático. São compostas por lípides e proteínas denominadas apolipoproteínas (apos). As apos têm diversas funções no metabolismo das lipoproteínas, como a formação intracelular das partículas lipoproteicas, caso das apos B100 e B48, ligantes a receptores de membrana como as apos B100 e E, ou cofatores enzimáticos, como as apos CII, CIII e AI.

Existem quatro grandes classes de lipoproteínas, separadas em dois grupos:

1. As ricas em TG, maiores e menos densas, representadas pelos quilomícrons, de origem intestinal, e pelas lipoproteínas de densidade muito baixa ou *very low density lipoprotein* (VLDL), de origem hepática.
2. As ricas em colesterol de densidade baixa, *low density lipoprotein* (LDL), e de densidade alta, *high density lipoprotein* (HDL).

Existe ainda uma classe de lipoproteínas de densidade intermediária ou *intermediary density lipoprotein* (IDL).

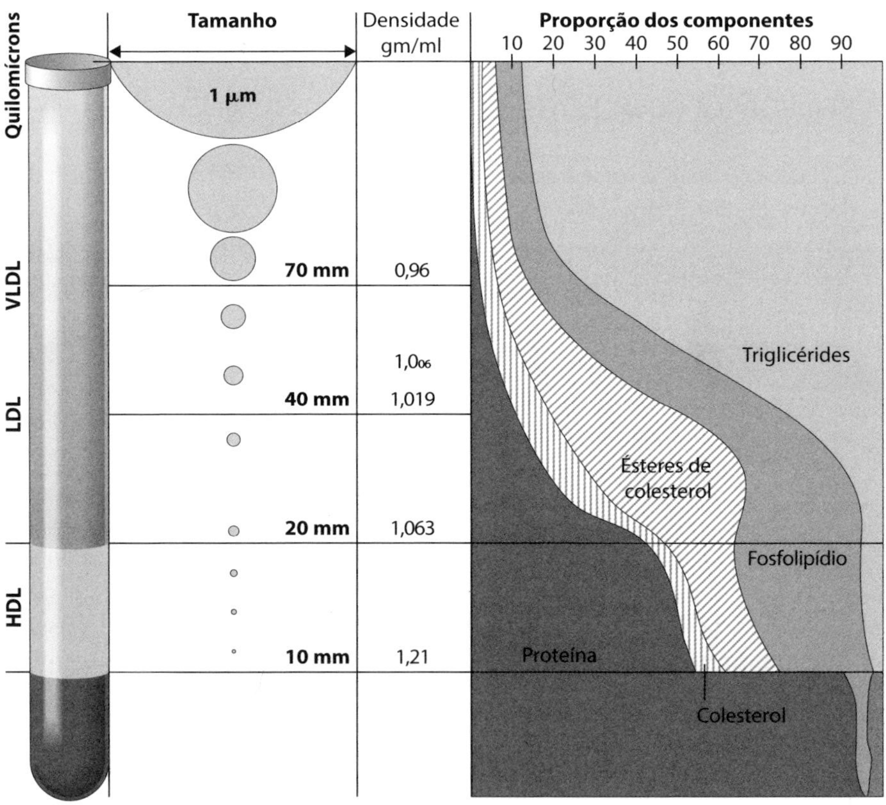


**FIGURA 1** Lipoproteínas do plasma.
HDL: lipoproteínas de densidade alta ou *high density lipoprotein*; LDL: lipoproteínas de densidade baixa ou *low density lipoprotein*; VLDL: lipoproteínas de densidade muito baixa ou *very low density lipoprotein*.
Fonte: elaborada pelos autores.

Os quilomícrons são responsáveis pelo transporte dos lípides absorvidos pelo intestino, originários da dieta e da circulação entero-hepática. No fígado, o conteúdo de colesterol é regulado por três mecanismos principais:

1. Síntese intracelular do colesterol.
2. Armazenamento após esterificação.
3. Excreção pela bile.

Na luz intestinal, o colesterol é excretado na forma de metabólitos ou como ácidos biliares. Metade do colesterol biliar e aproximadamente 95% dos ácidos biliares são reabsorvidos e retornam ao fígado pelo sistema porta (ciclo êntero-hepático).

O transporte de lípides de origem hepática ocorre por meio das VLDL, das IDL e das LDL. Os TG das VLDL, assim como os dos quilomícrons, são hidrolisados pela lipase lipoproteica, e essa enzima é estimulada pela apo CII e inibida pela apo CIII. Os ácidos graxos são liberados para os tecidos e metabolizados. Por ação da lipase lipoproteica, os quilomícrons e as VLDL, progressivamente depletados de TG, transformam-se em remanescentes, também removidos pelo fígado por receptores específicos.

Uma parte do VLDL dá origem à IDL, que é removida rapidamente do plasma. O processo de catabolismo envolve a ação da lipase hepática e resulta em LDL, que permanece por um longo tempo no plasma. Essa lipoproteína apresenta conteúdo apenas residual de TG, sendo composta principalmente de colesterol e apolipoproteína, a apo B100. A LDL é removida pelo fígado via receptores B/E. A expressão desses receptores é a principal responsável pelo nível de colesterol no sangue e depende da atividade da enzima hidroxi-metil-glutaril (HMG) CoA redutase, que é a enzima-chave intracelular para a síntese do colesterol hepático.

No interior das células, o colesterol livre é esterificado para depósito por ação da enzima acil colesterol-acil transferase (ACAT). As VLDL trocam TG por ésteres de colesterol com HDL e LDL por intermédio da ação da proteína de transferência de colesterol esterificado (CETP, na sigla em inglês). As partículas de HDL são formadas no fígado, no intestino e na circulação, e seu principal conteúdo proteico é representado pelas apos A-I e A-II. O colesterol livre da HDL, recebido das membranas celulares, é esterificado por ação da lecitina-colesterol-aciltransferase (LCAT). A apo A1, principal proteína da HDL, é cofator dessa enzima.

O processo de esterificação do colesterol, que ocorre principalmente nas HDL, é fundamental para sua estabilização e transporte no plasma, no centro dessa partícula. A HDL transporta o colesterol até o fígado, onde ele é captado pelos receptores SR-B1 (*scavenger receptor B class 1*, ou receptor "removedor" B tipo 1). O circuito de transporte do colesterol dos tecidos periféricos para o fígado é denominado transporte reverso do colesterol. Nesse transporte, é importante a ação do complexo "ATP Binding Cassete" A1 (ABC-A1), que facilita a extração do colesterol da célula pelas HDL.

A HDL também é responsável por outras ações que contribuem para a proteção do leito vascular contra a aterogênese, tais como remoção de lípides oxidados da LDL, inibição da fixação de moléculas de adesão e monócitos ao endotélio e estimulação da liberação de óxido nítrico.

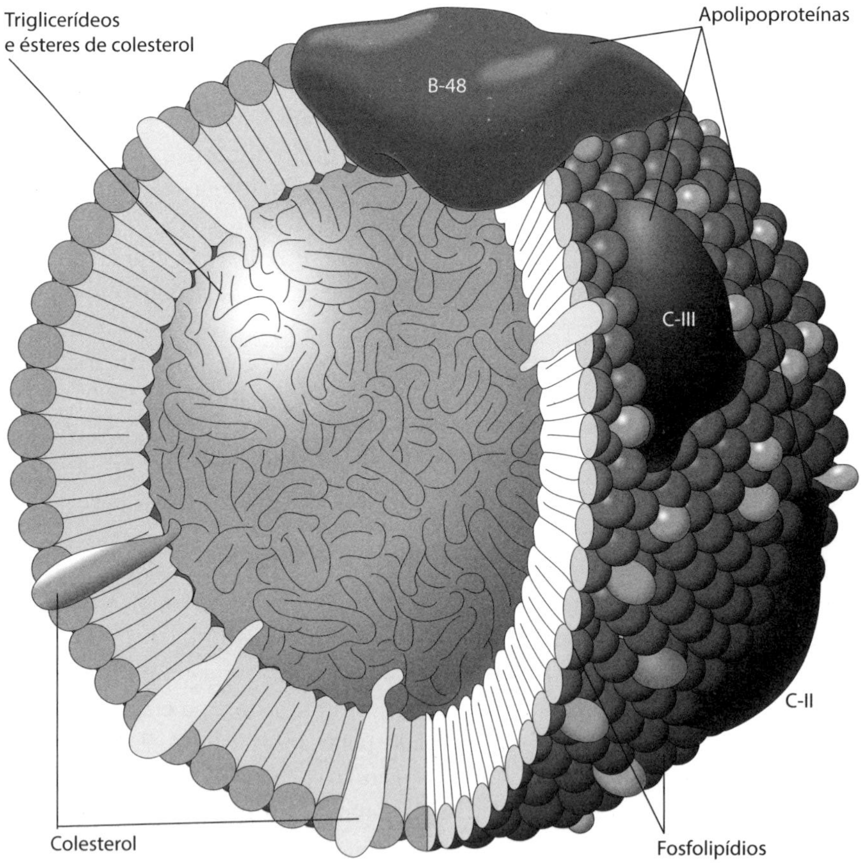


**FIGURA 2** Distribuição de lipídios na célula.
Fonte: elaborada pelos autores.

O acúmulo de quilomícrons e/ou de VLDL no compartimento plasmático resulta em hipertrigliceridemia e decorre da diminuição da hidrólise dos TG dessas lipoproteínas pela lipase lipoproteica ou do aumento da síntese de VLDL. Variantes genéticas das enzimas ou apolipoproteínas relacionadas a essas lipoproteínas podem causar alterações metabólicas, aumento de síntese ou redução da hidrólise. O acúmulo de lipoproteínas ricas em colesterol como a LDL no compartimento plasmático resulta em hipercolesterolemia. Esse acúmulo pode ocorrer por doenças monogênicas, em particular, por defeito no gene do receptor de LDL ou no gene da apo B100.

Centenas de mutações do receptor de LDL foram detectadas em portadores de hipercolesterolemia familiar, algumas causando redução de sua expressão na membrana, outras, deformações em sua estrutura e função. Mutação no gene que codifica a apo B100 pode também causar hipercolesterolemia por meio da deficiência no acoplamento da LDL ao receptor celular. Mais comumente, a hipercolesterolemia resulta de mutações em múltiplos genes envolvidos no metabolismo lipídico, as hipercolesterolemias poligênicas. Nesses casos, a interação entre fatores genéticos e ambientais determina o fenótipo do perfil lipídico.

## ETIOLOGIA

A formação da placa aterosclerótica inicia-se com a agressão ao endotélio vascular devido a diversos fatores de risco, como elevação de lipoproteínas aterogênicas (LDL, IDL, VLDL), hipertensão arterial ou tabagismo. Como consequência, a disfunção endotelial aumenta a permeabilidade da camada íntima do vaso às lipoproteínas plasmáticas, favorecendo a retenção destas no espaço subendotelial. Retidas, as partículas de LDL sofrem oxidação, causando a exposição de diversos neoepítopos, que as torna imunogênicas. O depósito de lipoproteínas na parede arterial, processo-chave no início da aterogênese, ocorre de maneira proporcional à concentração das lipoproteínas no plasma.

Além do aumento da permeabilidade às lipoproteínas, outra manifestação da disfunção endotelial é o surgimento de moléculas de adesão leucocitária na superfície endotelial, processo estimulado pela presença de LDL oxidada. As moléculas de adesão são responsáveis pela atração de monócitos e linfócitos para a parede arterial. Induzidos por proteínas quimiotáticas, os monócitos migram para o espaço subendotelial, onde se diferenciam em macrófagos, que por sua vez captam as LDL oxidadas. Os macrófagos repletos de lípides são chamados de células espumosas e constituem o principal componente das estrias gordurosas, lesões macroscópicas iniciais da aterosclerose. Alguns mediadores da inflamação estimulam a migração e a

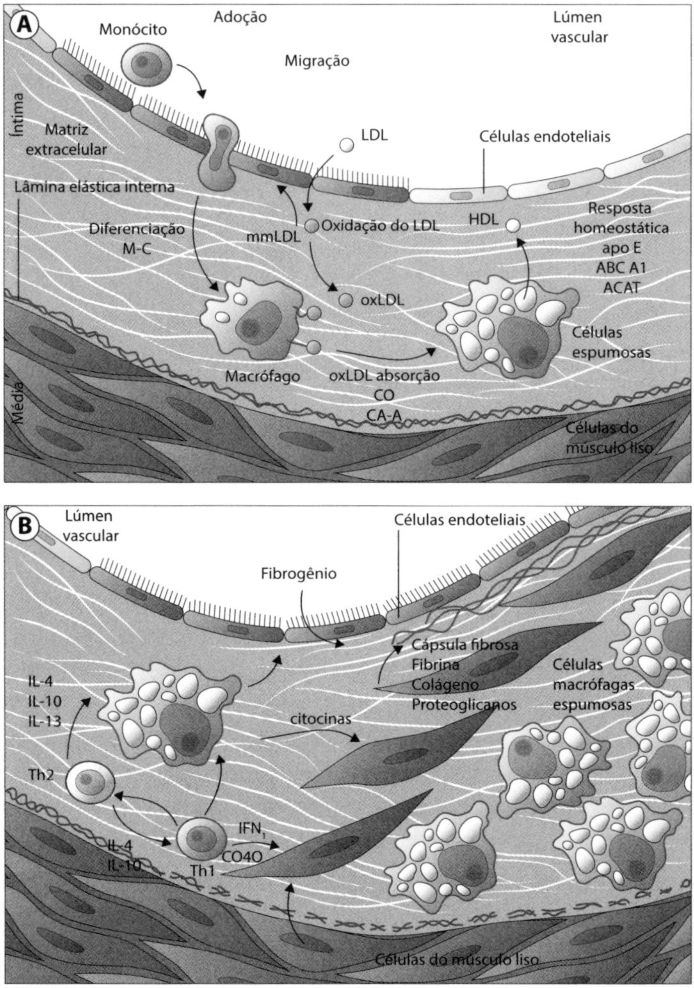


**FIGURA 3** A: eventos iniciais para o desenvolvimento da placa aterosclerótica. A LDL sofre oxidação no espaço subendotelial, desde a LDL minimamente modificada (mmLDL) até a LDL oxidada (LDL-ox). Os monócitos aderem à célula endotelial induzida a expressar moléculas de adesão por meio da ação da mmLDL e de citocinas inflamatórias. Os monócitos no espaço subendotelial diferenciam-se para macrófagos. Estes, com a participação da LDL-ox, transformam se em células espumosas. A LDL-ox é, assim, armazenada ou transportada para fora da célula. B: progressão da lesão. Interação entre macrófagos / células espumosas, linfócitos Th1 e Th2 estabelece um processo inflamatório crônico. As citocinas secretadas pelos linfócitos e macrófagos exercem ação tanto pró como antiaterogênica. As CML migram da porção média da parede arterial, proliferam e secretam matriz extracelular, que forma a placa fibrótica.[2]

CML: células musculares lisas; HDL: lipoproteínas de densidade alta ou *high density lipoprotein*; IFN-gama: interferon-gama; IL: interleucina; LDL: lipoproteínas de densidade baixa ou *low density lipoprotein*.

Fonte: elaborada pelos autores.

proliferação das células musculares lisas da camada média arterial. Estas, ao migrarem para a íntima, passam a produzir não só citocinas e fatores de crescimento como também matriz extracelular, que formará parte da capa fibrosa da placa aterosclerótica.

A placa aterosclerótica plenamente desenvolvida é constituída por elementos celulares, componentes da matriz extracelular e do núcleo lipídico. Esses elementos formam, na placa aterosclerótica, o núcleo lipídico, rico em colesterol, e a capa fibrosa, rica em colágeno. As placas estáveis caracterizam-se pelo predomínio de colágeno, organizado em capa fibrosa espessa, escassas células inflamatórias e núcleo lipídico de proporções menores. As instáveis apresentam atividade inflamatória intensa, especialmente em suas bordas laterais, com grande atividade proteolítica, núcleo lipídico proeminente e capa fibrótica tênue. A ruptura da capa expõe o material lipídico altamente trombogênico, levando à formação de um trombo sobrejacente. Esse processo, também conhecido por aterotrombose, é um dos principais determinantes das manifestações clínicas da aterosclerose.

Embora qualquer órgão ou tecido do corpo possa ser afetado, a doença aterosclerótica sintomática localiza-se mais frequentemente nas artérias que perfundem o coração (coronárias), o cérebro, os rins, os membros inferiores e o intestino delgado. As principais consequências dessa doença são infarto agudo do miocárdio, acidente vascular cerebral e aneurismas da aorta.

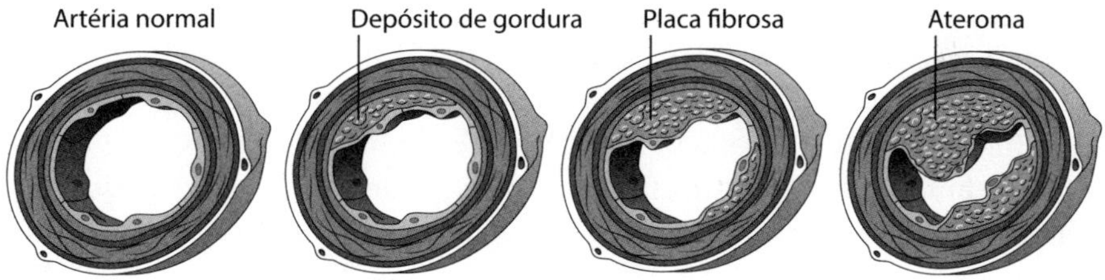


**FIGURA 4**
Fonte: elaborada pelos autores.

Sabe-se bem que as características funcionais das artérias coronárias são determinadas pelas células endoteliais, células do músculo liso vascular e de elementos do tecido conectivo nas paredes arteriais. O músculo vascular é o final do caminho habitual para ativar o controle do diâmetro das artérias e, portanto, da resistência vascular.[3-4]

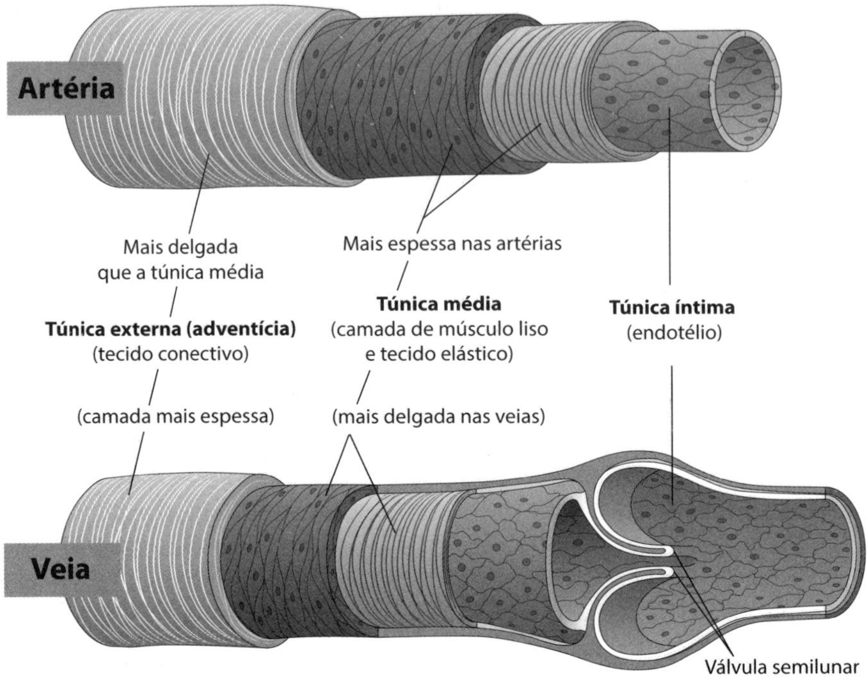


FIGURA 5
Fonte: elaborada pelos autores.

Tradicionalmente, considerava-se que o papel do endotélio era, sobretudo, o de barreira seletiva para a difusão de macromoléculas da luz dos vasos sanguíneos para o espaço intersticial. Durante os últimos 20 anos, no entanto, foram definidas muitas outras funções para o endotélio, como regulação do tônus vagal, modulação da inflamação, promoção e inibição do crescimento neovascular[4] e modulação da agregação plaquetária e da coagulação.[3-4] Em adição, o endotélio é responsável pela síntese de fatores vasoconstritores e vasodilatadores, sendo o óxido nítrico (NO) um dos fatores relaxantes de maior importância, derivados do endotélio.

Em condições basais, em indivíduos saudáveis, o tônus vasodilatador é considerado constante com ativação moderada, causado pelo NO endotelial e se difundindo para as células da musculatura lisa vascular. Assim, ocorre vasoconstrição na vigência de interrupção da liberação basal do NO. Portanto, a baixa formação de NO pode reduzir a perfusão tecidual, além de facilitar a formação de trombo, enquanto a alta formação de NO produz vasodilatação pronunciada e possivelmente choque.[5]

Diversas doenças, como as dislipidemias, a aterosclerose e a hipertensão arterial sistêmica, apresentam, em sua gênese e/ou em seus mecanismos fisiopatológicos, alterações na função endotelial. Assim, a disfunção endotelial, caracterizada por menor produção e/ou biodisponibilidade de NO, é um dos fatores que contribuem para o aparecimento das doenças cardiovasculares.[5]

Em pessoas sem aterosclerose, o efeito predominante da ativação endotelial e da liberação de NO é a vasodilatação. A lesão endotelial resulta na disfunção (vasoconstrição paradoxal em resposta a agentes vasodilatadores), que parece ser o evento inicial para o desenvolvimento da aterosclerose. Adicionalmente, a disfunção endotelial antecede os sinais físicos da aterosclerose na angiografia.[6] Ludmer et al.[7] e El-Tamimi et al.[8] foram os primeiros a observar vasoconstrição parodoxal de segmentos ateroscleróticos de artérias coronárias em resposta à infusão de acetilcolina.

Percebe-se, portanto, que o dano endotelial e sua disfunção são eventos iniciais da aterosclerose. Adicionalmente, a disfunção endotelial é também reconhecida como fator importante em síndrome coronariana aguda.[9] Nessa perspectiva, Rozanski et al.[10] compararam a resposta do fluxo sanguíneo periférico em indivíduos sem doença e com doença coronariana após submissão ao exercício físico em esteira ergométrica; os resultados revelaram não haver nenhuma manifestação de vasodilatação induzida pelo exercício no grupo saudável. Contudo, 53% dos sujeitos com doença coronariana demonstraram vasoconstrição progressiva.

O endotélio, quando agredido por fatores de risco, perde progressivamente sua função fisiológica de proteção, passando a ser fonte de elementos que participam da progressão da aterosclerose. Esses danos ou a ativação do endotélio modificam funções regulatórias, resultando na disfunção endotelial, alterando a resposta vasodilatadora e reduzindo a atividade antitrombótica, o que ocasiona alterações estruturais e, obviamente, dano vascular.[9,11]

Entre os fatores que causam danos ao endotélio, as espécies reativas de oxigênio e as espécies reativas derivadas do $NO^-$ são cada vez mais reconhecidas como as principais responsáveis por comprometer a função endotelial celular e por sua implicação na aterogênese.[9]

## ESPÉCIES REATIVAS DE OXIGÊNIO E ESTRESSE OXIDATIVO NA DOENÇA ARTERIAL CORONARIANA (DAC)

Outra situação visualizada na aterosclerose é o aumento do estresse oxidativo, que pode contribuir para a patogênese de doenças cardiovasculares.[9] Atualmente, o mais importante mecanismo pelo qual se acredita que o estresse oxidativo altera a função endotelial é a inativação do NO pelos ânions supe-

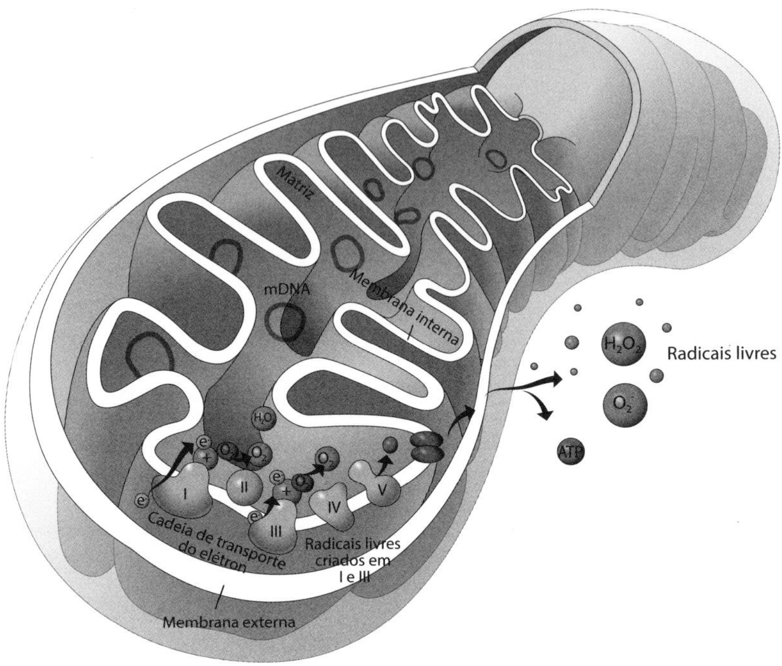


FIGURA 6
ATP: adenosina trifosfato.
Fonte: elaborada pelos autores.

róxidos e pelas lipoproteínas de baixa densidade oxidadas (LDL-ox). Esses radicais livres desativam os receptores endoteliais para acetilcolina, serotonina, trombina, bradicinina e outros mediadores, diminuindo a estimulação da enzima óxido nítrico sintase (NOS) nas células endoteliais e, consequentemente, reduzindo a produção de NO, prejudicando o relaxamento das células musculares lisas e predispondo à formação da placa aterosclerótica.[12]

Além disso, as espécies reativas de oxigênio podem reagir com a molécula de NO e produzir o ânion peroxinitrito (ONOO–) e o dióxido de nitrogênio, promovendo peroxidação lipídica e potencializando a lesão inflamatória em células vasculares, diminuindo a disponibilidade de NO para as células, favorecendo os processos tromboembólicos.[13]

A modificação oxidativa de lipoproteínas circulantes por radicais livres, particularmente as LDL, parece ser importante para o desenvolvimento de lesões ateroscleróticas, principalmente a oxidação de ácidos graxos poli-insaturados na LDL, que parece ocorrer dentro das lesões ateroscleróticas.

Seguindo o processo de oxidação, as LDL-ox estimulam a migração de monócitos circulantes para o espaço subendotelial e causam lesão na célula endotelial. As LDL-ox são então capturadas por macrófagos, mais rapidamente que o normal, para formar células espumosas carregadas de colesterol. Esse processo histológico prematuro leva ao desenvolvimento de placas ateroscleróticas.[9,12-13] Além disso, as próprias LDL-ox são citotóxicas para as células endoteliais. Elas também promovem a expressão de citocinas, são pró-inflamatórias, causam inibição da enzima óxido nítrico sintase endotelial (eNOS), provocam vasoconstrição e adesão e aumentam a agregação plaquetária.[9,14]

A produção excessiva de espécies reativas de oxigênio promove a produção direta de espécies citotóxicas e a inativação de NO.[9] Essa inativação leva à perda dos efeitos protetores do NO, como a regulação do tônus arterial, a inibição da inflamação local e da coagulação, como também a proliferação celular.[3-4] O efeito protetor do NO na aterosclerose ocorre por intermédio da inibição da oxidação das moléculas de LDL colesterol e do impedimento da agregação plaquetária. O mecanismo pelo qual o NO impede a formação da molécula de LDL-ox se dá por meio de sua ação antioxidante, impedindo a formação de ânions superóxidos, que promovem a oxidação da molécula de LDL colesterol.[15-16] A ação antiagregante do NO se deve a sua ligação com a molécula de guanilatociclase. Ela induz a formação de guanilato monofosfato cíclico (GMPc), que promove a redução da concentração de íons cálcio dentro da plaqueta, inibindo sua ativação e agregação.[17]

## DIAGNÓSTICO

O perfil lipídico é definido pelas determinações bioquímicas do CT, colesterol ligado à HDL ou HDL-colesterol (HDL-c), TG e do colesterol ligado à LDL ou LDL-colesterol (LDL-c) após jejum de 12 horas.

As dislipidemias primárias ou sem causa definida podem ser classificadas genotipicamente ou fenotipicamente por meio de análises bioquímicas. A classificação genotípica engloba as dislipidemias monogênicas, causadas por mutações em um só gene, e poligênicas, associadas à múltiplas mutações que isoladamente não seriam de grande repercussão A classificação fenotípica ou bioquímica considera os valores do CT, LDL-c, TG e HDL-c. Compreende quatro tipos principais bem definidos conforme a V Diretriz brasileira sobre dislipidemias e prevenção da aterosclerose do Departamento de Aterosclerose da Sociedade Brasileira de Cardiologia (SBC) de 2013:

1. Hipercolesterolemia isolada.
2. Hipertrigliceridemia isolada.

3. Hiperlipidemia mista.
4. HDL-c baixo.

### Hipercolesterolemia isolada

Elevação isolada do LDL-c (> 160 mg/dL).

### Hipertrigliceridemia isolada

Elevação isolada dos TG (> 150 mg/dL), que reflete o aumento do volume de partículas ricas em TG como VLDL, IDL e quilomícrons. Como citado, a estimativa do volume das lipoproteínas aterogênicas pelo LDL-c se torna menos precisa à medida que aumentam os níveis plasmáticos de lipoproteínas ricas em TG. Portanto, conforme referido, o valor do não HDL-c pode ser usado como indicador de diagnóstico e meta terapêutica nessas situações.

### Hiperlipidemia mista

Valores aumentados de ambos LDL-c (> 160 mg/dL) e TG (> 150 mg/dL). Nesses indivíduos, pode-se também utilizar o não HDL-c como indicador e meta terapêutica. Nos casos com TG > 400 mg/dL, quando o cálculo do LDL-c pela fórmula de Friedewald é inadequado, considerar-se-á hiperlipidemia mista se o CT for maior que 200 mg/dL.

### HDL-c baixo

Redução do HDL-c (homens < 40 mg/dL e mulheres < 50 mg/dL) isolada ou em associação com aumento de LDL-c ou de TG.

## ESTRATIFICAÇÃO DE RISCO CARDIOVASCULAR

Um evento coronariano agudo é a primeira manifestação da doença aterosclerótica em pelo menos metade dos indivíduos que apresentam essa complicação. Dessa forma, a identificação dos indivíduos assintomáticos que estão mais predispostos é crucial para a prevenção efetiva com a correta definição das metas terapêuticas (Quadro 1). A estimativa do risco de doença aterosclerótica resulta do somatório do risco causado por cada um dos fatores de risco mais a potenciação acarretada por sinergismos entre alguns desses fatores.

Análises de regressão de estudos populacionais, por meio dos quais há identificação do risco global, são frequentemente utilizadas, e, dentre os algoritmos existentes, o Escore de Risco Global (ERG) de Framingham é o indicado pela Sociedade Brasileira de Cardiologia (SBC). Nele se estima a probabilidade de ocorrer infarto do miocárdio ou morte por doença coronária no período de 10 anos em indivíduos sem diagnóstico prévio de aterosclerose clínica. Embora essa estimativa de risco seja sujeita a correções, conforme os indicadores epidemiológicos da população estudada, o ERG de Framingham identifica adequadamente indivíduos de muito alto e baixo risco (Tabela 1).

## Fase 1: presença de doença aterosclerótica significativa ou de seus equivalentes

Conforme mencionado, o risco de doença aterosclerótica é estimado com base na análise conjunta de características que aumentam a chance de um indivíduo desenvolver a doença. Portanto, o identificador de risco mais claro é a manifestação prévia da própria doença. Dessa forma, o primeiro passo na estratificação do risco é a identificação de manifestações clínicas da doença aterosclerótica ou de seus equivalentes, como a presença de diabetes *mellitus* tipos 1 ou 2. Portanto, indivíduos assim identificados apresentam risco maior do que 20% em 10 anos de apresentar novos eventos cardiovasculares (grau de recomendação I, nível de evidência A).

**QUADRO 1** Critérios para identificação de alto risco de eventos coronarianos

Doença aterosclerótica coronariana, cerebrovascular ou obstrutiva periférica com manifestações clínicas.
Aterosclerose na forma subclínica.
Revascularização arterial.
Doença renal crônica.
Hipercolesterolemia familiar.
Diabetes ***mellitus*** tipo 1 ou 2.

Fonte: adaptado de SBC.[18]

## Fase 2: escore de risco

Entre os indivíduos sem doença aterosclerótica significativa pode-se estimar pelo ERG de Framingham aqueles com baixo risco (probabilidade menor que 5% de sofrer um desfecho cardiovascular em 10 anos) e alto risco (probabilidade maior do que 20% nos homens e 10% nas mulheres). Para os indivíduos identificados pelo ERG de Framingham como portadores de risco intermediário (homens com risco calculado > 5% e < 20% e mulheres com risco calculado

> 5% e < 10% de ocorrência de algum dos eventos citados). Na Tabela 1 estão dispostos os critérios para cálculo de risco pelo ERG de Framingham.

**TABELA 1** Atribuição de pontos de acordo com o risco global para mulheres e homens

| Pontos | Idade (anos) | HDL-c | H | PAS | | Fumo | Diabetes |
|---|---|---|---|---|---|---|---|
| | | | | Não tratada | Tratada | | |
| Mulheres | | | | | | | |
| −3 | | | | < 120 | | | |
| −2 | | 60 + | | | | | |
| −1 | | 50-59 | | | < 120 | | |
| 0 | 30-34 | 45-49 | <160 | 120-129 | | Não | Não |
| 1 | | 35-44 | 160-199 | 130-139 | | | |
| 2 | 35-39 | < 35 | | 140-149 | 120-139 | | |
| 3 | | | 200-239 | | 130-139 | Sim | |
| 4 | 40-44 | | 240-279 | 150-159 | | | Sim |
| 5 | | | 280 + | 160 + | 140-149 | | |
| 6 | | | | | 150-159 | | |
| 7 | 50-54 | | | | 160 + | | |
| 8 | 55-59 | | | | | | |
| 9 | 60-64 | | | | | | |
| 10 | 65-69 | | | | | | |
| 11 | 70-74 | | | | | | |
| 12 | 75 + | | | | | | |
| Homens | | | | | | | |
| −2 | | 60 + | | < 120 | | | |
| −1 | | 50-59 | | | | | |
| 0 | 30-34 | 45-49 | < 160 | 120-129 | < 120 | Não | Não |
| 1 | | 35-44 | 160-199 | 30-139 | | | |
| 2 | 35-39 | < 35 | 200-239 | 140-159 | 120-139 | | |
| 3 | | | 240-279 | 160 + | 130-139 | | Sim |
| 4 | | | 280 + | | 140-159 | Sim | |
| 5 | 40-44 | | | | 160 | | |
| 6 | 45-49 | | | | | | |
| 7 | | | | | | | |
| 8 | 50-54 | | | | | | |
| 9 | | | | | | | |
| 10 | 55-59 | | | | | | |

*(continua)*

**TABELA 1** Atribuição de pontos de acordo com o risco global para mulheres e homens (*continuação*)

| Pontos | Idade (anos) | HDL-c | H | PAS Não tratada | PAS Tratada | Fumo | Diabetes |
|---|---|---|---|---|---|---|---|
| 11 | 60-64 | | | | | | |
| 12 | 65-69 | | | | | | |
| 13 | | | | | | | |
| 14 | 70-74 | | | | | | |
| 15 | 75 + | | | | | | |

HDL-c: HDL-colesterol; PAS: pressão arterial sistólica.
Fonte: adaptada da atualização da Diretriz de prevenção cardiovascular da SBC.[19]

**TABELA 2** Risco global para mulheres e homens

| Pontos | Mulheres Risco (%) | Pontos | Homens Risco (%) |
|---|---|---|---|
| ≤ –2 | < 1 | ≤ –3 | < 1 |
| –1 | 1 | –2 | 1,1 |
| 0 | 1,2 | –1 | 1,4 |
| 1 | 1,5 | 0 | 1,6 |
| 2 | 1,7 | 1 | 1,9 |
| 3 | 2 | 2 | 2,3 |
| 4 | 2,4 | 3 | 2,8 |
| 5 | 2,8 | 4 | 3,3 |
| 6 | 3,3 | 5 | 3,9 |
| 7 | 3,9 | 6 | 4,7 |
| 8 | 4,5 | 7 | 5,6 |
| 9 | 5,3 | 8 | 6,7 |
| 10 | 6,3 | 9 | 7,9 |
| 11 | 7,3 | 10 | 9,4 |
| 12 | 8,6 | 11 | 11,2 |
| 13 | 10 | 12 | 13,2 |
| 14 | 11,7 | 13 | 15,6 |
| 15 | 13,7 | 14 | 18,4 |
| 16 | 15,9 | 15 | 21,6 |
| 17 | 18,5 | 16 | 25,3 |
| 18 | 21,6 | 17 | 29,4 |
| 19 | 24,8 | 18 + | > 30 |
| 20 | 28,5 | | |
| 21 + | > 30 | | |

Fonte: adaptada da atualização da Diretriz de prevenção cardiovascular da SBC.[19]

## Fase 3: fatores agravantes

A estimativa do risco de eventos coronarianos pelo ERG de Framingham é menos precisa nos indivíduos de risco intermediário (nos quais ocorre a maioria dos eventos), na avaliação do risco cardiovascular de curto prazo e nos jovens e nas mulheres. A Tabela 2 propõe agravantes que levam o indivíduo à categoria de risco imediatamente superior. Os pacientes de baixo e médio risco que apresentem critérios agravantes podem ser classificados em uma categoria de risco acima daquela estimada isoladamente pelo escore (grau de recomendação IIa, nível de evidência B). A utilização de testes diagnósticos bioquímicos e/ou de exames de imagem para detecção da aterosclerose subclínica não é preconizada como ferramenta de rotina na estratificação de risco, mas pode ser incorporada de forma individualizada a indivíduos que apresentem história familiar de doença aterosclerótica precoce ou que sejam considerados como de risco intermediário segundo o ERG de Framingham (grau de recomendação IIa, nível de evidência B).

**QUADRO 2** Fatores agravantes de risco

- Histórico familiar de doença coronariana prematura (inclui parente de primeiro grau masculino com idade < 55 anos ou feminino com < 65 anos).
- Síndrome metabólica:
  - Microalbuminúria (30-300 mcg/minuto) ou macroalbuminúria (> 300 mcg/minuto).
- Hipertrofia do ventrículo esquerdo.
- Proteína C reativa de sensibilidade alta > 2 mg/L (na falta de etiologia não aterosclerótica).
- Escore de $Ca^{2+}$ coronário > 100 ou > que o percentil 75 para idade ou sexo.
- Espessamento de carótida máximo > 1 mm.
- Índice tornozelo braquial < 0,9.

Fonte: adaptada de SBC.[18]

## Fase 4: metas terapêuticas e reavaliação do risco

Todos os pacientes com dislipidemia isolada e aqueles com risco cardiovascular aumentado (Quadro 3) devem ser orientados para a instituição de medidas não farmacológicas relacionadas à mudança do estilo de vida (MEV) (grau de recomendação I, nível de evidência A). O tratamento farmacológico deve ser iniciado naqueles de risco baixo (6 meses após) ou intermediário (3 meses após) que não atingirem as metas após medidas não farmacológicas. Nos indivíduos de alto risco as medidas não farmacológicas e o tratamento com hipolipemiantes devem ser iniciados simultaneamente. Nos pacientes com doença aterosclerótica significativa, de acordo com evidências atuais, a meta primária é a obtenção do nível de LDL-c inferior a 70 mg/dL e meta secundária com colesterol não HDL abaixo de 100 mg/dL (grau de recomendação I, nível de evidência A e recomendação II, evidência A, respectivamente).

**QUADRO 3** Medidas terapêuticas iniciais e momento de reavaliação

| Estrato | Medida inicial | Reavaliação |
|---|---|---|
| Baixo risco | MEV | 6 meses |
| Risco intermediário | MEV | 3 meses |
| Alto risco | MEV + tratamento farmacológico | 3 meses |
| Aterosclerose manifesta | MEV + tratamento farmacológico | Individualizada |

MEV: mudança do estilo de vida.
Fonte: adaptado de SBC.[20]

## TRATAMENTO

Em que pese a importância do exercício físico, atividades aeróbias têm posição de destaque ao reduzir a morbimortalidade cardiovascular, diminuindo eventos coronarianos fatais e não fatais em indivíduos saudáveis e cardiopatas.[21] Reporta-se a ação em pacientes com doença coronariana aterosclerótica, em que o exercício físico promove estabilização ou, em alguns casos, regressão da aterosclerose. Esses benefícios somam-se à diminuição da mortalidade cardíaca e geral, existindo associação inversa e independente entre HDL-c e DAC, com destaque para a proteção de componentes importantes, a apo A-I. Esse contexto pauta atribuir ao exercício aeróbio de intensidade moderada o grau de recomendação I, com nível de evidência A.[1]

Acresça-se a repercussão positiva do exercício físico na obesidade central, um fator de risco bem documentado para dislipidemia e aterosclerose.[22] Assim, estudos conduzidos em animais[23] e humanos[24] ilustram que a atividade física aeróbia promove redução da gordura subcutânea e visceral com concomitante redução do TG.[24]

Os benefícios principais do exercício residem em modificações funcionais, com aprimoramento da HDL e da LDL, aumento à oxidação da LDL, produção de paraoxonase, mudanças da HDL2 e HDL3 e aumento do efluxo de colesterol.[1,25] Documenta-se, ainda, redução sustentada de VLDL-c e TG com atividades de intensidade moderada, que, em volumes maiores, induzem aumento significativo do HDL-c.[26,27] Além disso, ocorre um aumento do *clearance* pós-prandial de lipoproteínas, tais como os quilomícrons, que são os transportadores dos lipídios do intestino para o sistema venoso.

Stefanick et al.[28] randomizaram 377 indivíduos com níveis baixos de HDL e LDL moderadamente elevado em quatro grupos: exercício aeróbio, dieta isolada, exercício aeróbio mais dieta e nenhum tratamento. Os investigadores reportaram que a dieta isolada não surtiu efeitos positivos no teor de LDL, porém, quando associada ao exercício, houve reduções evidentes, o que confirma a importância de um programa de exercício no controle lipídico.

## BENEFÍCIOS DO EXERCÍCIO FÍSICO

Estudos conduzidos com animais de laboratório e humanos mostram que o *shear stress* (força que o sangue exerce sobre a parede das artérias) induzido pelo exercício físico é um estímulo poderoso para aumentar liberação de fatores vasorrelaxantes derivados do endotélio vascular como o NO. Guizoni et al.[29] analisaram o efeito de 4 semanas de treinamento aeróbio em camundongos transgênicos com disfunção endotelial. Os autores observaram que o exercício resultou em melhora do relaxamento dependente do endotélio. Esses achados foram associados com normalização dos níveis de NO e peróxido de hidrogênio em amostras de aorta. De fato, a atividade física moderada aumenta o relaxamento vascular devido à maior produção de NO e de NOS endotelial e neuronal.[30-35]

Em conjunto, o exercício físico pode melhorar o fluxo sanguíneo coronariano e muscular esquelético, ação mediada pela NOS e maior biodisponibilidade do NO.[34,36] Dessa forma, os efeitos benéficos da prática de exercício regular sobre as doenças cardiovasculares são associados, principalmente, à maior produção de agentes vasodilatadores derivados do endotélio, com consequente redução da resistência vascular periférica, diminuição dos níveis de LDL e inibição da agregação plaquetária.[32]

### A função endotelial

O aumento frequente da pressão transmural no vaso sanguíneo, decorrente do exercício repetido, leva à melhora no funcionamento endotelial, facilitando a perfusão miocárdica.[32,34,37]

### Velocidade de síntese e de degradação de óxido nítrico

Na tentativa de compensar a formação de peroxinitrito, as células musculares lisas presentes no vaso produzem uma enzima antioxidativa, a SOD, e aumentam a expressão de NOS.[38,39]

### A microcirculação

Estudos têm lançado a hipótese de que o treinamento físico também estimularia a produção de NO na microcirculação com consequente ação vasodilatadora. Evidências ilustram que a capacidade vasodilatadora dos vasos de resistência (microcirculação) se intensifica após 4 semanas de treinamento, sendo fundamental para a perfusão miocárdica.[31,34,35,40] Esses autores acreditam que as respostas do exercício físico na microcirculação são multifatoriais e complexas, envolvendo também a função muscular lisa, a função endotelial, a densidade capilar, a regressão da doença e a circulação colateral.

## Regressão de lesões ateroscleróticas

Estudos demonstraram que o exercício físico, associado ao controle dos níveis de colesterol (dieta hipogordurosa), atenua a progressão das lesões coronarianas em longo prazo (4 a 6 anos de exercício), podendo levar à regressão da placa aterosclerótica miocárdio.[41,42] Por outro lado, o benefício do exercício físico realizado em curto prazo é incerto.[43]

## Neoformação de vasos colaterais

Estudos experimentais mostram que o exercício físico induz a neogênese.[41,42] No entanto, estudos de perfusão miocárdica com a cintilografia têm apresentado resultados conflitantes em pacientes coronarianos submetidos a um programa regular de exercício físico,[35,40,44] talvez pela incapacidade desse exame para identificar artérias colaterais de pequeno tamanho (< 100 mcm).

## Redução da viscosidade sanguínea

O exercício físico realizado de forma regular causa aumento no volume plasmático, além de redução de algumas proteínas plasmáticas, como fibrinogênio e globulinas, processo definido como hemodiluição crônica,[45] com redução da viscosidade plasmática de atletas de *endurance.*[45] Contudo, essa queda da viscosidade com o exercício físico não foi demonstrada em pacientes coronarianos, permanecendo a dúvida quanto ao real efeito do exercício físico sobre a viscosidade sanguínea nesses pacientes.[44,46]

## Aumento do tempo de perfusão diastólica

Em estudo realizado com pacientes coronarianos submetidos a um programa regular de exercício físico houve diminuição da frequência cardíaca basal, com maior tempo de perfusão diastólica em repouso. Da mesma forma, esse aumento do tempo de perfusão diastólica se manifestou no pico de exercício, atenuando as manifestações isquêmicas ao eletrocardiograma.[35]

## DIRETRIZES PRÁTICAS DA PRESCRIÇÃO DE EXERCÍCIO FÍSICO

Diretrizes atuais orientam a realização de exercícios aeróbios na maioria dos dias da semana (mínimo de 3 vezes; 30 a 60 minutos de duração) em associação com exercícios resistidos e de flexibilidade.[1] Preconizam-se exercícios resistidos para grandes grupos musculares, desenvolvidos em séries de 8 a 15 repetições, com cargas progressivas que resultem em fadiga nas últimas 3 repetições com ausência de falha do movimento. O exercício resistido deve ser conduzido 3 vezes por semana e exercícios de flexibilidade aplicados no início e no final de cada sessão de treinamento (grau de recomendação I; nível de evidência B).[1] Há, ainda, evidências que ilustram benefícios adicionais com a extensão diária de exercício de 60 a 90 minutos, em que o peso corporal seria controlado mais facilmente.[47]

O monitoramento da intensidade do exercício, quando da indisponibilidade do teste ergométrico, pode ser realizado com análise subjetiva de esforço ou observação da ventilação pulmonar. Ocorre que, em esforço aeróbio (p. ex., caminhada ou corrida), o sujeito pode apresentar estar discretamente ofegante enquanto pronuncia frases completas e ininterruptas, inspirando e expirando no decorrer de 2 a 3 passadas. Com a disponibilidade do teste ergométrico, a determinação da intensidade do exercício pode ser situada com base na frequência cardíaca de pico (FCp) de esforço (Quadro 4). Como padrão ouro se estabelece a prescrição orientada pelo teste cardiopulmonar (grau de recomendação I; nível de evidência A), em que o monitoramento é pautado nos limiares ventilatórios (Quadro 4; Carvalho et al.;[48] Faludi et al.[1]).

**QUADRO 4** Intensidade de esforço pautada em teste ergométrico e cardiopulmonar

| Teste ergométrico | | |
|---|---|---|
| **Tipo de atividade** | **Alvo (% FCp)** | **Observações** |
| Leve a moderada | 70-80 | |
| Moderada | 70-85 | Recomendado para sujeitos adaptados ao exercício |
| Moderada a intensa | > 85 | Situação que vigora maior componente anaeróbio |
| **Teste cardiopulmonar** | | |
| **Tipo de atividade** | **Alvo (% FCp)** | **Observações** |
| Leve | < LV | |
| Moderada | Entre LV1 e LV2 (PCR) | Adequada para melhorar a aptidão cardiorrespiratória |
| Intensa | ≥ PCR | Previsíveis atividades intervaladas |

FCp: frequência cardíaca de pico do teste ergométrico; LV: limiar ventilatório; PCR: ponto de compensação respiratória.
Fonte: adaptado de Faludi et al.[1]

É oportuno abordar que a frequência, duração e intensidade do exercício têm importante implicação na obtenção de resultados positivos. Como exemplo, Duncan et al.,[49] ao acompanharem cerca de 500 indivíduos por 2 anos enveredados em programas de caminhadas com duração de 30 minutos e diferentes níveis de intensidade e frequência, notaram melhores concentrações de HDL e razão colesterol total / HDL em grupos que se exercitaram com alta frequência e intensidade.

Em outro estudo, Kraus et al.[50] analisaram o perfil lipídico de indivíduos com três padrões de quantidade e intensidade de exercício:

1. Quantidade baixa e intensidade moderada (12 minutos de caminhada, 40 a 55% do $VO_{2pico}$).
2. Quantidade baixa e intensidade alta (19,2 km/semana, 65 a 80% do $VO_{2pico}$).
3. Quantidade e intensidade altas (32 km/semana, 65 a 80% do $VO_{2pico}$).

O grupo exercitado em alta intensidade apresentou aumento no tamanho médio das partículas de LDL e no HDL, com redução de subfrações pequenas e densas de LDL, consideradas mais aterogênicas.

Enfim, o exercício físico deve ser incorporado como ferramenta à terapêutica das dislipidemias e da aterosclerose. Pesa o fato de intensidades e durações maiores de exercício, somadas a dieta hipocalórica e pobre em gorduras,[51] gerarem resultados mais positivos. Cite-se ainda o papel importante do exercício físico na modulação da inflamação, com dados ilustrando impacto positivo nos níveis de proteína C reativa, um marcador tradicional de risco de eventos cardíacos. É necessário referir que boa parte ou quase a totalidade dos efeitos positivos são perdidas com a suspensão da prática de atividade física. Pate et al.[52] demonstraram que o destreinamento resulta em diminuição do HDL, aumentos da massa de gordura, do índice de massa corporal (IMC), da leptina, do LDL, da relação LDL/HDL, da apo B e do TG. Assim, a chance de sucesso no manejo terapêutico das dislipidemias depende em muito da aderência ao treinamento físico.

## PRESCRIÇÃO DA ATIVIDADE FÍSICA

Atualmente, é evidente a diferenciação que existe entre atividade física e exercício físico, já discutida anteriormente. Entretanto, apesar das diferenças, parece ser fundamental ou essencial sugerir a prática da atividade física como forma de modificar os hábitos sedentários da população, bem como prepará-la para o ingresso em um programa de exercícios físicos.

A Associação Americana de Cardiologia (American Heart Association) indicou uma recomendação para a prática de atividades físicas na prevenção da aterosclerose. Tal recomendação é fundamentada no posicionamento sobre a atividade física do American College Sport Medicine, sendo recomendados 30 minutos realizados continuamente ou intermitentemente, na maioria dos dias semanais, com intensidade referente a 40 a 60% da capacidade máxima de oxigênio.

De acordo com a IV Diretriz Brasileira sobre dislipidemias e prevenção da aterosclerose, além da avaliação clínica, deve ser realizado um teste ergométrico para identificação de positividade para isquemia. Além disso, um teste cardiopulmonar em esforço (ergoespirometria) para determinação da capacidade física individual, bem como a preconização da intensidade de treinamento, deve ser estimulado.

O programa de treinamento físico para a prevenção ou para a reabilitação deve incluir exercícios aeróbios, tais como caminhadas, corridas leves, ciclismo e natação. Os exercícios devem ser realizados de 3 a 6 vezes por semana, em sessões de duração de 30 a 60 minutos. Nas atividades aeróbias, recomenda-se como intensidade a faixa entre 60 e 80% da frequência cardíaca máxima, estimada em teste ergométrico. Na vigência de medicamentos que modifiquem a frequência cardíaca máxima, como os betabloqueadores, a zona alvo permanecerá 60 a 80% da frequência cardíaca máxima obtida no teste em vigência do tratamento.

Quando estiver disponível avaliação ergoespirométrica, a zona alvo deverá ser definida pela frequência cardíaca situada entre o limiar anaeróbio (limiar 1) e o ponto de compensação respiratória (limiar 2).

Caso não seja possível estimar a frequência cardíaca máxima em teste ergométrico convencional ou os limiares 1 e 2 na ergoespirometria, as atividades devem ser controladas pela escala subjetiva de esforço, devendo ser caracterizadas como leves ou moderadas.

O componente aeróbio das sessões de condicionamento físico deve ser acompanhado por atividades de aquecimento, alongamento e desaquecimento. Exercícios de resistência muscular localizada podem ser utilizados, com sobrecargas de até 50% da força de contração voluntária máxima, porém como complemento ao treinamento aeróbio.

## APLICAÇÃO PRÁTICA DO CONTEÚDO

- Recomendações atuais para pacientes com doença aterosclerótica significativa preconizam níveis de LDL-c ≤ 70 mg/dL como medida preventiva de eventos cardiovasculares.

- Em que pese a intervenção com exercício físico, atividades aeróbias devem constituir a base do programa. Preconiza-se a realização de 3 a 6 vezes por semana, com duração de 30 a 60 minutos por sessão. Diversas atividades são permissivas, tais como caminhadas, corridas, ciclismo e natação.
- Ao considerar dados do teste ergométrico, pode-se classificar o nível de esforço com base na FCp: leve (70 a 80% da FCp), moderado (70 a 85% da FCp) e moderado a intenso (> 85% da FCp).
- Na disponibilidade de dados provenientes do teste cardiopulmonar, o nível de esforço pode ser classificado como leve [< limiar ventilatório (LV)], moderado (entre LV1 e LV2) e intenso (> LV2).
- No uso de medicamentos que alterem a frequência cardíaca, a zona alvo deve estar entre 60 e 80% da frequência cardíaca máxima obtida em teste de esforço. É valido, também, o monitoramento da carga com a escala subjetiva de esforço.
- O exercício resistido deve ser complementar às atividades aeróbias, realizado 3 vezes por semana e direcionado a grandes grupos musculares. Orienta-se a prescrição de 8 a 15 repetições com cargas de até 50% da contração voluntária máxima.
- O treinamento de flexibilidade pode ser conduzido antes ou após a sessão principal de exercícios.

## REFERÊNCIAS


1. Faludi AA, Izar com, Saraiva JFK, Chacra APM, Bianco HT, Afiune Neto A et al. Atualização da Diretriz brasileira de dislipidemias e prevenção da aterosclerose – 2017. Arq Bras Cardiol. 2017;109(2Suppl 1):1-7.
2. Paiva MS, Oliveira IT, Oliveira LARR, Mota FRS, Paiva HDO. Proteína C-reativa como marcador prognóstico pós-intervenção coronária percutânea. Revista Brasileira de Cardiologia Invasiva. 14(1):71-75, 2006.
3. Laughlin MH, Oltman CL, Bowles DK. Exercise training-induced adaptations in the coronary circulation. Med Sci Sports Exerc. 1998;30:352-60.
4. Brown MD. Exercise and coronary vascular remodelling in the healthy heart. Exp Physiol. 2003;88(5):645-58.
5. Desjardins F, Balligand JL. Nitric oxide-dependent endothelial function and cardiovascular disease. Acta Clin Belg. 2006;61(6):326-34.
6. Reddy KG, Nair RN, Sheeran HM, Hodgson JM. Evidence that selective endothelial dysfunction may occur in the absence of angiographic or ultrasound atherosclerosis in patients with risk factors for atherosclerosis. J Am Coll Cardiol. 1994;23:833-43.
7. Ludmer PL, Selwyn AP, Shook Tl, Wayne RR, Mudge GH, Alexander RW, et al. Paradoxical vasoconstriction induced by acetylcholine in atherosclerotic coronary segments. N Engl J Med. 1986;315:1046-51.
8. El-Tamimi H, Mansour M, Wargovich TJ, Hill JA, Kerensky RA, Conti CR, et al. Constrictor and dilator responses to intracoronary acetylcholine in adjacent segments of the same coronary artery in patients with coronary artery disease: endothelial function revisited. Circulation. 1994;89(1):45-51.

9. Singh U, Jialal I. Oxidative stress and atherosclerosis. Pathophysiology. 2006;13:129-42.
10. Rozanski A, Qureshi E, Bauman M, Reed G, Pillar G, Diamond GA. Peripheral arterial responses to treadmill exercise among healthy subjects and atherosclerotic patients. Circulation. 2001;103:2084-9.
11. Greig D, Castro P, Gabrielli L, Miranda R, Verdejo H, Alcaíno H, et al. Inflammation and endothelial dysfunction in patients with chronic heart failure. Rev Med Chil. 2008;136(6):687-93.
12. Antoniades C, Tousoulis D, Tentolouris C, Toutouzas P, Stefanadis C. Oxidative stress, antioxidant vitamins, and atherosclerosis. Herz. 2003;28:628-38.
13. Yung LM, Leung FP, Yao X, Chen ZY, Huang Y. Reactive oxygen species in vascular wall. Cardiovasc Hematol Disord Drug Targets. 2006;6(1):1-19.
14. Sánchez-Quesada JL, Ortega H, Payés-Romero A, Serrat-Serrat J, González-Sastre F, Lasunción MA, et al. LDL from aerobically-trained subjects shows higher resistance to oxidative modification than LDL from sedentary subjects. Atherosclerosis. 1997;132:207-13.
15. Mombouli JV, Vanhoutte PM. Endothelial physiology to therapy. J Mol Cell Cardiol. 1999;31:61-74.
16. Thomas SR, Chen K, Keaney JF Jr. Oxidative stress and endothelial nitric oxide bioactivity. Antioxid Redox Signal. 2003;5(2):181-94.
17. Hobbs AJ, Moncada S. Antiplatelet properties of a novel, non-NO-based soluble guanylate cyclase activator. Vascul Pharmacol. 2003;40:149-54.
18. Sociedade Brasileira de Cardiologia (SBC). V Diretriz brasileira sobre dislipidemias e prevenção da aterosclerose. Departamento de Aterosclerose da Sociedade Brasileira de Cardiologia. Arquivos Brasileiros de Cardiologia. 2013;101(4 Suppl I):1-22.
19. Sociedade Brasileira de Cardiologia (SBC). Diretriz de prevenção cardiovascular da Sociedade Brasileira de Cardiologia – 2019. Arquivos Brasileiros de Cardiologia. 2019;113(4):787-891.
20. Sociedade Brasileira de Cardiologia (SBC). IV Diretriz brasileira sobre dislipidemias e prevenção da aterosclerose. Departamento de Aterosclerose da Sociedade Brasileira de Cardiologia. Arquivos Brasileiros de Cardiologia. 2007;88(Supppl I):1-19.
21. Perk J, De Backer G, Gohlke H, Graham I, Reiner Z, Verschuren WM, et al. Fifth Joint Task Force of the European Society of Cardiology and Other Societies on Cardiovascular Disease Prevention in Clinical Practice; European Association for Cardiovascular Prevention and Rehabilitation. European guidelines on cardiovascular disease prevention in clinical practice (version 2012): The Fifth Joint Task Force of the European Society of Cardiology and Other Societies on Cardiovascular Disease Prevention in Clinical Practice (constituted by representatives of nine societies and by invited experts). Atherosclerosis. 2012;223(1):1-68.
22. Lakka T, Lakka HM, Salonen R, Kaplan GA, Salonen JT. Abdominal obesity is associated with accelerated progression of carotid atherosclerosis in men. Atherosclerosis. 2001;154:497-504.
23. Kretschmer BD, Schelling P, Beier N, Liebscher C, Treutel S, Krüger N, et al. Modulatory role of food, feeding regime and physical exercise on body weight and insulin resistance. Life Sciences. 2005;76:1553-73.
24. Savage PD, Brochu M, Poehlman ET, Ades PA. Reduction in obesity and coronary risk factors after high caloric exercise training in overweight coronary patients. Am Heart J. 2003;146:317-23.
25. Leon AS, Sanchez OA. Response of blood lipids to exercise training alone or combined with dietary intervention. Med Sci Sports Exerc. 2001;33(6Suppl):S502-S515.
26. Kodama S, Tanaka S, Saito K, Shu M, Sone Y, Onitake F, et al. Effect of aerobic exercise training on serum levels of high-density lipoprotein cholesterol: a meta-analysis. Arch Intern Med. 2007;167(10):999-1008.
27. Vaisberg M, Bachi AL, Latrilha C, Dioguardi GS, Bydlowski SP, Maranhão RC. Lipid transfer to HDL is higher in marathon runners than in sedentary subjects, but is acutely inhibited during the run. Lipids. 2012;47(7):679-86.

28. Stefanick ML, Mackey S, Sheehan M, Ellsworth N, Haskell WL, Wood PD. Effects of diet and exercise in men and postmenopausal women with low levels of HDL cholesterol and high levels of LDL cholesterol. New England Journal Medicine. 1998;339:12-20.
29. Guizoni DM, Dorighello GG, Oliveira HC, Delbin MA, Krieger MH, Davel AP. Aerobic exercise training protects against endothelial dysfunction by increasing nitric oxide and hydrogen peroxide production in LDL receptor-deficient mice. J Transl Med. 2016;14(1):213.
30. Griffin KL, Laughlin MH, Parker JL. Exercise training improves endothelium mediated vasorelaxation after chronic coronary occlusion. J Appl Physiol 1999;87:1948-56.
31. Rush JW, Denniss SG, Graham DA. Vascular nitric oxide and oxidative stress: determinants of endothelial adaptations to cardiovascular disease and to physical activity. Can J Appl Physiol. 2005;30(4):442-74.
32. Laufs U, Wassmann S, Czech T, Münzel T, Eisenhauer M, Böhm M, et al. Physical inactivity increases oxidative stress, endothelial dysfunction, and atherosclerosis. Arterioscler Thromb Vasc Biol. 2005;25:809-14.
33. Roberts K, Barnard Rj, Jasman A, Balon TW. Acute exercise increase nitric oxide synthase activity in skeletal muscle. Am J Physiol. 1999;277:390-4.
34. Sun MW, Zhong MF, Gu J, Qian FL, Gu JZ, Chen H. Effects of different levels of exercise volume on endothelium-dependent vasodilation: roles of nitric oxide synthase and heme oxygenase. Hypertens Res. 2008;31(4):805-16.
35. Duncker DJ, Bache RJ. Regulation of coronary blood flow during exercise. Physiol Rev. 2008;88(3):1009-86.
36. Taddei S, Galetta F, Virdis A, Ghiadoni L, Salvetti G, Franzoni F, et al. Physical activity prevents age-related impairment in nitric oxide availability in elderly athletes. Circulation. 2000;101:2896-901.
37. Griffin KL, Woodman CR, Price EM, Laughlin MH, Parker JL. Endotheliummediated relaxation of porcine collateral-dependent arterioles is improved by exercise training. Circulation. 2001;104:1393-8.
38. Fukai T, Siegfried MR, Ushio-Fukai M, Cheng Y, Kojda G, Harrison DG. Regulation of the vascular extracellular superoxide dismutase by nitric oxide and exercise training. J Clin Invest 2000;105:1631-9.
39. Goto C, Higashi Y, Kimura M, Noma K, Hara K, Nakagawa K, et al. Effect of different intensities of exercise on endothelium-dependent vasodilatation in humans: role of endothelium--dependent nitric oxide and oxidative stress. Circulation. 2003;108:530-5.
40. Yoshinaga K, Beanlands RSB, Dekemp RA, Lortie M, Morin J, Aung M, et al. Effect of exercise training on myocardial blood flow in patients with stable coronary artery disease. Am Heart J. 2006;151:1324.e18.
41. Linke A, Möbius-Winkler S, Hambrecht R. Exercise training in the treatment of coronary artery disease and obesity. Herz. 2006;31(3):224-33.
42. Hilberg T. Physical activity in the prevention of cardiovascular diseases: epidemiology and mechanisms. Hamostaseologie. 2008;28(1):9-15.
43. Gunning MG, Walker J, Eastick S, Bomanji JB, Ell Pj, Walker JM. Exercise training following myocardial infarction improves myocardial perfusion assessed by thallium-201 scintigraphy. Int J Cardiol. 2002;84(2-3):233-9.
44. Reinhart WH, Dziekan G, Goebbels U, Myers J, Dubach P. Influence of exercise training on blood viscosity in patients with coronary artery disease and impaired left ventricular function. Am Heart J. 1998;135(3):379-82.
45. El-Sayed MS, Ali N, El-Sayed Ali Z. Haemorheology in exercise and training. Sports Med. 2005;35(8):649-70.
46. Bacon SL, Ring C, Hee FL, Lip GY, Blann AD, Lavoie KL, et al. Hemodynamic, hemostatic, and endothelial reactions to psychological and physical stress in coronary artery disease patients. Biol Psychol. 2006;71(2):162-70.
47. Jellinger PS, Handelsman Y, Rosenblit PD, Bloomgarden ZT, Fonseca VA, Garber AJ, et al. American Association of Clinical Endocrinologists and American College of Endocrinology

guidelines for management of dyslipidemia and prevention of cardiovascular disease. Endocr Pract. 2017;23(Suppl 2):1-87.
48. Carvalho T, Benetti M, Mara LS. Teste cardiopulmonar: visão para o clínico. Procardiol. Programa de Atualização. 2012;8:31-51.
49. Duncan GE, Anton SD, Sydeman SJ, Newton Rl, Jr., Corsica Ja, Durning PE, et al. Prescribing exercise at varied levels of intensity and frequency: a randomized trial. Archives Internal Medicine, 2005;165:2362-9.
50. Kraus WE, Houmard JA, Duscha BD, Knetzger KJ, Wharton MB, McCartney JS, et al. Effects of the amount and intensity of exercise on plasma lipoproteins. New England Journal Medicine. 2002;347:1483-92.
51. Stefanick ML. Physical activity for preventing and treating obesity-related dyslipoproteinemias. Medicine Science Sports Exercise. 1999;31:S609-18.
52. Pate R, Pratt M, Blair S, Haskell W, Macera C, Bouchard C, et al. Physical activity and public health: a recommendation from the Centers for Disease Control and Prevention and the American College of Sports Medicine. Journal of the American Medical Association. 1995;273(5):402-7.
53. Stone JA, Cyr C, Friesen M, Kennedy-Symonds H, Stene R, Smilovitch M. Canadian guidelines for cardiac rehabilitation and atherosclerotic heart disease prevention: a summary. Can J Cardiol. 2001;17:3B-30B.
54. Tsao PS, Niebauer J, Buitrago R, Lin PS, Wang BY, Cooke JP, et al. Interaction of diabetes and hypertension on determinants of endothelial adhesiveness. Arterioscler Thromb Vasc Biol. 1998;18:947-53.

# 7

# Mecanismos determinantes da oxidação de lipídios

Marcelo Luis Marquezi

## INTRODUÇÃO

Carboidratos (CHO) e lipídios (LIP) são utilizados como substratos energéticos durante o repouso e a atividade física. A contribuição relativa de cada substrato para a manutenção da demanda energética durante o exercício é determinada principalmente pela intensidade e duração do esforço,[1-3] estado de treinamento[4] e dieta.[5-6]

As adaptações metabólicas decorrentes da atividade física, assim como as do jejum e as da restrição de CHO, relacionadas ao metabolismo lipídico, são provocadas pelo aumento da secreção dos hormônios lipolíticos em resposta à diminuição da glicemia e insulinemia. Esses fatores associados estimulam a lipólise no tecido adiposo e, em consequência, aumentam a disponibilidade de ácidos graxos (AG) circulantes e precursores neoglicogênicos, como glicerol e aminoácidos (AA).[7]

Entretanto, a utilização de LIP pelos músculos esqueléticos durante a atividade física depende de outros fatores além do aumento da mobilização dos ácidos graxos não esterificados (ou ácidos graxos livres, AGL) via lipólise. Há necessidade de transporte adequado pela corrente sanguínea, captação eficiente através das membranas plasmática e mitocondrial e aumento da atividade oxidativa das células musculares (Figura 1). Cada um desses pontos de regulação, por sua vez, é controlado por diferentes agentes, que vão desde a ação hormonal,[8,9] estado nutricional,[5,7,10] conteúdo de glicogênio muscular[11] e intervalo decorrido entre a ingestão de CHO e o início da atividade.[6,12,13]

Nesse sentido, o objetivo deste capítulo é discutir, a partir de modelos metabólicos, os principais mecanismos de regulação da oxidação de lipídios (LIPox) durante a atividade física.

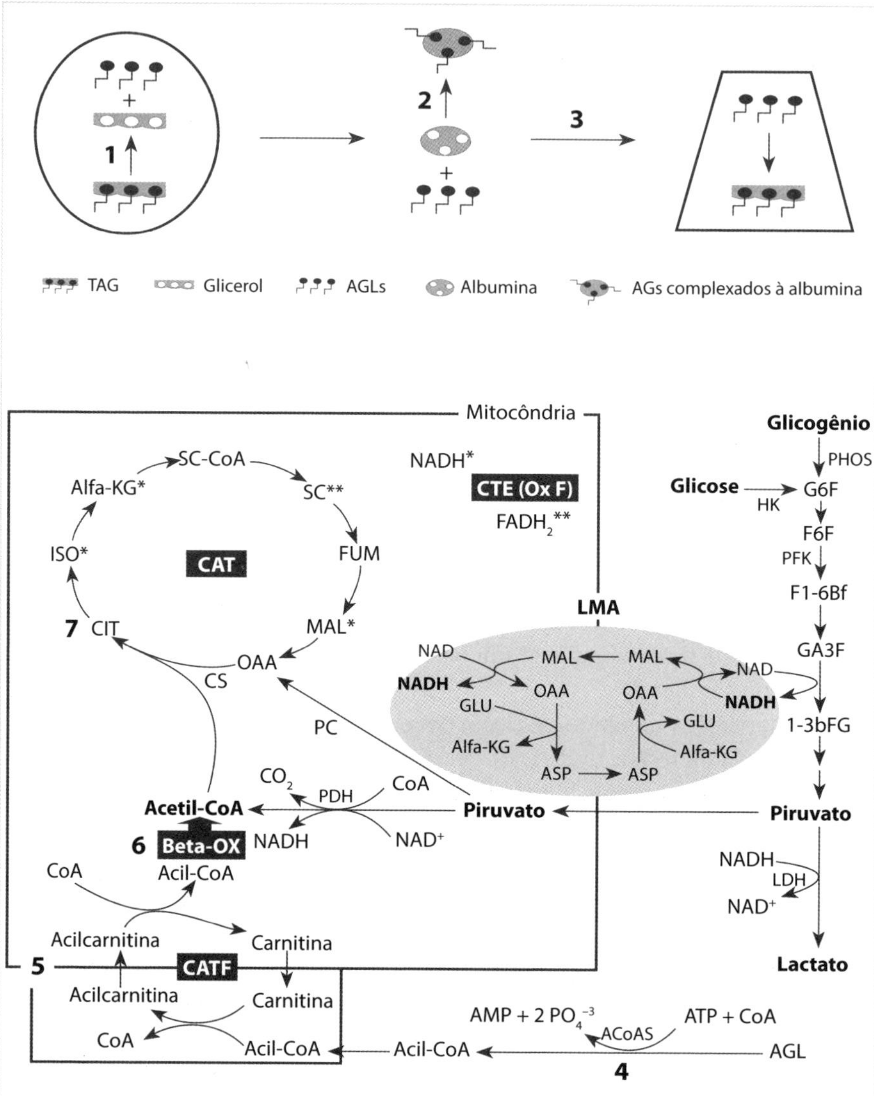


**FIGURA 1** Etapas de regulação da oxidação de lipídios. 1: lipólise no tecido adiposo. 2. transporte de AG complexados à albumina. 3: captação de AG pela fibra muscular. 4: ativação de AG em acil-Coa. 5: transporte através das membranas mitocondriais. 6: produção de acetil--CoA via B-oxidação. 7: produção de citrato via ciclo dos ácidos tricarboxílicos.
ACoaAS: acil-CoA sintetase; AG: ácidos graxos; AGL: ácidos graxos livres; AMP: adenosina monofosfato; ATP: adenosina trifosfato; CATF: sistema carnitina aciltransferase; $CO_2$; gás carbônico; CTE: cadeia de transporte de elétrons; CoA: coenzima A; LMA: lançadeira malato-aspartato; OAA: oxaloacetato; TAG: triacilgliceróis.
Fonte: elaborada pelo autor.

## MOBILIZAÇÃO A PARTIR DO TECIDO ADIPOSO

Com a diminuição das concentrações de CHO endógenos durante o exercício prolongado (glicogênio muscular e hepático), a oxidação de AGL torna-se cada vez mais importante para manter a demanda energética. Sob essas condições, AGL são adquiridos do plasma sanguíneo ou mobilizados de seus estoques intracelulares.

Uma das principais fontes de LIP para o tecido muscular durante o exercício é proveniente da liberação de AGL a partir do tecido adiposo, além dos triacilgliceróis (TAG) armazenados diretamente no próprio tecido muscular, embora a importância quantitativa dessa fonte permaneça controversa.[14] Em ambos casos, entretanto, a disponibilidade de LIP é amplamente dependente da lipólise adiposa.

No tecido adiposo, a energia armazenada está na forma de LIP simples constituídos a partir de 3 AGL, cada um em ligação éster com uma molécula de glicerol. Na maioria das células eucarióticas, os TAG formam uma fase separada de gotículas microscópicas de óleo no citosol aquoso, servindo como depósitos de combustível metabólico.[15] Em vertebrados, os adipócitos armazenam grandes quantidades de TAG em gotículas de LIP que quase preenchem toda a célula.

Essa fonte de energia, para ser utilizada, necessita passar por um processo de hidrólise, no qual o TAG é convertido a AGL e glicerol, e em seguida todos esses produtos são liberados ao meio extracelular (Figura 1, etapa 1). Essa mobilização de AG a partir da lipólise do tecido adiposo é regulada por ação de diferentes hormônios e sensível ao estado alimentar/nutricional.[6,9,16,17] Os hormônios contrarreguladores lipolíticos adrenalina, glucagon, hormônio do crescimento e cortisol estimulam diferentes vias de sinalização intracelulares que culminam com a ativação sequencial de três enzimas responsáveis pela hidrólise de TAG nos adipócitos.[14,17-19] As enzimas envolvidas nesse processo são: lipase de triacilglicerol adiposo (LTAGa), lipase hormônio sensível (LHS) e lipase de monoacilglicerol (LMAG), promovendo cada qual a liberação de um AG por vez da molécula de TAG (Figura 2).

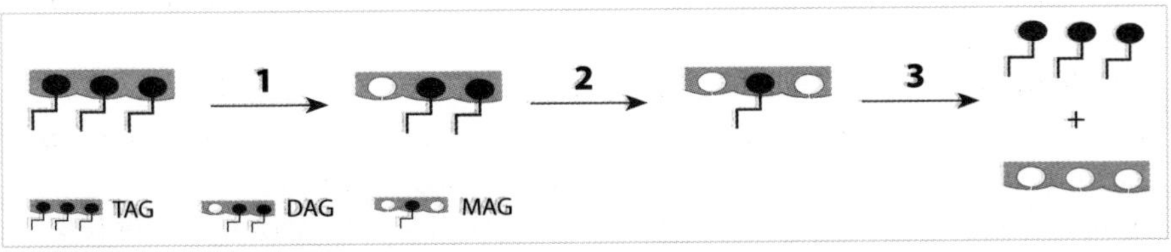


**FIGURA 2** Lipólise. 1: lipase de triacilglicerol adiposo (LTAGa). 2: lipase hormônio sensível (LHS). 3: lipase de monoacilglicerol (LMAG).
Fonte: elaborada pelo autor.

De modo contrário, em seguida à ingestão de alimentos, o aumento pós-prandial da concentração circulante de insulina suprime a lipólise e promove a reesterificação de macromoléculas lipídicas e sua incorporação aos depósitos teciduais. Esse fato se deve à regulação exercida pela insulina sobre as vias de sinalização e ativação das enzimas responsáveis pela lipólise. Sob estimulação da insulina ocorre, no adipócito, inibição da LHS, menor produção de monoacilglicerol e inibição da LMAG.[9,14,17] O mesmo efeito é observado quando há ingestão de CHO anterior ao início ou durante a realização do exercício.[6,12,13]

Os fatos descritos permitem concluir que a disponibilidade de AG provenientes do tecido adiposo é consequência da relação existente entre a ação de diferentes hormônios: se por um lado se observa maior disponibilidade de AG circulantes após a ação de hormônios contrarreguladores (aqueles que se opõem à ação da insulina), sob ação da insulina o resultado é contrário. Nesse caso, o fator central de regulação é a glicemia.

Diferentes estudos observaram redução da LIPox decorrente da ingestão de CHO em diferentes períodos anteriores ao início do exercício[13] ou após curto período de consumo de dietas ricas em CHO.[6] A explicação para esse fato foi a inibição promovida pela insulinemia sobre a ativação sequencial das enzimas responsáveis pela hidrólise de TAG nos adipócitos.

Horowitz et al.,[12] por exemplo, observaram supressão da lipólise após a ingestão de 0,8 g/kg de peso de CHO (glicose ou frutose) 60 minutos antes do exercício (60 minutos de ciclismo com intensidade de ~45% $VO_{2pico}$). Em conclusão, os autores sugeriram que pequenas variações da insulinemia decorrentes do aumento da glicemia anteriormente ao exercício suprimem a lipólise e minimizam a LIPox durante sua realização.

Para otimizar a LIPox é necessário, em primeiro lugar, portanto, aumentar a disponibilidade de AGL provenientes do tecido adiposo. Isso só será possível com estímulos adequados e a ativação de vias intracelulares específicas para a lipólise no próprio tecido. Ou seja, atenuar o aumento da glicemia e insulinemia simultaneamente ao aumento da secreção dos hormônios contrarreguladores. Curiosamente, o jejum e o exercício são condições capazes de promover ambas as adaptações.

O jejum é o estado metabólico determinado por períodos de restrição alimentar que levam à diminuição da glicemia próximo ou abaixo de seu limite mínimo de normalidade, que é por volta de 70 mg/dL de glicose.[15] Com a consequente diminuição da glicemia promovida pelo jejum, não há estímulo para que as células beta pancreáticas secretem insulina; nesse caso, outros hormônios serão produzidos por suas respectivas glândulas, como glucagon, cortisol e hormônio do crescimento.[10,20,21] Desse modo, o jejum promove maior disponibilidade de LIP provenientes do tecido adiposo sem, no entanto, garantir obrigatoriamente maior LIPox.

Similarmente, durante o exercício observam-se aumentos nas concentrações de adrenalina, noradrenalina, hormônio do crescimento e cortisol, associados com diminuição da concentração de insulina, proporcionalmente à intensidade de esforço.[5,8,16,22,23] A possível consequente maior disponibilidade de LIP pode implicar maior LIPox, uma vez que esses eventos estão relacionados.[22] Entretanto, como veremos adiante, a associação jejum e exercício, principalmente envolvendo resistência cardiorrespiratória, não necessariamente aumenta a LIPox, apesar de essa estratégia ser amplamente utilizada por praticantes de atividades físicas.

## TRANSPORTE ATRAVÉS DA CORRENTE SANGUÍNEA E CAPTAÇÃO PELA FIBRA MUSCULAR

Como comentado anteriormente, uma das principais fontes de LIP para o tecido muscular durante o exercício é proveniente da liberação de AGL a partir do tecido adiposo. Entretanto, em função de sua baixa solubilidade em soluções aquosas, tais como o plasma sanguíneo e o fluido intersticial, AGL necessitam ligar-se em proteínas para aumentar sua concentração nos espaços vascular e intersticial.[24]

A principal proteína transportadora de moléculas lipofílicas presente no plasma sanguíneo é a albumina. A albumina possui cerca de 7 sítios de ligação para AGL com moderada a alta afinidade, porém essa capacidade de ligação ao substrato é diminuída de acordo com a quantidade de AG já ligados à molécula.[15] Usualmente no plasma sanguíneo, a cada molécula de albumina estão ligados 3 AGL (Figura 1, etapa 2).

Apesar da alta afinidade da albumina por AGL, a captação de LIP pelas células parenquimatosas, como os miócitos cardíacos e esqueléticos, parece não ser prejudicada pela albumina. Em contraste, recentes descobertas experimentais sugerem que a albumina pode facilitar a absorção de AGL pelos órgãos que necessitam desses substratos.[24]

Por muitos anos, acreditava-se que a captação de AGL através da membrana plasmática das fibras musculares ocorresse apenas por difusão simples. Contudo, recentemente, várias evidências indicam que a captação de AGL pelas fibras musculares ocorre também por meio de processos mediados por proteínas transportadoras (Figura 1, etapa 3).[22,25,26]

Entre as proteínas transportadoras consideradas incluem-se o homólogo humano da translocase de AG (FAT/CD36), diversas proteases de transporte de AG (FATP1-6) e proteína de ligação de AG associada à membrana plasmática (FABPpm).[25,26] Entretanto, as proteínas FAT/CD36 e FABPpm estão presentes na membrana muscular e, devido a esse fato, são as mais importantes na regulação da captação de AGL pelo músculo esquelético,[22,25] principalmente em fibras musculares do tipo I, uma vez que estas apresentam maior conteúdo e expressão dessas proteínas quando comparadas às do tipo II, por exemplo.

Outras isoformas de proteínas transportadoras, além daquelas associadas à membrana plasmática, estão presentes nas fibras musculares. Algumas dessas isoformas são responsáveis pelo transporte intramitocondrial de AG para oxidação ou reesterificação citosólica em macromoléculas lipídicas, constituindo o *pool* intracelular de TAG, tais como as FABPpm mitocondriais e FAT/CD36 sarcoplasmáticas,[22,26] respectivamente.

Outro determinante relevante da captação de AGL pelo tecido muscular durante o exercício é a taxa de perfusão sanguínea tecidual local. Desse modo, o aumento do fluxo sanguíneo muscular provoca maior oferta, captação e utilização de AG pelo músculo durante o exercício.[22]

Com relação à atividade física, o treinamento de resistência promove ambas as adaptações necessárias à maior captação de AG: aumenta a quantidade e/ou atividade de proteínas de membrana transportadoras e a perfusão tecidual local, principalmente em função do tipo de exercício realizado (envolvendo maior massa muscular) e intensidade desenvolvida.[22] Nesse sentido, Talanian et al.,[26] por exemplo, verificaram que 18 sessões de treinamento intervalado de alta intensidade (10 séries de ciclismo com 4 minutos a 90% $VO_{2pico}$ com 2 minutos de repouso entre séries por sessão de treinamento) foram capazes de promover aumento do conteúdo das proteínas FAT/CD36 e FABPpm sarcoplasmáticas e mitocondriais e maior atividade enzimática oxidativa, em mulheres ativas não treinadas, levando ao aumento da oxidação de LIP e a alteração do padrão de oxidação de substratos.

## ATIVAÇÃO DE ÁCIDOS GRAXOS EM ACIL-COA E TRANSPORTE ATRAVÉS DAS MEMBRANAS MITOCONDRIAIS

Uma vez presentes no sarcoplasma da fibra muscular, os AGL devem ser ativados antes de transportados à matriz mitocondrial para posterior oxidação. Essa ativação corresponde ao aumento do estado energético dos AGL, por conversão a acil-CoA.

A ativação de um AGL em acil-CoA – seja para a oxidação com geração de energia ou para o uso na síntese de LIP mais complexos – deriva da clivagem de ATP em AMP e pirofosfato orgânico (PPi), ao custo energético equivalente de 2 ATP, e ocorre em duas etapas.[15,27] Primeiramente, o AGL reage com o ATP, formando acil-adenilato, no qual a carboxila do AGL fica ligada ao grupo fosforila do AMP; a segunda etapa consiste na substituição do adenilil pela coenzima A (CoA), formando, então, acil-CoA e AMP (Figura 1, etapa 4).

Em virtude de o processo oxidativo de transferência de energia das moléculas lipídicas ocorrer na matriz mitocondrial, é necessário transportar os AG ativados em acil-CoA através das membranas mitocondriais interna e externa. Entretanto, tanto o acil-CoA como a CoA são impermeáveis às membranas e, desse modo, necessitam de um sistema de transporte específico para tanto.

Outro fator limitante do transporte à mitocôndria de moléculas lipídicas é o comprimento da cadeia de carbonos que as constitui.[15] AG com comprimento de cadeia de 12 carbonos ou menos entram na mitocôndria sem a ajuda de transportadores de membrana. Aqueles com 14 carbonos ou mais, que constituem a maioria dos AGL obtidos na dieta ou liberados do tecido adiposo, não conseguem passar livremente através das membranas mitocondriais. Nesse caso, o transporte à mitocôndria de AG de cadeia longa ativados se dá por meio do sistema carnitina aciltransferase (CATF; Figura 1, etapa 5; Figura 3).

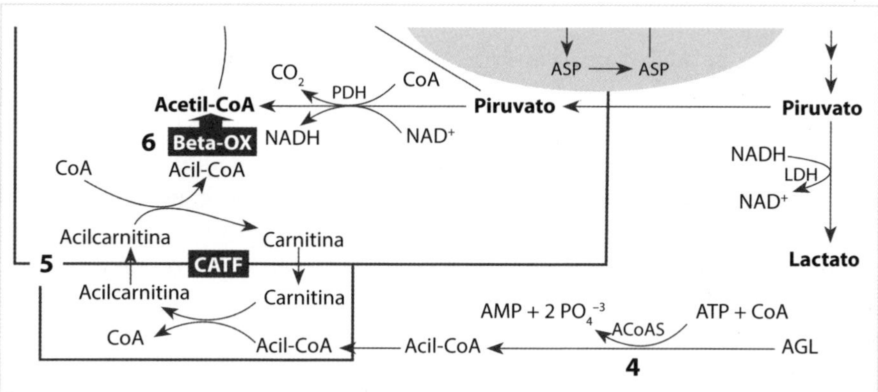


**FIGURA 3** Sistema carnitina aciltransferase.
Fonte: elaborada pelo autor.

As moléculas de acil-CoA formadas no lado citosólico da membrana externa da mitocôndria podem ser transportadas a seu interior e oxidadas para produzir ATP, ou podem ser utilizadas no próprio citosol para sintetizar LIP de membrana. Os AG destinados a oxidação mitocondrial serão temporariamente ligados à carnitina, formando acilcarnitina, processo catalisado pela carnitina aciltransferase I (CATF I), na membrana externa mitocondrial. Durante a formação de acilcarnitina há liberação de CoA, que permanece no lado citosólico da membrana externa da mitocôndria. Em seguida, a molécula de acilcarnitina é deslocada através da membrana externa para o espaço intermembrana (espaço localizado entre as membranas externa e interna mitocondriais) e transferido à matriz por difusão facilitada através do transportador acilcarnitina/carnitina da membrana mitocondrial interna.

Na última etapa do processo, acil é enzimaticamente transferido da carnitina para a CoA intramitocondrial pela carnitina-aciltransferase II (CATF II). A CATF II, localizada na face citosólica da membrana mitocondrial interna, regenera o acil-CoA e o libera, juntamente com a carnitina livre, dentro da matriz. A carnitina retorna ao espaço intermembrana por meio do transportador acilcarnitina/carnitina e o processo então pode ser reiniciado.[15,27]

O transporte de LIP ao interior da mitocôndria envolve, portanto, três etapas: ativação com CoA, associação com carnitina, seguido do transporte e regeneração da molécula com CoA. Essas etapas ligam dois reservatórios de CoA e acil-CoA, um no citosol e o outro na mitocôndria. Esses reservatórios, entretanto, têm funções diferentes. A CoA da matriz mitocondrial é utilizada na degradação oxidativa de piruvato, AG e AA, enquanto a CoA citosólica é utilizada na biossíntese de AG.[15]

O transporte mediado pela carnitina é um ponto importante de regulação da oxidação de AG na mitocôndria e constitui-se em etapa limitante do processo. Fatores como intensidade do exercício, fluxo de substratos através da via glicolítica, atividade da enzima piruvato desidrogenase (PDH) e atividade do transporte de equivalentes redutores (íons $H^+$) entre os compartimentos celulares limitam o transporte de LIP à mitocôndria e, em consequência, a própria LIPox.[3,28-30]

Aumentos de intensidade ao longo do exercício elevam o recrutamento de fibras do tipo II, a atividade do sistema nervoso autonômico simpático, a demanda energética e, em consequência, as concentrações de ADP, AMP, $P_i$ e $NH_4^+$, estimulando a atividade glicogenolítica e glicolítica. Nas intensidades entre 50 a 75% do $VO_{2máx}$, a oxidação de AG em relação à oxidação de glicogênio/glicose diminui, inibida, principalmente, pelo aumento do recrutamento de fibras do tipo II e elevação da atividade glicolítica e, parcialmente, pela maior produção e acumulação de íons $H^+$. Acima de 75% do $VO_{2máx}$ (intensidade próxima ao segundo limiar anaeróbio, LAn2), a oxidação de glicogênio/glicose aumenta acentuada e progressivamente, assim como a esterificação de AG. Após o LAn2 a demanda energética passa a ser suprida predominantemente pela glicogenólise hepática/muscular e glicólise muscular, sendo que o subsequente acúmulo sanguíneo de lactato e íons hidrogênio indica o aumento da atividade dessas vias.[3]

A literatura sugere, nesse sentido, que o aumento do metabolismo glicolítico, associado à maior atividade do transporte intramitocondrial de íons $H^+$ citosólicos, leva ao aumento da concentração de piruvato e, indiretamente, ao aumento da atividade da PDH.[30,31] Como consequência, a produção de acetil--CoA a partir de CHO (via piruvato) seria aumentada (Figura 4).

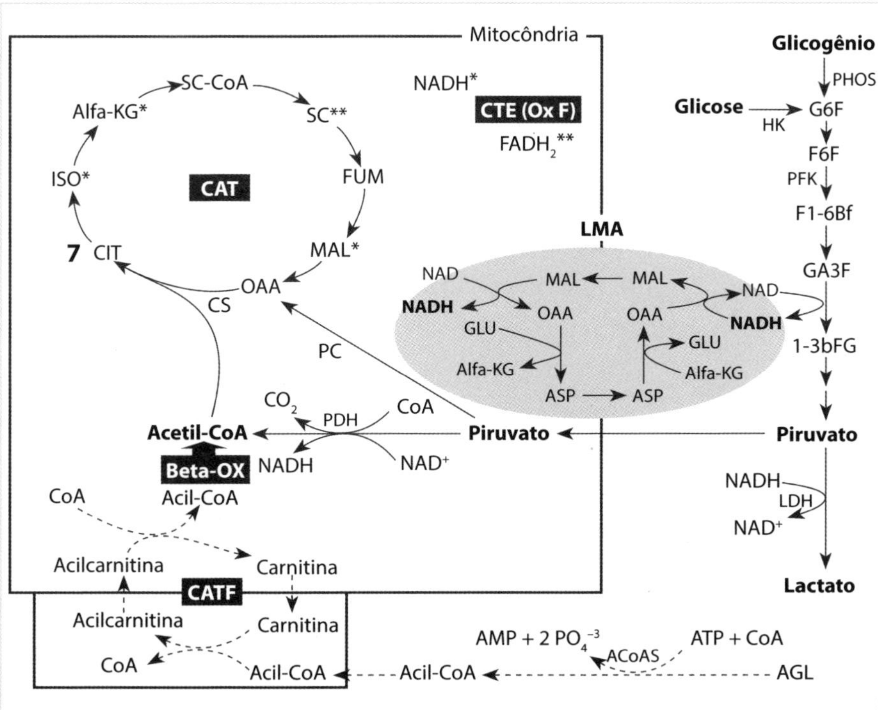


**FIGURA 4** Inibição do transporte intramitocondrial de lipídios e da beta-oxidação.
Fonte: elaborada pelo autor.

Quando a taxa de síntese de acetil-CoA excede sua taxa de oxidação pelo ciclo dos ácidos tricarboxílicos (CAT), parte dele será tamponado pela carnitina, resultando na formação de acetilcarnitina e alteração da relação [acetil-CoA]/[CoA]. Nessa situação, o transporte de AG para as mitocôndrias é prejudicado pela limitação de CoA necessária para sua ativação (via acil-CoA sintetase, ACoAS),[28,29] com consequente inibição do sistema CATF (Figura 4).

## PRODUÇÃO DE ACETIL-COA VIA BETA-OXIDAÇÃO

A oxidação de AG (na forma de acil-CoA) a acetil-CoA é o principal mecanismo de produção de energia em muitos organismos e tecidos. No coração e no fígado de mamíferos, por exemplo, fornece até 80% das necessidades energéticas em todas as circunstâncias fisiológicas.[15,27] Os elétrons retirados dos AG durante a oxidação passam pela cadeia de transporte de elétrons (CTE), levando à síntese de ATP; o acetil-CoA produzido a partir dos AG pode ser completamente oxidado no CAT, resultando em mais conservação de energia.

A beta-oxidação é o processo responsável pela conversão de acil-CoA em acetil-CoA (Figura 1, etapa 6). Consiste na remoção oxidativa de sucessivos pares de carbonos, cada qual formando uma molécula de acetil-CoA, começando pela extremidade carboxílica da cadeia do acil-graxo.[15] Por exemplo, o ácido palmítico de 16 carbonos passa 7 vezes por essa sequência oxidativa, perdendo 2 carbonos como acetil-CoA em cada passagem. Ao final de 7 ciclos, seus 2 últimos carbonos permanecem como acetil-CoA; o resultado global é a conversão da cadeia de 16 carbonos do ácido palmítico em 8 moléculas de acetil-CoA.

A beta-oxidação ocorre na matriz mitocondrial, compreendendo um total de 4 reações sequenciais. Provavelmente a etapa limitante é a última, uma vez que a enzima que a regula (tiolase) é inibida pelo produto final da sequência de reações, o próprio acetil-CoA. Assim, quando a concentração de acetil-CoA é elevada, quer seja pelo aumento de sua produção por LIP ou por principalmente CHO (via piruvato), ocorre inibição de toda beta-oxidação (Figura 4).

Outro importante fator de sua regulação é o potencial de redução mitocondrial, determinado pela razão [NADH]/[$NAD^+$].[15,27] O aumento do fluxo glicolítico associado ao maior transporte de íons $H^+$ citosólicos, via sistemas de lançadeira (como a lançadeira malato-aspartato, LMA), eleva a concentração de NADH intramitocondrial (Figura 4), levando a inibição da enzima beta-hidroxiacil-CoA desidrogenase, responsável pela catálise da terceira reação do processo, dependente da disponibilidade de $NAD^+$.[31]

## PRODUÇÃO DE CITRATO VIA CICLO DOS ÁCIDOS TRICARBOXÍLICOS

A LIPox ocorre com o aumento da atividade oxidativa intramitocondrial resultante de dois processos associados: o CAT e a CTE. Desse modo, a transferência de energia necessária a ressíntese de ATP a partir de LIP baseia-se na utilização de acetil-CoA pelo CAT e posterior processamento de íons $H^+$ pela CTE. A condensação de quantidades proporcionais de acetil-CoA e oxaloacetato (OAA), gerando citrato (CIT), inicia o ciclo de reações do CAT (Figura 1, etapa 7). O principal objetivo dessa via metabólica é a produção de íons $H^+$, que posteriormente serão transportados à membrana interna da mitocôndria para processamento e geração de energia.

A atividade oxidativa intramitocondrial, ou respiração celular, acontece em três etapas. Inicialmente glicose, AG e alguns AA são oxidados para produção de acetil-CoA. Em seguida, os grupos acetil são processados no CAT, que os oxida enzimaticamente a dióxido de carbono; a energia liberada é conservada nos transportadores de elétrons reduzidos NADH e $FADH_2$. Finalmente, as coenzimas reduzidas são oxidadas, doando prótons (íons $H^+$) e elétrons. Os elétrons são transferidos ao oxigênio por meio da CTE. No curso da transferência de elétrons, a grande quantidade de energia liberada é utilizada para a ressíntese de ATP, por meio da fosforilação oxidativa.[15]

O OAA utilizado para a síntese de citrato pode ser produzido diretamente no CAT ou por meio da carboxilação do piruvato, por meio da enzima piruvato carboxilase (PC). Por essa razão, o conteúdo de glicogênio muscular é importante regulador da atividade oxidativa intramitocondrial, uma vez que sua disponibilidade pode inibir a síntese de citrato, via piruvato (Figura 5).

Considerando esses mecanismos, Curi et al.[11] sugerem que o CAT é uma etapa limitante para a utilização de AG. Segundo os autores, o CAT no tecido muscular apresenta perda contínua de carbonos e metabólitos, como citrato e glutamina. Há, portanto, uma perda contínua de esqueletos de carbono (cataplerose) que precisa ser reposta. Dessa maneira, uma etapa-chave para a manutenção do fluxo de metabólitos pelo ciclo é a formação de OAA a partir do piruvato. Quando o glicogênio muscular está depletado, em virtude da atividade física prolongada, restrição da ingestão de CHO ou ambos, forma-se pouco piruvato e, em consequência, pouco OAA. Assim, o aumento da disponibilidade AG para o músculo esquelético pelo uso de agentes lipolíticos, entre eles o jejum, não resulta necessariamente em maior transferência de energia para a ressíntese de ATP a partir da LIPox.

Nessa situação, a manutenção da atividade oxidativa e da própria LIPox decorre da transaminação de AA em intermediários do CAT, entre eles o próprio OAA, a partir de reações anapleróticas.

O jejum tem sido utilizado, nesse contexto, associado ou não a dietas de restrição de CHO como estratégia para aumentar a LIPox durante o exercício e para promover alterações da composição corporal. No entanto, a literatura apresenta resultados inconsistentes em relação a seus efeitos sobre essas adaptações.

Enquanto alguns autores observaram aumento da LIPox após diferentes períodos de jejum,[32-35] outros verificaram que a diminuição da disponibilidade de CHO associada a esse estado limita a atividade oxidativa intramitocondrial, inclusive a oxidação de AG, e aumenta a disponibilidade de precursores neoglicogênicos – como os AA aspartato, asparagina e glutamato - para reposição (anaplerose) de intermediários do CAT durante o exercício,[11,36,37] levando ao aumento da degradação de proteínas corporais.

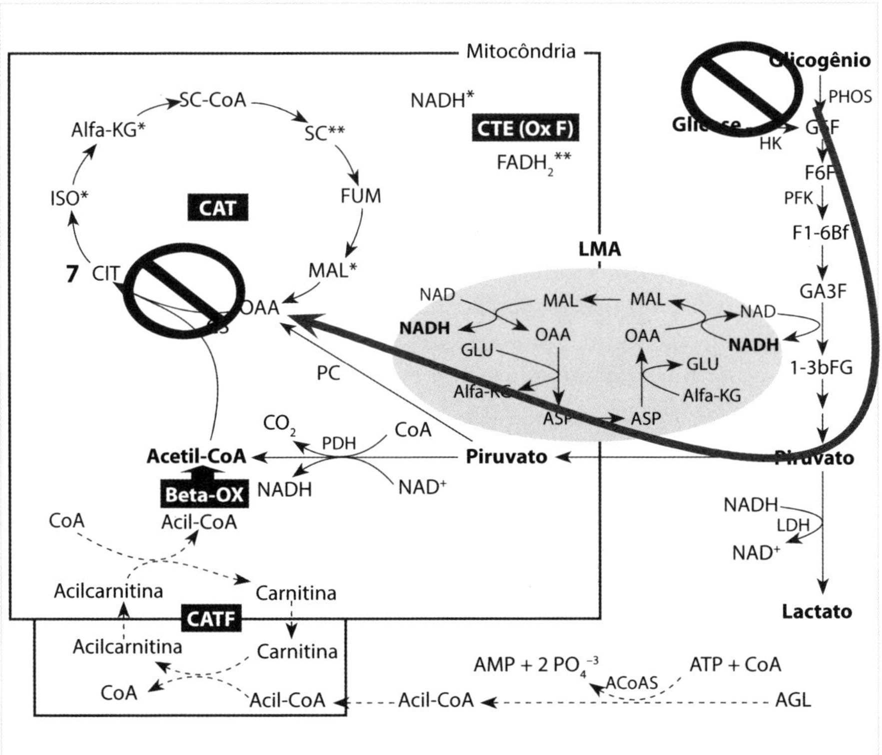


FIGURA 5 Inibição da síntese de citrato pela depleção de glicogênio.
Fonte: elaborada pelo autor.

Uma provável explicação para essas inconsistências seriam as diferenças interindividuais observadas no padrão de oxidação de substratos, tanto em repouso como durante o exercício. Tal variação interindividual independe, segundo a literatura, dos estados de treinamento[38,39] e nutricional[2,39,40] e estaria, provavelmente, relacionada às características do músculo esquelético, principalmente a proporção de fibras do tipo I.[2,39-41]

De acordo com esses autores, a alteração do padrão de recrutamento de fibras musculares ao longo do exercício promoveria modificações na utilização e oxidação de substratos. Alguns estudos, de fato, observaram relações entre padrão de recrutamento de fibras musculares e/ou proporção de fibras do tipo I com variações interindividuais do padrão de oxidação de substratos, tanto no repouso como durante o exercício.

Reconhecer os pontos de regulação do processo de LIPox, portanto, é necessário para prescrever a atividade física e a utilização de estratégias ergogênicas adequadas para estimulá-lo de maneira conveniente e saudável.

## CONSIDERAÇÕES FINAIS

A utilização dos diferentes substratos energéticos é regulada pela associação de diversos fatores, cada um dos quais sensível a seus determinantes específicos.

A LIPox durante a atividade física decorre do aumento da mobilização dos AGL (via lipólise), transporte adequado pela corrente sanguínea, captação eficiente através das membranas plasmática e mitocondrial das células musculares e aumento da atividade oxidativa muscular.

Atividade física, jejum e restrição de CHO estimulam a lipólise no tecido adiposo e, em consequência, aumentam a disponibilidade de AG circulantes e precursores neoglicogênicos. Esses estímulos (isolados ou associados) promovem secreção de hormônios lipolíticos em resposta à diminuição da glicemia e insulinemia.

Diferentes estudos observaram redução da LIPox decorrente da ingestão de CHO em diferentes períodos anteriores ao início do exercício ou após curto período de consumo de dietas ricas em CHO.

Treinamento melhora a captação de AG pelas células musculares, principalmente em função do tipo de exercício realizado (envolvendo maior massa) e intensidade desenvolvida.

O transporte de AG às mitocôndrias, pelo sistema carnitina aciltransferase, é importante regulador da LIPox e constitui-se em etapa limitante desse processo. Altas intensidades de exercício (acima do LAn2) prejudicam sua atividade.

A LIPox ocorre com o aumento da atividade oxidativa intramitocondrial resultante de dois processos associados: o ciclo dos ácidos tricarboxílicos (CAT) e a cadeia de transporte de elétrons (CTE).

A condensação de quantidades proporcionais de acetil-CoA (provenientes dos AG) e oxaloacetato, gerando citrato, inicia as reações do CAT.

O oxaloacetato utilizado para a síntese de citrato pode ser produzido diretamente no CAT ou através do piruvato. Por essa razão, o conteúdo de glicogênio muscular é importante regulador da atividade oxidativa intramitocondrial, uma vez que sua disponibilidade pode inibir a síntese de citrato, via piruvato.

Quando o glicogênio muscular está depletado, em virtude da atividade física prolongada, restrição da ingestão de CHO ou ambos, forma-se pouco piruvato e, em consequência, pouco oxaloacetato. Assim, o aumento da disponibilidade AG para o músculo esquelético pelo uso de agentes lipolíticos, entre eles o jejum, não resulta necessariamente em maior transferência de energia para a ressíntese de ATP a partir da LIPox.

Nas situações acima, a associação de jejum e exercício, principalmente envolvendo resistência cardiorrespiratória, não necessariamente aumenta a

LIPox, apesar de essa estratégia ser amplamente utilizada por praticantes de atividades físicas.

## REFERÊNCIAS


1. Friedlander AL, Jacobs KA, Fattor JA, Horning MA, Hagobian TA, Bauer TA, et al. Contributions of working muscle to whole body lipid metabolism are altered by exercise intensity and training. American Journal of Physiology -Endocrinology and Metabolism. 2007;292(1):E107-E116.
2. Goedecke JH, Gibson ASC, Grobler L, Collins M, Noakes TD, Lambert EV. Determinants of the variability in respiratory exchange ratio at rest and during exercise in trained athletes. American Journal of Physiology - Endocrinology and Metabolism. 2000;279(6):E1325-E1334.
3. Marquezi ML, Uzunian MA, Gimenez R, Souza MT. Padrões de oxidação de substratos durante exercício cardiorrespiratório prescrito por métodos direto e indireto. Revista Brasileira de Educação Física e Esporte. 2017;31(2):8-9.
4. Coggan AR, Raguso CA, Gastaldelli A, Sidossis LS, Yeckel CW. Fat metabolism during high--intensity exercise in endurance-trained and untrained men. Metabolism: Clinical and Experimental. 2000;49(1):122-8.
5. Achten J, Jeukendrup AE. Optimizing fat oxidation through exercise and diet. Nutrition. 2004;20(7-8):716-27.
6. Roberts R, Bickerton AS, Fielding BA, Blaak EE, Wagenmakers AJ, Chong MF-F, et al. Reduced oxidation of dietary fat after a short term high-carbohydrate diet. The American Journal of Clinical Nutrition. 2008;87(4):824-31.
7. Jensen MD, Ekberg K, Landau BR. Lipid metabolism during fasting. American Journal of Physiology - Endocrinology and Metabolism. 2001;281(4):E789-E793.
8. Lanzi S, Codecasa F, Cornacchia M, Maestrini S, Salvadori A, Brunani A, et al. Fat oxidation, hormonal and plasma metabolite kinetics during a submaximal incremental test in lean and obese adults. PLoS One. 2014;9(2):e88707.
9. Meek SE, Nair KS, Jensen MD. Insulin regulation of regional free fatty acid metabolism. Diabetes. 1999;48(1):10-4.
10. Wolfe RR, Peters EJ, Klein S, Holland OB, Rosenblatt J, Gary H. Effect of short-term fasting on lipolytic responsiveness in normal and obese human subjects. American Journal of Physiology - Endocrinology and Metabolism. 1987;252(2):E189-E196.
11. Curi R, Lagranha CJ, G Jr JR, Pithon-Curi TC, Lancha Jr, AH, Pellegrinotti ÍL, Procopio J. Ciclo de Krebs como fator limitante na utilização de ácidos graxos durante o exercício aeróbico. Arquivos Brasileiros de Endocrinologia & Metabologia, v. 47, n. 2, p. 135-143, 2003.
12. Horowitz JF, Mora-Rodriguez R, Byerley LO, Coyle EF. Lipolytic suppression following carbohydrate ingestion limits fat oxidation during exercise. The American Journal of Physiology. 1997;273(n. 4, Pt 1):E768-75.
13. Montain SJ, Hopper MK, Coggan AR, Coyle EF. Exercise metabolism at different time intervals after a meal. Journal of Applied Physiology. 1991;70(2):882-8.
14. Nielsen TS, Jessen N, Jorgensen JOL, Moller N, Lund S. Dissecting adipose tissue lipolysis: molecular regulation and implications for metabolic disease. Journal of Molecular Endocrinology. 2014;52(3):R199-R222.
15. Nelson DL, Cox MM. Princípios de bioquímica de Lehninger. 6.ed. Porto Alegre: Artmed; 2014.
16. Hansen D, Meeusen R, Mullens A, Dendale P. Effect of acute endurance and resistance exercise on endocrine hormones directly related to lipolysis and skeletal muscle protein synthesis in adult individuals with obesity. Sports Medicine. 2012;42(5):415-31.
17. Zechner R, Strauss JG, Haemmerle G, Lass A, Zimmermann R. Lipolysis: pathway under construction. Current Opinion in Lipidology. 2005;16(3):333-40.

18. Mullins GR, Wang L, Raje V, Sherwood SG, Grande RC, Boroda S, et al. Catecholamine--induced lipolysis causes mTOR complex dissociation and inhibits glucose uptake in adipocytes. Proceedings of the National Academy of Sciences. 2014;111(49):17450-5.
19. Schoiswohl G, Schweiger M, Schreiber R, Gorkiewicz G, Preiss-Landl K, Taschler U, et al. Adipose triglyceride lipase plays a key role in the supply of the working muscle with fatty acids. Journal of Lipid Research. 2010;51(3):490-9.
20. Palmblad J, Levi L, Burger A, Melander A, Westgren U, Von Schenck H, et al. Effects of total energy withdrawal (fasting) on thelevels of growth hormone, thyrotropin, cortisol, adrenaline, noradrenaline, T4, T3, and rT3 in healthy males. Acta Medica Scandinavica. 1977;201(1-2): 15-22.
21. Vendelbo MH, Jørgensen JO, Pedersen SB, Gormsen LC, Lund S, Schmitz O, et al. Exercise and fasting activate growth hormone-dependent myocellular signal transducer and activator of transcription-5b phosphorylation and insulin-like growth factor-I messenger ribonucleic acid expression in humans. The Journal of Clinical Endocrinology & Metabolism. 2010;95(9):E64-E68.
22. Jeppesen J, Kiens B. Regulation and limitations to fatty acid oxidation during exercise. The Journal of Physiology. 2012;590(5):1059-68.
23. Spriet LL, Watt MJ. Regulatory mechanisms in the interaction between carbohydrate and lipid oxidation during exercise. Acta Physiologica Scandinavica. 2003;178(4):443-52.
24. Van der Vusse GJ. Albumin as fatty acid transporter. Drug Metabolism and Pharmacokinetics. 2009;24(4):300-7.
25. Holloway GP, Bonen A, Spriet LL. Regulation of skeletal muscle mitochondrial fatty acid metabolism in lean and obese individuals. The American Journal of Clinical Nutrition. 2009;89(1):455S-462S.
26. Talanian JL, Holloway GP, Snook LA, Heigenhauser GJF, Bonen A, Spriet LL. Exercise training increases sarcolemmal and mitochondrial fatty acid transport proteins in human skeletal muscle. American Journal of Physiology - Endocrinology and Metabolism. 2010;299(2):E180-E188.
27. Stryer L. Bioquímica. 3.ed. Rio de Janeiro: Guanabara Koogan; 1992.
28. Constantin-Teodosiu D, Carlin JI, Cederblad G, Harrist RC, Hultman E. Acetyl group accumulation and pyruvate dehydrogenase activity in human muscle during incremental exercise. Acta Physiologica Scandinavica. 1991;143(4):367-72.
29. Constantin-Teodosiu D, Simpson EJ, Greenhaff PL. The importance of pyruvate availability to PDC activation and anaplerosis in human skeletal muscle. The American Journal of Physiology. 1999;276(n. 3, Pt 1):E472-8.
30. Hittel DS, Kraus WE, Tanner CJ, Houmard JA, Hoffman EP. Exercise training increases electron and substrate shuttling proteins in muscle of overweight men and women with the metabolic syndrome. Journal of Applied Physiology. 2005;98(1):168-79.
31. Marquezi ML. Influência da suplementação de aspartato e asparagina sobre a associação entre os limiares metabólicos e ventilatórios e sobre a taxa de oxidação de nutrientes durante o exercício [tesse]. Campinas: Universidade Estadual de Campinas; 2004.
32. De Bock K, Richter EA, Russell AP, Eijnde BO, Derave W, Ramaekers M, et al. Exercise in the fasted state facilitates fibre type-specific intramyocellular lipid breakdown and stimulates glycogen resynthesis in humans. The Journal of Physiology. 2005;564(2):649-60.
33. Horton TJ, Hill JO. Prolonged fasting significantly changes nutrient oxidation and glucose tolerance after a normal mixed meal. Journal of Applied Physiology. 2001;90(1):155-63.
34. Van Loon LJC, Koopman R, Stegen JHCH, Wagenmakers AJM, Keizer HA, Saris WHM. Intramyocellular lipids form an important substrate source during moderate intensity exercise in endurance-trained males in a fasted state. The Journal of Physiology. 2003;553(2):611-25.
35. Vieira AF, Costa RR, Macedo RCO, Coconcelli L, Kruel LFM. Effects of aerobic exercise performed in fasted v. fed state on fat and carbohydrate metabolism in adults: a systematic review and meta-analysis. British Journal of Nutrition. 2016;116(7):1153-64.

36. Coyle EF, Jeukendrup AE, Wagenmakers AJ, Saris WH. Fatty acid oxidation is directly regulated by carbohydrate metabolism during exercise. American Journal of Physiology – Endocrinology and Metabolism. 1997;273(2):E268-E275.
37. Turcotte LP, Hespel PJ, Graham TE, Richter EA. Impaired plasma FFA oxidation imposed by extreme CHO deficiency in contracting rat skeletal muscle. Journal of applied Physiology. 1994;77(2):517-25.
38. Bergman BC, Brooks GA. Respiratory gas-exchange ratios during graded exercise in fed and fasted trained and untrained men. Journal of Applied Physiology. 1999;86(2):479-87.
39. Sahlin K, Mogensen M, Bagger M, Fernström M, Pedersen PK. The potential for mitochondrial fat oxidation in human skeletal muscle influences whole body fat oxidation during low-intensity exercise. American Journal of Physiology – Endocrinology and Metabolism. 2007;292(1):E223-E230.
40. Helge JW, Fraser AM, Kriketos AD, Jenkins AB, Calvert GD, Ayre KJ, et al. Interrelationships between muscle fibre type, substrate oxidation and body fat. International Journal of Obesity and Related Metabolic Disorders. 1999;23(9);986-91.
41. Wade AJ, Marbut MM, Round JM. Muscle fibre type and aetiology of obesity. Lancet. 1990;335(8693):805-8.

# 8

# Intervenções baseadas em práticas corporais relacionadas ao controle de sobrepeso e à obesidade

Marcelo Luis Marquezi
Luís Felipe Tubagi Polito

## DEFINIÇÕES, CONCEITOS E DIAGNÓSTICO

Sobrepeso e obesidade são caracterizados pelo acúmulo excessivo de gordura, que pode causar doenças crônicas, incluindo diabetes, doenças cardiovasculares e câncer.[1,2] Existem 2 bilhões de indivíduos com sobrepeso ou obesos em todo o mundo, e mais de 25% deles têm mais de 18 anos. Essa questão cresceu para proporções epidêmicas, com mais de 4 milhões de pessoas morrendo a cada ano como resultado de sobrepeso ou obesidade em 2017, de acordo com o levantamento global de doenças da Organização Mundial da Saúde (OMS).[1]

O critério mais utilizado para a determinação de sobrepeso/obesidade é o índice de massa corporal (IMC, $kg/m^2$), calculado pela divisão da massa corporal (em kg) pelo quadrado da estatura (em m). O sobrepeso é definido como IMC maior ou igual a 25 $kg/m^2$ e obesidade como IMC maior ou igual a 30 $kg/m^2$.[1,2]

A obesidade na população maior de 18 anos aumentou de cerca de 4,5% em 1975 para cerca de 13% em 2016, enquanto o número de pessoas com sobrepeso aumentou de cerca de 22% para cerca de 39%.[1] No Brasil, a proporção de obesos na população com 20 anos ou mais de idade mais que dobrou entre 2003 e 2019, passando de 12,2 para 26,8%. Nesse período, a obesidade feminina subiu de 14,5 para 30,2%, enquanto a obesidade masculina passou de 9,6 para 22,8%.[2]

Com relação ao metabolismo lipídico, alterações do estado nutricional, prática de atividades físicas e utilização de agentes que estimulam a oxidação de ácidos graxos não esterificados (AGL) têm sido utilizadas como estratégias para alterar a composição corporal, uma vez que baixas taxas de oxidação de lipídios (LIPox) podem estar envolvidas com o desenvolvimento de inflexibilidade metabólica, sobrepeso/obesidade, diabetes tipo 2 e doenças cardiovasculares.[3]

A literatura tem consistentemente demonstrado que carboidratos (CHO) e lipídios (LIP) são os principais substratos energéticos utilizados pelo músculo estriado esquelético durante a atividade física[3-6] e que a LIPox atinge o maior valor em intensidades entre 40 e 55% da capacidade oxidativa máxima.[4,6,7] Acima desse intervalo de intensidade, que comumente corresponde ao do primeiro limiar anaeróbio ventilatório (LAV1),[3] a LIPox diminui e a utilização dos CHO, como fonte de energia, aumenta consideravelmente.[7,8]

## ETIOLOGIA

Várias são as causas associadas com o sobrepeso e com a obesidade, englobando tanto variáveis fisiológicas como comportamentais. Em revisão sistemática publicada recentemente,[9] a partir da avaliação de 93 artigos, os autores elencaram as causas da obesidade nos seguintes fatores:

### Fatores comportamentais

O ganho de massa corporal, especialmente de massa gorda, está relacionado com hábitos que favoreçam a ingestão energética excessiva sem paralelo aumento do dispêndio energético, o que contribui para balança calórica positiva e consequente ganho de peso. Em contrapartida, quando o gasto energético acaba superando o consumo, há uma balança calórica negativa e o consequente processo de emagrecimento. Ressalta-se, nesse sentido, que o gasto calórico depende não apenas daquele acumulado nas sessões de treinamento ao longo da semana, mas também da termogênese induzida pela alimentação, taxa metabólica de repouso e, principalmente, das atividades de vida diária. Estas últimas exercem papel fundamental não apenas na perda de peso, mas principalmente na manutenção do peso perdido.[10]

Em estudo recente, os pesquisadores analisaram a influência das decisões comportamentais (extraexercícios) nos programas de perda de massa corporal em mulheres com sobrepeso que foram submetidas a um programa regular de exercícios físicos.[11] Curiosamente, os autores encontraram redução do gasto energético de algumas participantes no que diz respeito à atividade física (atividades não formais ou sistematizadas, como caminhadas, atividades de vida diária, entre outras), apesar da introdução ao programa formal de exercício físico. Isso poderia, pelo menos em parte, explicar o fenômeno de ganho de massa gorda experimentado por muitos praticantes iniciantes em programas regulares de exercício físico, o que comumente resulta no seguinte questionamento:

*"Poxa professor, comecei a fazer exercícios e ganhei gordura? Como assim?".*

Ressalta-se ainda que o dispêndio energético promovido pelo exercício, especialmente pelos exercícios de força, acaba sendo bem limitado, uma vez que, se fosse calculada a parte realmente ativa de uma sessão de treinamento de musculação, esta corresponderia a não mais do que 3% do dia como um todo. E quanto aos 97% restantes? Não podem (ou pelo menos não deveriam) ser ocupados, em sua maioria, sentado ou dormindo, ou em qualquer outro comportamento predominantemente sedentário, pois isso seria determinante para o sucesso dos programas orientados para a redução da massa gorda.

Nesse sentido, King et al.[12] identificaram a variabilidade individual em compensação às alterações sobre o gasto energético, que foram induzidas pelo exercício. Ressalta-se que no estudo alguns voluntários apresentaram perdas de massa gorda de 6 a 8 kg, enquanto outros tiveram perdas mínimas (por volta de 0,5 kg). Apesar de a análise individual dos resultados de uma amostra não ser uma conduta reforçada pela comunidade científica, essa estratégia pode fornecer informações de extrema relevância para a aplicação clínica dos achados por parte dos profissionais de educação física, especialmente nesse contexto do estudo. Assim, chama-se a atenção para a presença de um voluntário que apresentou ganho de massa gorda, ao invés da esperada perda.

Partindo do conceito de que 1 kg de massa gorda perdida equivale a 7.700 kcal de queima calórica, os autores utilizaram a seguinte fórmula para cálculo da estimativa da perda de peso corporal, como segue:

$$\text{perda de peso esperada (kg)} = \text{somatória do gasto energético total das sessões de exercício} \div 7.700$$

Os indivíduos que cumpriram perda de peso igual ou superior ao que havia sido inicialmente calculado foram alocados no grupo dos *Não Compensadores*, enquanto aqueles que tiveram perda de peso menor do que a esperada foram alocados no grupo *Compensadores*, partindo do pressuposto de que alguns sujeitos, quando aumentam o gasto energético a partir do exercício, compensam na alimentação (e até mesmo na redução das atividades extras), o que prejudica todo o processo de emagrecimento.[11]

Além dos aspectos comportamentais discutidos anteriormente, a literatura demonstra a existência de vários outros comportamentos associados ao excesso de peso e à obesidade, como tabagismo, consumo de álcool e refrigerantes,[13] baixa qualidade e quantidade de sono.[14]

## Fatores sociais

Assim como os parâmetros comportamentais, os parâmetros sociais apresentam forte influência sobre o estado de obesidade, e sobre o sucesso dos programas de emagrecimento. Recente estudo demonstra uma significativa relação do estado civil com o desenvolvimento do sobrepeso e a obesidade, uma vez que indivíduos casados tendem a apresentar maior índice de obesidade, o que pode estar relacionado por mudanças comportamentais do casal, que muitas vezes passa tempo junto se alimentando de *junk food* (opções não saudáveis, porém práticas de alimentação) enquanto assiste televisão ou realiza algum outro comportamento sedentário. Por outro lado, pessoas solteiras muitas vezes passam mais tempo se exercitando (e menos em tarefas sedentárias) na tentativa de se tornarem mais atraentes, por exemplo, o que demonstra claramente uma tendência social que pode servir de parâmetro para a etiologia da obesidade.[15-17]

Além dos fatores supracitados, condições socioeconômicas também já foram estudadas a fim de se encontrar uma possível relação com os níveis de sobrepeso e obesidade de uma população. Nesse sentido,[18] analisaram a relação entre o índice de inatividade física com o índice de desenvolvimento humano (IDH) de 76 países, encontrando fatos bem interessantes e que merecem atenção dos profissionais de Educação Física, e dos profissionais da saúde, de uma maneira geral. Seguem alguns achados:

- O índice de inatividade física no mundo está em 21,4%, sendo maior entre as mulheres do que entre os homens.
- O país com menor índice de inatividade física foi Comores (2,6%), enquanto Mauritânia figura com o maior índice (62,3%).
- Há uma associação positiva entre a prevalência de inatividade física e o IDH dos países, com os países que apresentaram menor IDH apresentando menor índice de inatividade física (18,7%), quando comparados com países com maior IDH (índice de inatividade física de 27,8%).

Para caracterização da atividade física, os autores adotaram os seguintes critérios: atividade vigorosa de no mínimo 20 min/dia, sendo realizada, no mínimo, 3 vezes na semana; ou atividade moderada de no mínimo 30 min/dia, sendo realizada em maior frequência semanal (5 vezes).

De forma similar, outros pesquisadores encontram associação positiva entre o IDH dos países e o índice de sobrepeso e obesidade, sugerindo então que países com maior IDH apresentam maior sobrepeso e obesidade.[19]

## Fatores biológicos

Claro que, além de parâmetros comportamentais e sociais, aspectos biológicos também contribuem para o excesso de peso e a obesidade, com destaque para:

- **Aspectos genéticos**, que podem influenciar o consumo alimentar, a termogênese induzida pela alimentação, a taxa metabólica de repouso e a atividade física espontânea, por exemplo.[20]
- **Determinantes pré-natais**, já que a literatura científica suporta bem o fato de que comportamentos alimentares e ambientais durante a vida fetal e pré-natal podem influenciar consideravelmente a estrutura e a função de órgãos que podem contribuir para o desenvolvimento de doenças crônicas não transmissíveis, como a obesidade.[21]
- **Gravidez**, já que ganhos excessivos de massa corporal durante a gravidez podem facilitar a continuidade (ou o aparecimento) do processo de obesidade pós-parto. Estudo de coorte com 5 anos de acompanhamento analisou mulheres grávidas e não grávidas, encontrando que as primeiras experienciaram ganhos de 2 a 3 kg na massa corporal, além da elevação do índice cintura-quadril, após a primeira gestação, quando comparadas com aquelas que nunca vivenciaram o estado de gravidez.[22]
- **Menopausa**, período da vida da mulher em que, além do aumento da massa gorda, ocorre redução da massa magra, em um processo que pode dificultar ainda mais a manutenção da composição corporal.[23]
- **Uso de medicações** que possam favorecer o ganho de peso corporal, incluindo os psicotrópicos como tioridazina, olanzapina e clozapina, que podem gerar ganhos médio de peso na ordem de 3,2, 4,2 e 4,4 kg, respectivamente (considerando 10 semanas de tratamento).[24] De modo similar, indivíduos com diabetes que experienciaram intensivas terapias com reposição de insulina podem apresentar ganhos ainda maiores na massa corporal total, especialmente induzidos pelo aumento da massa gorda.[25]
- **Comprometimentos físicos**, que podem prejudicar a iniciativa e a adesão a programas regulares de exercício físico, além de, claro, induzirem redução também nos padrões de atividade físicas (informais), o que está associado com redução do gasto energético, que culmina assim em um ambiente metabólico mais favorável ao acúmulo de energia (e, portanto, de peso corporal).[26]
- **Condições neuroendócrinas**, como a obesidade hipotalâmica (incapacidade do hipotálamo de regular peso corporal e gasto energético);[27] síndrome de Cushing, provocada pela exposição prolongada a glicocorticoides endógenos (adenoma da pituitária) ou exógeno (proveniente de terapia de corticosteroide, p. ex.);[28] hipotireoidismo (produção insuficiente de hormônios tireoidianos);[29] síndrome do ovário policístico, que pode facilitar o ganho de peso corporal, já que tal patologia está associada com o hiperandrogenismo.[30]

Diante do exposto, conclui-se então que o excesso de peso e a obesidade se configuram estados sistêmicos complexos de serem explicados por viés único, uma vez que a natureza da doença apresenta condições sociocomportamentais e biológicas que são muito dificilmente dissociáveis.

## TRATAMENTO A PARTIR DA PRESCRIÇÃO DE EXERCÍCIO FÍSICO: DIRETRIZES PRÁTICAS

Diversos autores referem-se ao intervalo de intensidade que promove a maior LIPox possível, durante o exercício cardiorrespiratório (ECr) com predomínio do metabolismo oxidativo, como "zona de LIPox máxima" (zLIPox);[3,4,7] entretanto, esse intervalo de intensidade é sensível a variáveis fisiológicas e estilos de vida, tais como sexo, idade, ação hormonal, dieta, tipo e modo de exercício, entre outros.[7]

Diferentes metodologias foram propostas para identificar a zLIPox e, consequentemente, a intensidade individual ótima para maximizar a utilização de LIP durante o ECr. Inicialmente, Achten et al.[4] sugeriram um protocolo de exercício de intensidade progressiva em cicloergômetro, composto de estágios com 3 minutos de duração e incrementos de carga de 35 W. De forma complementar, Cheneviere et al.[31] desenvolveram um modelo matemático para verificar a cinética da LIPox a partir do protocolo descrito anteriormente. Os estudos indicaram intervalos de intensidade para zLIPox entre 44 e 49% $VO_{2máx}$ e 60 a 64% $FC_{máx}$. Rynders et al.,[32] utilizando protocolo ligeiramente diferente (estágios com 3 minutos de duração e incrementos de carga de 15 W), observaram que a LIPox máxima ocorre em intensidades próximas ao LAV1 (47% $VO_{2máx}$), assim como Marquezi et al.,[3] Tolfrey et al.[8] e Achten e Jeukendrup.[33]

O emprego dessa abordagem (ECr na zLIPox) promove adaptações que favorecem a redução de massa corporal, a perda lenta e sustentada de massa gorda, a sensibilidade à insulina e a atividade oxidativa mitocondrial,[7,34,35] entre outras, principalmente em indivíduos obesos com baixa aptidão física. Chávez-Guevara et al.,[36] em metanálise recente, demonstraram que 120 a 360 minutos por semana de ECr contínuo na zLIPox durante 8 a 20 semanas promovem redução do peso e da quantidade de gordura corporais, além de aumentar a capacidade cardiovascular, em indivíduos com sobrepeso/obesidade (IMC > 25 kg/m$^2$) com baixa aptidão física, independentemente do sexo e da faixa etária.

Contudo, essa não é a única abordagem baseada em práticas corporais utilizada nesse contexto.[37] Programas de atividades físicas envolvendo combinação de ECr de diferentes características,[38-41] ECr intermitente de alta intensidade,[42-48]

ECr de diferentes características combinado a exercícios de força (EFr)[49-51] ou EFr apenas[52-55] são outras possibilidades de intervenções descritas pela literatura.

O ECr intervalado de alta intensidade (comumente conhecido como *high--intensity interval training*, HIT) – caracterizado por breves períodos de atividade vigorosa intercalados por períodos de repouso ou de exercício de baixa intensidade[46] – tem sido utilizado como alternativa ao ECr contínuo de intensidade submáxima e duração prolongada (ECIS), uma vez que promove adaptações semelhantes ou superiores referentes à capacidade oxidativa muscular,[37,40] utilização de substratos energéticos durante ou após o exercício[38,39,46,48] e função cardiovascular,[40,42,48] mesmo com menor volume de atividade realizada. A literatura, desse modo, sugere potenciais implicações do HIT relacionadas à saúde de pacientes com doenças crônicas, incluindo diabetes tipo 2,[42,43,46] sobrepeso/obesidade[38,40-42] e doença cardiovascular.[42,48]

No entanto, estudos iniciais de HIT utilizavam protocolos de cicloergometria derivados do teste de Wingate,[46] com esforços máximos repetidos. Little et al.,[45] por exemplo, utilizaram protocolo de cicloergometria composto por 4 séries de 30 segundos com carga de 0,075 kg/kg de massa corporal a velocidade máxima e 4 minutos de repouso passivo entre séries. Protocolos de treinamento com essas características requerem, além de ergômetro especializado, um nível de motivação extremamente alto dos sujeitos, e, dada a natureza extrema do exercício, é questionável se a população em geral pode adotar indistintamente modelos como esse de forma prática e segura, particularmente indivíduos com sobrepeso/obesidade.

Independentemente desse fato, Fisher et al.[40] compararam os efeitos de 6 semanas de ECr de diferentes características em homens jovens (17 a 22 anos), sedentários, com sobrepeso/obesidade (IMC = 25 a 35 kg/m$^2$). Os protocolos de ECr utilizados foram compostos por 4 séries de 30 segundos de cicloergometria com 85% da potência$_{pico}$ avaliada (810 ± 250 W), intercalados por períodos de repouso ativo com duração de 4 minutos entre séries, com 15% da potência$_{pico}$ avaliada (140 ± 20 W; protocolo HIT), ou 45 a 60 minutos de cicloergometria contínua com 55-65% $VO_{2pico}$ avaliado (138 ± 13 W; protocolo ECIS). Os protocolos HIT e ECIS foram aplicados 3 ou 5 vezes semanais, respectivamente. A única diferença significativa observada na comparação entre os protocolos adotados foi a maior melhora da aptidão cardiovascular promovida pelo ECIS. Como conclusão, os autores sugeriram a adoção de qualquer um dos protocolos para o desenvolvimento da saúde cardiometabólica em homens jovens sedentários com sobrepeso/obesidade.

Recentemente, a literatura vem descrevendo protocolos de HIT alternativos àqueles envolvendo esforços máximos ou supramáximos para diferentes populações. Little et al.,[44] em estudo anterior ao citado anteriormente, observaram que 8 a 12 séries de cicloergometria de 60 segundos com aproximadamente 350 W, intercaladas por 75 segundos com 30 W, promoveram intensidades de esforço compatíveis com adaptações promovidas por protocolos de cicloergometria derivados do teste de Wingate. Marquezi et al.[46] propuseram protocolo de HIT de corrida em esteira composto por dois períodos iniciais de aquecimento (2 minutos cada, a 25 e 50% da velocidade de pico, $V_{pico}$; avaliada em teste progressivo máximo até a exaustão), seguidos de 8 séries de 60 segundos a 100% $V_{pico}$ por 75 segundos de recuperação passiva, mais dois períodos finais de desaquecimento (2 minutos cada, a 50 e 25% $V_{pico}$). Os autores observaram intensidades relativas médias correspondes a 84% $VO_{2pico}$ e 91% $FC_{pico}$, com a utilização de 15 km/hora em homens jovens (22 a 25 anos), irregularmente ativos e magros (% gordura ~16,5%),[46] e 89% $VO_{2pico}$ e 93% $FC_{pico}$, com a utilização de 13,5 km/hora em mulheres jovens (18 a 35 anos), irregularmente ativas e magras (IMC = 18,5 a 24,9 kg/m$^2$).[47]

Desse modo, Berge et al.[38] compararam os efeitos de dois programas de treinamento cardiorrespiratório em obesos mórbidos (IMC ≥ 40 kg/m$^2$ ou 35 a 39,9 kg/m$^2$ com pelo menos uma comorbidade relacionada à obesidade), de ambos os sexos, com 18 anos ou mais. Os programas de treinamento consistiram em 10 minutos de aquecimento a 50% $FC_{máx}$, seguido de 35 minutos a 70% $FC_{máx}$ mais 4 minutos de volta à calma a 50% $FC_{máx}$ (protocolo ECIS) e/ou 10 minutos de aquecimento a 70% $FC_{máx}$, seguido de 4 períodos de 4 minutos a 90 a 95% $FC_{máx}$ intercalados por períodos de recuperação ativa de 3 minutos a 70% $FC_{máx}$, mais 5 minutos de volta à calma a 70% $FC_{máx}$ (protocolo HIT). O trabalho mecânico foi ajustado continuamente para corresponder às zonas alvo de frequência cardíaca, e os programas de treinamento foram considerados isocalóricos.

Todos os indivíduos realizaram 3 blocos consecutivos de treino com duração de 8 semanas cada, incluindo 3 treinos por semana, utilizando cicloergometria e caminhada/corrida em esteira. Os indivíduos foram alocados em grupos submetidos exclusivamente ao protocolo ECIS ou a combinação ECIS/HIT. O gasto calórico durante o exercício e a taxa metabólica de repouso não foram diferentes entre os grupos; entretanto, os grupos HIT/ECIS combinado e ECIS mostraram perdas de peso significativas de 5 e 2 kg, respectivamente.

Os autores concluíram que ambos os programas aumentam o gasto calórico e induzem à perda de peso moderada, mas que o protocolo HIT/ECIS combinado promove perda de peso significativamente maior. Do ponto de vista prático, os autores ainda sugeriram que, levando em conta as altas taxas de desistência e não conclusão no grupo HIT/ECIS combinado, pode ser apropriado adequar o treinamento a indivíduos específicos, informando-os sobre os prós e contras do HIT/ECIS combinado em comparação ao ECIS.

Wewege et al.,[41] por meio de metanálise, compararam os efeitos de programas de treinamento de curto prazo compostos por HIT ou ECIS sobre a composição corporal de adultos de ambos os sexos com sobrepeso/obesidade. Os critérios de inclusão adotados foram duração mínima de 4 semanas, intensidades entre 60 e 75% $FC_{máx}$ (ou 50 a 65% da capacidade oxidativa máxima; 12 a 15 de classificação de esforço percebido) para ECIS, e períodos ativos de até 4 minutos, intensidades acima de 85% $FC_{máx}$ (ou acima de 80% da capacidade oxidativa máxima; 17 de classificação de esforço percebido) para HIT.

Os resultados demonstraram que os programas de treinamento foram conduzidos por 10,4 ± 3,1 semanas (intervalo de 5 a 16 semanas). Os participantes submetidos ao HIT treinaram aproximadamente 3,5 dias por semana, com um total de 95 ± 46 minutos no período, enquanto aqueles submetidos ao ECIS treinaram aproximadamente 3,7 dias por semana, totalizando 158 ± 46 minutos no período.

Os autores concluíram que ambos os programas de treinamento aplicados em curto prazo provocam melhorias modestas, e de magnitude semelhante, na adiposidade corporal e na circunferência da cintura de adultos com sobrepeso/obesidade. Levando em conta que o HIT mostra eficácia semelhante ao ECIS, mas com aproximadamente 40% menos comprometimento de tempo a cada semana, esse modelo de treinamento pode ser considerado uma alternativa tempo-eficiente para o tratamento de sobrepeso/obesidade.

Smith-Ryan et al.[48] compararam os efeitos de dois protocolos de HIT sobre diferentes parâmetros cardiometabólicos e composição corporal de mulheres adultas (18 a 55 anos), sedentárias, com sobrepeso/obesidade (IMC > 25 $kg/m^2$).

Os protocolos utilizados consistiram em 10 séries de 1 minuto de cicloergometria com 90% $VO_{2pico}$, intercalados por períodos de repouso passivo com duração de 1 minuto entre séries (protocolo HIT 1 minuto), ou 5 séries de 2 minutos de cicloergometria com ondulação de 80 a 100% $VO_{2pico}$, intercalados por períodos de repouso passivo com duração de 1 minuto entre séries (protocolo HIT 2 minuto). O controle das cargas de treinamento, em cada protocolo, foi realizado pelo monitoramento da frequência cardíaca e percepção subjetiva de esforço. Independentemente do protocolo utilizado, todas as participantes do estudo realizaram 9 sessões de treinamento ao longo de 3 semanas de intervenção. Não houve relato de desistência e/ou não conclusão no estudo.

Embora a composição corporal não tenha apresentado diferença significativa na comparação entre os protocolos de treinamento, os autores observaram diminuição da massa gorda de aproximadamente 1,8 e 2 kg para os protocolos HIT 2 minutos e 1 minuto, respectivamente.

Seguindo a mesma lógica, Gaitán et al.[43] verificaram o efeito de 12 sessões de HIT sobre a LIPox de adultos e idosos (43 a 74 anos) sedentários, obesos

(IMC = 32,2 ± 1,2 kg/m$^2$), pré-diabéticos de ambos os sexos. O protocolo de HIT utilizado no estudo consistiu em 60 minutos de cicloergometria, alternando 3 minutos a 90% $FC_{pico}$ com 3 minutos a 50% $FC_{pico}$. Antes e após o período de treinamento os participantes foram submetidos a dois períodos de cicloergometria de 5 minutos cada, com 30 W e 70% $FC_{pico}$, respectivamente, para determinação da LIPox.

Os autores observaram melhora da aptidão cardiorrespiratória e aumento de LIPox, sugerindo que o modelo de treinamento adotado pode contribuir para a redução do risco cardiometabólico e prevenir e/ou retardar o aparecimento de diabetes *mellitus* do tipo 2 e doenças cardiovasculares em adultos obesos sedentários pré-diabéticos.

Apesar de a maior parte dos estudos relacionados à associação sobrepeso/obesidade + doenças cardiometabólicas considerar o público adulto, a literatura recentemente tem dado atenção a esse contexto no público infantil. Aparecido et al.[42] verificaram o efeito de 6 sessões de HIT sobre a aptidão cardiorrespiratória e a oxidação de substratos em adolescentes (12 a 16 anos), com sobrepeso/obesidade (IMC > 27), irregularmente ativos, resistentes ou sensíveis à insulina.

O protocolo de HIT, de corrida em esteira, consistiu em 2 minutos de aquecimento a 25% $V_{pico}$ (avaliada em teste progressivo máximo até a exaustão), seguido de 6 séries de 60 segundo a 100% $V_{pico}$ intercaladas por 3 minutos de recuperação ativa com 50% $V_{pico}$, mais 2 minutos de volta à calma a 25% $V_{pico}$. Foram observados melhora do desempenho cardiorrespiratório em ambos os grupos e aumento da oxidação de CHO (CHOox) nos adolescentes obesos sensíveis à insulina, sugerindo a utilização desse protocolo para desenvolvimento da aptidão física e controle da glicemia em adolescentes obesos.

Por outro lado, as adaptações decorrentes do treinamento de força (TFr) não estão exclusivamente associadas ao desenvolvimento de suas variadas manifestações, do desempenho de tarefas que as envolvam ou do trofismo muscular. Dependendo do sistema ou técnica de treinamento adotado é possível promover o aprimoramento dos sistemas neuromuscular e cardiorrespiratório simultaneamente,[49-51] com significativo aumento do gasto calórico durante e após sua realização[52,54,55] e alteração da mobilização de AGL via lipólise.[52-55] Tais respostas, no âmbito do controle de sobrepeso/obesidade, são extremamente relevantes e justificam a utilização desse modelo de treinamento, combinado ou não a outros, nesse contexto.

O termo "treinamento resistido" faz referência a qualquer tipo de exercício realizado contra determinada resistência, quer seja ela uma carga opositora, o próprio peso corporal, resistências elásticas ou resistência do ar. Entretanto, o termo "treinamento de força", apesar de estar englobado no conceito de treinamento resistido, faz referência a exercícios contra uma resistência/carga externa facilmente conhecida/mesurável, condição que possibilita o controle minucioso das variáveis agudas do TFr, principalmente a intensidade ou carga externa do exercício realizado.[56]

Ho et al.[49] verificaram os efeitos de 60 sessões de treinamento (5 vezes por semana, durante 12 semanas) de ECr, EFr ou ECr/EFr combinados sobre fatores de risco cardiometabólicos em adultos e idosos (40 a 66 anos) com sobrepeso/obesidade (IMC > 25 kg/m$^2$ ou circunferência de cintura > 80 cm para mulheres e 90 cm para homens) de ambos os sexos. Os protocolos de treinamento consistiram em 30 minutos de ECr em esteira a 60% da frequência cardíaca de reserva ($FC_{rsv}$; protocolo ECr), 30 minutos de EFr com 4 séries de 8 a 12 repetições a 10 RM (repetições máximas), com 30 a 60 segundos de recuperação entre séries, dos seguintes movimentos: *leg press*, flexão de joelhos, extensão de joelhos, supino plano e remada sentado (protocolo EFr), ou 15 minutos de ECr em esteira mais 15 minutos de EFr (com apenas 2 séries de cada movimento; protocolo ECr/EFr combinado).

Os resultados mostraram maiores perdas de massa corporal e adiposa, além de aumento da aptidão cardiorrespiratória, promovidos pelo protocolo ECr/EFr combinado em comparação aos demais, apesar de cada um dos protocolos de treinamento mostrar-se efetivo para a redução do risco cardiometabólico em indivíduos com sobrepeso/obesidade de ambos os sexos. Com o propósito de averiguar o gasto calórico (GC) de EFr, Benito et al.[50] submeteram indivíduos adultos jovens (18 a 28 anos), moderadamente ativos (3 a 5 horas/semana de exercício com pelo menos 1 ano de experiência em treinamento de força), a três diferentes protocolos de treinamento com pesos em circuito (TPC). Os protocolos de treinamento foram compostos por exercícios realizados em máquinas (protocolo máquina), com pesos livres (barras, anilhas e alteres; protocolo peso livre) ou intercalando EFr com corrida em esteira (protocolo combinado). Os exercícios presentes em cada protocolo foram similares na execução, nos grupos musculares envolvidos e nos segmentos corporais utilizados, e realizados na seguinte ordem: ombros, pernas, costas, pernas, peito, pernas e braços (p. ex., desenvolvimento de ombros, agachamento, remada sentado, *leg press*, supino reto, flexão de joelhos, rosca direta e tríceps no cabo intercalados ou não por períodos de corrida em esteira).

Em cada estação dos circuitos, os EFr foram realizados em 15 repetições com 70% 15 RM, e cadência de 2:1 para as fases concêntrica:excêntrica dos movimentos, totalizando 45 segundos. Os períodos de corrida em esteira foram realizados a 70% $FC_{rsv}$ com duração de 45 segundos cada. Em cada protocolo, os indivíduos realizavam 3 voltas pelo circuito, com 15 segundos para as trocas de estação.

Os resultados mostraram maior consumo de oxigênio e maior GC promovidos pelo protocolo circuitado combinado em comparação aos protocolos circuitados de EFr apenas. De acordo com os autores, do ponto de vista prático, os resultados sugerem a importância da contribuição anaeróbia para o GC total durante o treinamento com essas características. Reduzir a intensidade, mas aumentar o número de repetições (ou seja, aumentar o trabalho mecânico), aumenta o GC e, consequentemente, a ideia de que "quanto maior o peso levantado maior o GC" não é aplicável. Além disso, uma combinação de EFr com ECr pode ser benéfica para aqueles indivíduos que não gostam de TFr tradicional ou treinamento aeróbico contínuo e obviamente pode ser aplicado a pacientes com sobrepeso/obesidade que desejam aumentar seu GC para perder peso.

Outro achado importante relacionado às adaptações promovidas pelo TFr é o aumento da mobilização de AGL do tecido adiposo subcutâneo (TAS) durante e pelo menos 40 minutos após sessão aguda de EFr, em homens jovens (21 a 27 anos), fisicamente ativos (> 3 dias/semana de TFr)[57] e magros (IMC = 20,9 ± 0,6 kg/m$^2$; % gordura = 13,6 ± 1,5%),[55] homens adultos (18 a 40 anos), sedentários (2 ou menos dias/semana, < 30 min/dia) e obesos (36,2 ± 2,7 kg/m$^2$; % gordura = 38,7 ± 2,2%),[55] e mulheres adultas (18 a 35 anos), treinadas em EFr (capazes de realizar os movimentos de agachamento e supino com 100 e 70% da massa corporal total, respectivamente) e magras (18 a 24,9 kg/m$^2$; % gordura < 33%).[52] Os protocolos de treinamento utilizados nesses estudos compreendiam os movimentos supino, remada unilateral, *leg press*, desenvolvimento de ombros, extensão e flexão de joelho, realizados em 3 séries de 10 repetições com 85 a 100% 1 RM previamente avaliado, mais períodos recuperativos de 90 segundos entre séries e exercícios. A sessão aguda de EFr teve duração total de aproximadamente 45 minutos.

Segundo os autores dos estudos, o aumento do GC e da LIPox corporal total, em decorrência da maior mobilização de AGL do TAS, se deu pela ação de hormônios lipolíticos, particularmente adrenalina e hormônio do crescimento.

A literatura também tem dado atenção às diferentes combinações envolvendo modelos de HIT e TPC. Nunez et al.,[53] por exemplo, compararam os efeitos de dois protocolos de HIT/TPC combinados sobre o GC, respostas cardiorrespiratórias e adaptações metabólicas de homens jovens (25,7 ± 4,4 anos), fisicamente ativos ($VO_2$ = 47,6 ± 4.3 mL/kg/minuto) e magros (% gordura = 10,6 ± 3,7%). Os modelos de HIT e TPC adotados foram séries de 30 segundos de corrida em esteira a 105% $V_{máx}$ previamente avaliada, intercalados por 90 segundos a 3 mph (~4,82 km/hora) e 3% de inclinação (HIT) e passagens por circuitos compostos por até 9 exercícios (agachamento na barra guiada, remada unilateral, prancha ventral, desenvolvimento de ombros, levantamento terra com barra trapézio, abdominais, agachamento sumô, *pulley* costas e extensão de tronco), 10 repetições a 50% 1RM e/ou 15 repetições com peso corporal em cada exercício (TCP). Os protocolos consistiram em 6 séries de HIT seguidas de 3 passagens por circuito de 9 exercícios (protocolo 1) ou 3 passagens por circuito constituído de 3 blocos com 3 exercícios diferentes cada, intercalados por 3 séries de HIT (protocolo 2).

Os resultados exibiram concentração sanguínea de lactato, consumo de oxigênio em excesso pós-exercício (EPOC) e GC significativamente maiores após a realização da sessão de treinamento utilizando o protocolo 1 (HIT antes do TCP) em comparação àquela utilizando o protocolo 2 (HIT integrado com blocos de TCP). Entretanto, os autores alertaram que realizar o HIT antes do TCP pode levar a maior alteração metabólica durante o treinamento e, portanto, pode não ser mais indicado para os indivíduos de menor aptidão física ou experiência em ambos os modelos de treinamento, caso dos portadores de sobrepeso/obesidade. Contudo, integrar HIT com blocos de TCP pode constituir em estratégia adequada para esses indivíduos, principalmente no início de intervenções baseadas em treinamentos combinados.

## CONSIDERAÇÕES FINAIS

No Brasil, a proporção de obesos na população com 20 anos ou mais de idade mais que dobrou entre 2003 e 2019, passando de 12,2 para 26,8%. Nesse período, a obesidade feminina subiu de 14,5 para 30,2%, enquanto a obesidade masculina passou de 9,6 para 22,8%.

Baixas taxas de oxidação de lipídios (LIPox) podem estar envolvidas com o desenvolvimento de inflexibilidade metabólica, sobrepeso/obesidade, diabetes tipo 2 e doenças cardiovasculares.

O emprego do exercício cardiorrespiratório na zona de LIPox máxima (ECr na zLIPox) promove adaptações que favorecem a redução de massa corporal, a perda lenta e sustentada de massa gorda, a sensibilidade à insulina e a atividade oxidativa mitocondrial, entre outras, principalmente em indivíduos obesos com baixa aptidão física.

Estudos demonstraram que 120 a 360 minutos por semana de ECr contínuo na zLIPox durante 8 a 20 semanas promove redução do peso e da quantidade de gordura corporais, além de aumentar a capacidade cardiovascular, em indivíduos com sobrepeso/obesidade (IMC > 25 kg/m$^2$) com baixa aptidão física, independentemente do sexo e da faixa etária.

Programas de atividades físicas envolvendo combinação de ECr de diferentes características, ECr intermitente de alta intensidade, ECr de diferentes características combinado a exercícios de força (EFr) ou EFr apenas são outras possibilidades de intervenções descritas pela literatura.

Protocolos compostos por HIT/ECIS combinados promovem perda de peso significativamente maior. Programas de treinamento desse perfil com frequência de mínima de 3 vezes/semana, mantidos além de 10 semanas, são os que apresentam melhores resultados sobre a alteração da composição corporal de indivíduos com sobrepeso/obesidade.

Dependendo do sistema ou da técnica de treinamento de força (TFr), é possível promover o aprimoramento dos sistemas neuromuscular e cardiorrespiratório simultaneamente, com significativo aumento do gasto calórico durante e após sua realização e alteração da mobilização de AGL via lipólise. Tais respostas, no âmbito do controle de sobrepeso/obesidade, são extremamente relevantes e justificam a utilização desse modelo de treinamento, combinado ou não a outros, nesse contexto.

## REFERÊNCIAS

1. World Health Organization (WHO). Obesity. Disponível em: https://www.who.int/health-topics/obesity#tab=tab_1 (acesso: 27 out. 2022).
2. Associação Brasileira para o Estudo da Obesidade e da Síndrome Metabólica (Abeso). Diretrizes Brasileiras de Obesidade. 2016.
3. Marquezi ML, Uzunian MA, Gimenez R, Souza MT. Padrões de oxidação de substratos durante exercício cardiorrespiratório prescrito por métodos direto e indireto. Revista Brasileira de Educação Física e Esporte. 2017;31(2):8-9.
4. Achten J, Gleeson M, Jeukendrup AE. Determination of the exercise intensity that elicits maximal fat oxidation. Medicine and Science and Sports Exercise. 2002;34:92-7.
5. Bergman BC, Brooks GA. Respiratory gas-exchange ratios during graded exercise in fed and fasted trained and untrained men. Journal of Applied Physiology. 1999;86(2):479-87.
6. Romijn JA, Coyle EF, Sidossis LS, Gastaldelli A, Horowitz JF, Endert E. Regulation of endogenous fat and carbohydrate metabolism in relation to exercise intensity and duration. American Journal of Physiology. 1993;265:E380-E391.
7. Brun J-F, Myzia J, Varlet-Marie E, Raynaud De Mauverger E, Mercier J. Beyond the calorie paradigm: taking into account in practice the balance of fat and carbohydrate oxidation during exercise? Nutrients. 2022;14:1605.
8. Tolfrey K, Jeukendrup AE, Batterham AM. Group- and individual-level coincidence of the "Fatmax" and lactate accumulation in adolescents. European Journal of Applied Physiology. 2010;109(6):1145-53.
9. Safaei M, Sundararajan EA, Driss M, Boulila W, Shapi'i A. A systematic literature review on obesity: understanding the causes & consequences of obesity and reviewing various machine learning approaches used to predict obesity. Computers in Biology and Medicine. 2021;136(August):104754.
10. Swift DL, Johannsen NM, Lavie CJ, Earnest CP, Church TS. The role of exercise and physical activity in weight loss and maintenance. Progress in Cardiovascular Diseases. 2014;56(4):441-7.
11. Manthou E, Gill JMR, Wright A, Malkova A. Behavioral compensatory adjustments to exercise training in overweight women. Medicine and Science in Sports and Exercise. 2010;42(6):1221-8.
12. King NA, Hopkins M, Caudwell P, Stubbs RJ, Blundell JE. Individual variability following 12 weeks of supervised exercise: Identification and characterization of compensation for exercise-induced weight loss. International Journal of Obesity. 2008 Jan 12;32(1):177-84.

13. Tulp OL, Obidi OF, Oyesille TC, Einstein GP. The prevalence of adult obesity in Africa: a meta-analysis. Gene Reports. 2018 Jun 1;11:124-6.
14. Lecube A, Sánchez E, Monereo S, Medina-Gómez G, Bellido D, García-Almeida JM, et al. Factors accounting for obesity and its perception among the adult Spanish population: data from 1,000 computer-assisted telephone interviews. Obesity Facts. 2020;13(4):322-32.
15. Sobal J, Rauschenbach BS, Frongillo JR EA. Marital status, fatness and obesity. Social Science & Medicine. 1992;35(7):915-23.
16. Tzotzas T, Vlahavas G, Papadopoulou SK, Kapantais E, Kaklamanou D, Hassapidou M. Marital status and educational level associated to obesity in Greek adults: data from the National Epidemiological Survey. BMC Public Health. 2010;10.
17. Wilson SE. Marriage, gender and obesity in later life. Economics and Human Biology. 2012;10(4):431-53.
18. Dumith SC, Hallal PC, Reis RS, Kolh 3rd HW. Worldwide prevalence of physical inactivity and its association with human development index in 76 countries. Preventive Medicine. 2011;53(1-2):24-8.
19. Ataey A, Jafarvand E, Adham D, Moradi-Asl E. The relationship between obesity, overweight, and the human development index in World Health Organization Eastern Mediterranean region countries. Journal of Preventive Medicine and Public Health. 2020;53(2):98.
20. Chagnon YC, Rankinen T, Snyder EE, Weisnagel SJ, Pérusse L, Bouchard C. The human obesity gene map: the 2002 update. Obesity Research. 2003;11(3):313-67.
21. Ozanne SE. Epigenetic signatures of obesity. New England Journal of Medicine. 2015 Mar 5;372(10):973-4.
22. Smith DE, Lewis CE, Caveny JL, Perkins LL, Burke GL, Bild DE. Longitudinal changes in adiposity associated with pregnancy: the Cardia study. JAMA. 1994;271(22):1747-51.
23. Lambrinoudaki I, Brincat M, Erel CT, Gambacciani M, Moen MH, Gustafsson K-S, et al. Emas position statement: managing obese postmenopausal women. Maturitas. 2010 Jul;66(3):323-6.
24. Leslie WS, Hankey CR, Lean MEJ. Weight gain as an adverse effect of some commonly prescribed drugs: a systematic review. QJM: An International Journal of Medicine. 2007;100(7): 395-404.
25. DCCT Research Group. Weight gain associated with intensive therapy in the diabetes control and complications trial. Diabetes Care. 1988;11(7):567-73.
26. Liou T-H, Pi-Sunyer FX, Laferrere B. Physical disability and obesity. Nutrition Reviews. 2005;63(10):321-31.
27. Kim JH, Choi J-H. Pathophysiology and clinical characteristics of hypothalamic obesity in children and adolescents. Annals of Pediatric Endocrinology & Metabolism. 2013;18(4):161.
28. Guaraldi F, Salvatori R. Cushing syndrome: maybe not so uncommon of an endocrine disease. The Journal of the American Board of Family Medicine. 2012;25(2):199-208.
29. Kim B. Thyroid economy-regulation, cell biology, thyroid hormone metabolism and action: the special edition: metabolic effects of thyroid hormones. Thyroid. 2008;18:141-4.
30. Weaver JU. Classical endocrine diseases causing obesity. Obesity and Metabolism. 2008;36:212-28.
31. Cheneviere X, Malatesta D, Peters EM, Borrani F. A mathematical model to describe fat oxidation kinetics during graded exercise. Medicine and Science and Sports Exercise. 2009;41:1615-25.
32. Rynders CA, Angadi SA, Weltman NY, Gaesser GA, Weltman A. Oxygen uptake and ratings of perceived exertion at the lactate threshold and maximal fat oxidation rate in untrained adults. European Journal of Applied Physiology. 2011;111:2063-8.
33. Achten J, Jeukendrup AE. Optimizing fat oxidation through exercise and diet. Nutrition. 2004;20(7-8):716-27.
34. Hammoudi L, Brun JF, Noirez P, Bui G, Chevalier C, Gimet F, et al. Effects of 2 years endurance training targeted at the level of maximal lipid oxidation on body composition. Science and Sports. 2020;35:350-7.

35. Huffman KM, Koves TR, Hubal MJ, Abouassi H, Beri N, Bateman LA, et al. Metabolite signatures of exercise training in human skeletal muscle relate to mitochondrial remodeling and cardiometabolic fitness. Diabetologia. 2014;57:2282-95.
36. Chávez-Guevara IA, Urquidez-Romero R, Pérez-León JA, González-Rodríguez E, Moreno--Brito V, Ramos-Jiménez A. Chronic effect of fatmax training on body weight, fat mass, and cardiorespiratory fitness in obese subjects: a meta-analysis of randomized clinical trials. International Journal of Environmental Research and Public Health. 2020;17(21):7888.
37. Lee HS, Lee J. Effects of exercise interventions on weight, body mass index, lean body mass and accumulated visceral fat in overweight and obese individuals: a systematic review and meta-analysis of randomized controlled trials. International Journal of Environmental Research and Public Health. 2021;18:2635.
38. Berge J, Hjelmesaeth J, Hertel JK, Gjevestad E, Småstuen MC, Johnson LK, et al. Effect of aerobic exercise intensity on energy expenditure and weight loss in severe obesity: a randomized controlled trial. Obesity. 2021;29(2):359-69.
39. Cao J, Lei S, Zhao T, Xie Y, Zhou Z, Cheng S, et al. Changes in fat oxidation and body composition after combined exercise intervention in sedentary obese Chinese adults. Journal of Clinical Medicine. 2022;11:1086.
40. Fisher G, Brown AW, Bohan Brown MM, Alcorn A, Noles C, Winwood L, et al. High intensity interval- vs moderate intensity- training for improving cardiometabolic health in overweight or obese males: a randomized controlled trial. PLoS One. 2015;10(10):e0138853.
41. Wewege M, Van Den Berg R, Ward RE, Keech A. The effects of high-intensity interval training vs. moderate-intensity continuous training on body composition in overweight and obese adults: a systematic review and meta-analysis. Obesity Reviews. 2017;18(6):635-46.
42. Aparecido JML, Marquezi ML, Couto HLO, Santos TMDS, Cruz AFC, Lopes NB, et al. Six hit sessions improve cardiorespiratory fitness and metabolic flexibility in insulin resistant and insulin sensitive adolescents with obesity. International Journal of Environmental Research and Public Health. 2022;19(17):10568.
43. Gaitán JM, Eichner NZM, Gilbertson NM, Heiston EM, Weltman A, Malin SK. Two weeks of interval training enhances fat oxidation during exercise in obese adults with prediabetes. Journal of Sports and Science Medicine. 2019;18(4):636-44.
44. Little JP, Safdar A, Wilkin GP, Tarnopolsky MA, Gibala MJ. A practical model of low-volume high-intensity interval training induces mitochondrial biogenesis in human skeletal muscle: potential mechanisms. Journal of Physiology. 2010;588(6):1011-22.
45. Little JP, Safdar A, Bishop D, Tarnopolsky MA, Gibala MJ. An acute bout of high-intensity interval training increases the nuclear abundance of PGC-1α and activates mitochondrial biogenesis in human skeletal muscle. American Journal of Physiology. 2011;300(6):R1303-1310.
46. Marquezi ML, Agostinho CFM, Lima FR, Aparecido JML, Cascapera MS. Six hit treadmill sessions improve lipid oxidation and ventilatory threshold intensities. Revista Brasileira de Medicina do Esporte. 2019;25(4):328-32.
47. Marquezi ML, Frientes CS, Lino JM, Cascapera MS, Lancha JR AH. HIT effects on substrates oxidation rates of women in different phases of monthly ovarian cycle. In: ACSM 67th Annual Meeting, 2020, San Francisco. Medicine & Science in Sports & Exercise. 2020;52:S358.
48. Smith-Ryan AE, Trexler ET, Wingfield HL, Blue MN. Effects of high-intensity interval training on cardiometabolic risk factors in overweight/obese women. Journal of Sports Science. 2016;34(21):2038-46.
49. Ho SS, Dhaliwal SS, Hills AP, Pal S. The effect of 12 weeks of aerobic, resistance or combination exercise training on cardiovascular risk factors in the overweight and obese in a randomized trial. BMC Public Health. 2012;28(12):704.
50. Benito PJ, Alvarez-Sánchez M, Díaz V, Morencos E, Peinado AB, Cupeiro R, et al.; Pronaf Study Group. Cardiovascular fitness and energy expenditure response during a combined aerobic and circuit weight training protocol. PLoS One. 2016;11(11):e0164349.

51. Schwingshackl L, Dias S, Strasser B, Hoffmann G. Impact of different training modalities on anthropometric and metabolic characteristics in overweight/obese subjects: a systematic review and network meta-analysis. PLoS One. 2013;8(12):e82853.
52. Allman BR, Morrissey MC, Kim JS, Panton LB, Contreras RJ, Hickner RC, et al. Fat metabolism and acute resistance exercise in trained women. Journal of Applied Physiology. 2019;126(3):739-45.
53. Nuñez TP, Amorim FT, Beltz NM, Mermier CM, Moriarty TA, Nava RC, et al. Metabolic effects of two high-intensity circuit training protocols: does sequence matter? Journal of Exercise Science & Fitness. 2020;18(1):14-20.
54. Ormsbee MJ, Thyfault JP, Johnson EA, Kraus RM, Choi MD, Hickner RC. Fat metabolism and acute resistance exercise in trained men. Journal of Applied Physiology. 2007;102(5):1767-72.
55. Ormsbee MJ, Choi MD, Medlin JK, Geyer GH, Trantham LH, Dubis GS, et al. Regulation of fat metabolism during resistance exercise in sedentary lean and obese men. Journal of Applied Physiology. 2009;106(5):1529-37.
56. Fleck SJ, Kraemer WJ. Fundamentos do treinamento de força muscular. 4.ed. Porto Alegre: Artmed; 2017.

9

# Hipertensão arterial e exercício físico

Danilo Sales Bocalini
Roberta Luksevicius Rica
Ana Paula Lima Leopoldo
Andrey Jorge Serra

## DEFINIÇÕES E CONCEITOS

A hipertensão arterial (HA) é usualmente definida como o nível de pressão arterial (PA) acima de um valor limiar e que persiste a longo prazo.[1] A HA é um dos principais problemas de saúde pública e constitui fator de risco para o desenvolvimento de diversas doenças cardiovasculares.[2] Estima-se que a HA afete cerca de 1,3 bilhão de pessoas no mundo[3] e que o nível elevado de PA é fator causal de 10,4 milhões de mortes por ano.[4]

A HA pode ser classificada como primária ou essencial, cuja causa não pode ser determinada e provir de fatores genéticos e ambientais ou da interação entre eles. Acresça-se que a HA pode ser secundária, cujo fator causal pode ser identificável, resultando em sinais e sintomas adicionais específicos. Assim, documenta-se a existência de variantes genéticas que podem ter impactos distintos nos níveis pressóricos.[5,6] A análise de associação genômica ampla também possibilitou identificar variantes genéticas isoladas ou em conjunto que podem contribuir para o risco de fenótipos relacionados à há.[7]

Outros aspectos que podem culminar em aumento crônico da PA incluem:[1,8,9]

- Anomalias neuroendócrinas.
- Apneia obstrutiva do sono.
- Etnia.
- Etilismo.
- Envelhecimento.
- Exposição a agentes tóxicos.
- Gênero.
- Hipercolesterolemia.

- Obesidade central.
- Sedentarismo.
- *Status* socioeconômico.
- Tabagismo.

A mensuração da PA em consultório e em casa constitui a base para o diagnóstico e acompanhamento da HA. Orientações internacionais recomendam 2 a 3 visitas em intervalo de 1 a 4 semanas e, se possível, realizar mensurações da pressão fora do consultório.[10] Nesse cenário, procedimentos relevantes devem ser considerados para obtenção acurada da PA:[11]

- Sem conversa.
- Bexiga vazia.
- Uso de manguito com tamanho adequado.
- Posicionar o manguito no braço.
- Apoiar o braço no nível do coração.
- Não cruzar as pernas.
- Realizar a mensuração com o pacientes em apoio das costas e pés.

A monitorização ambulatorial da PA (MAPA), da monitorização residencial da PA (MRPA) ou da automedida da PA (AMPA) tem papel incremental no manejo da HA porque gera dados sobre variações da PA durante o ciclo circadiano, possibilita esclarecer a presença de hipertensão do avental branco e pode determinar decisão terapêutica no curso da doença.[2,9,11]

A última diretriz brasileira de HA situa os níveis pressóricos em diferentes categorias para sujeitos com idade mínima de 18 anos, como ilustrado na Tabela 1.[9]

**TABELA 1** Classificação dos níveis pressóricos

| Classificação | PAS (mmHg) | | PAD (mmHg) |
|---|---|---|---|
| PA ótima | < 120 | e | < 80 |
| PA normal | 120-129 | e/ou | 80-84 |
| Pré-hipertenso | 130-139 | e/ou | 85-89 |
| HA estágio 1 | 140-159 | e/ou | 99-99 |
| HA estágio 2 | 160-179 | e/ou | 100-109 |
| HA estágio 3 | ≥ 180 | e/ou | ≥ 110 |

HA: hipertensão arterial; PA: pressão arterial; PAD: pressão arterial diastólica; PAS: pressão arterial sistólica.

Fonte: elaborada pelos autores.

Diferentes intervenções terapêuticas têm gerado controle pressórico. Todavia, os benefícios parecem não vigorar em todos os sujeitos. Toma-se como exemplo uma pesquisa desenvolvida no National Health and Nutrition Examination Survey de 1999 a 2000, em que 30% dos adultos hipertensos não foram diagnosticados, mais de 40% não são tratados e 2/3 não apresentaram níveis de PA dentro da normalidade.[12]

A terapia de primeira linha constitui a prescrição de medicamentos anti-hipertensivos somada a modificações no estilo de vida (WHELTON et al., 2018). Entre as medidas não farmacológicas para o tratamento da HA, a prática regular de exercícios físicos é indicada como ferramenta efetiva para promover redução pressórica, independentemente do estágio clínico.[13-16] Assim, diferentes estudos epidemiológicos ilustram que há relação inversa entre nível de aptidão física e valores pressóricos de hipertensos, o que possibilita impor ao exercício físico nível de evidência IA.[17] A seguir serão apresentadas evidências que consolidam a importância do exercício físico como medida íntegra no tratamento da HA.

## EFEITO AGUDO DO EXERCÍCIO FÍSICO NA PRESSÃO ARTERIAL

Os hipertensos que alcançam as recomendações de prática de atividade física para a saúde apresentam redução de 27 a 50% no risco de mortalidade.[9] Reduções dos níveis pressóricos pós-exercício dinâmicos são achados bem documentados na literatura, resposta conhecida como hipotensão pós-exercício. A Figura 1 ilustra a resposta típica da PA sistólica (PAS) de sujeitos normotensos e hipertensos, possibilitando assumir o exercício físico como importante agente hipotensor. Resposta similar também é documentada para hipertensos submetidos a uma sessão de exercício resistido. Vários mecanismos são descritos para explicar o efeito hipotensor do exercício:

- Redução da resistência vascular periférica e atividade nervosa simpática.[18,19]
- Diminuição do volume sistólico e do débito cardíaco.[19,20]
- Alterações na sensibilidade de receptores adrenérgicos cardíacos e fatores endoteliais.[15]
- Alterações neuro-humorais e endoteliais.[21,22]

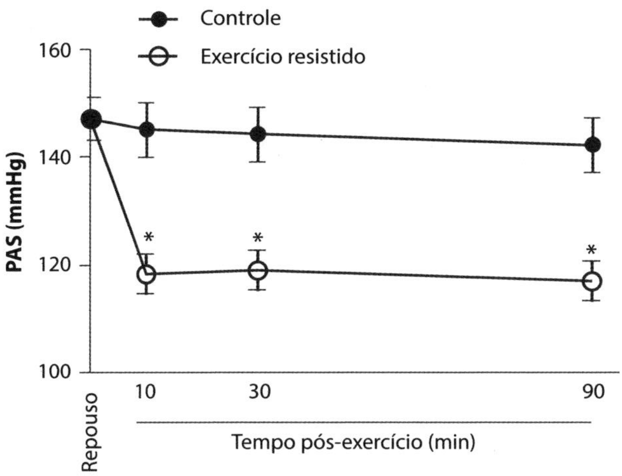


**FIGURA 1** Níveis de pressão arterial sistólica (PAS) de hipertensos submetidos a uma sessão de exercício resistido com carga de 80% da força máxima. Círculos sólidos representam sujeitos normotensos. Círculos vazios representam sujeitos hipertensos. Análise conduzida em repouso e com 10, 30 e 90 pós-exercício. *p < 0,05 *vs.* Controle.
Fonte: adaptada de Brito Ade et al.[23]

Em relação à magnitude da hipotensão, alguns fatores afetam diretamente a resposta pressórica:

## Nível basal da pressão arterial

Em indivíduos que apresentam valores de PA mais elevados há maior magnitude de queda da PA.[15] Uma revisão da literatura[24] mostrou que a queda máxima da PAS varia entre 18 e 20 mmHg e a pressão arterial diastólica (PAD) entre 7 e 9 mmHg após exercício em hipertensos, respectivamente. Todavia, indivíduos normotensos exibem reduções de 8 a 10 mmHg para PAS e de 3 a 5 mmHg para PAD, respectivamente.

## Intensidade de exercício

A hipotensão pós-exercício é observada quando exercícios dinâmicos são realizados em intensidades submáximas, com resultados expressivos de queda da PA em intensidades que variam entre 30 e 80% do consumo de oxigênio de pico ($VO_{2pico}$).[14,19,25-28]

Considerando o exercício resistido, há certa discordância, com estudos mostrando maiores queda da PA com intensidades maiores[23] ou ausência de peculiaridades.[29]

## Duração do exercício

Outro fator que influencia de forma importante a redução da PA é a duração do exercício físico. Observam-se maiores reduções da PA em exercícios com duração de 20 a 60 minutos em animais de laboratório[30] e humanos , respectivamente.[14,19,25-28] Todavia, Forjaz et al.[31] mostraram que uma sessão de exercício com duração de 45 minutos provocou queda da PA de maior magnitude e duração quando comparada à sessão de exercício realizada por um período de 25 minutos.

## Tipo do exercício

Numerosos estudos encontraram reduções significativas da PA acarretadas pelo exercício aeróbio.[14,19,25,27,28] Porém, não há consenso na literatura sobre a repercussão do exercício resistido para induzir hipotensão pós-exercício,[32] com estudos apresentando resposta hipotensora[23] e outros não documentando alterações.[33] Em relação aos exercícios aeróbios, existem evidências sólidas de que a resposta hipotensora é encontrada após atividades como caminhada,[34] ergômetro de braço,[35,36] corrida,[37] esteira ergométrica[38-40] e cicloergômetros[21,35,41] em normotensos[42,43] e hipertensos.[40,44] Recentemente descrevemos que o meio de realização do exercício aeróbio pode influenciar na magnitude da hipotensão.[45] Mulheres hipertensas foram submetidas a um protocolo de exercício em bicicleta fora e dentro da água, respectivamente, em intensidade de 75% do $VO_{2máx}$. Em 90 minutos de acompanhamento houve queda da PA para os dois ambientes de esforço, todavia a hipotensão sistólica foi mais acentuada quando a atividade foi conduzida dentro da água (Figura 2).

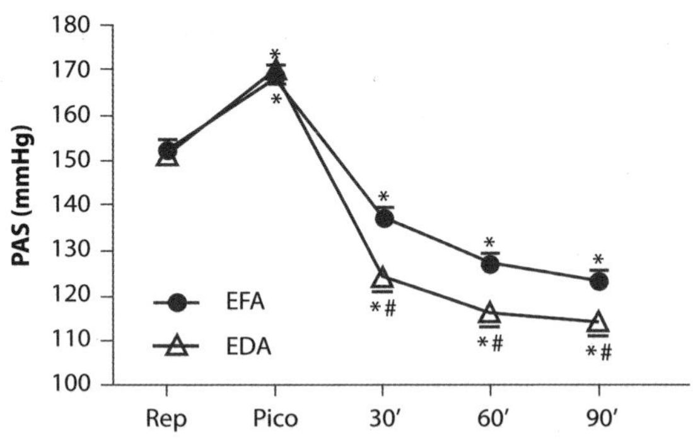


**FIGURA 2** Resposta hipotensora pós-exercício de mulheres hipertensas submetidas a exercício aeróbio em bicicleta fora (EFA) e dentro (EDA) da água, respectivamente. Análise conduzida em repouso (Rep), em esforço máximo (Pico), 30, 60 e 90 minutos pós-exercício. *$p < 0,05$ *vs.* repouso; #$p < 0,05$ *vs.* EFA.
Fonte: adaptada de Bocalini et al.[45]

## Duração da hipotensão

Apesar de o exercício provocar redução significativa da PA, atenção deve ser direcionada ao tempo em que o efeito hipotensor perdura. Brandão et al.,[19] utilizando a monitorização ambulatorial da PA, realizada em intensidade de 50% do $VO_{2pico}$ (Figura 3), demonstraram que os níveis de PAS e PAD de pacientes hipertensos estavam menores nas 22 horas após uma sessão aguda de exercício dinâmico, tanto no período da vigília como no sono.

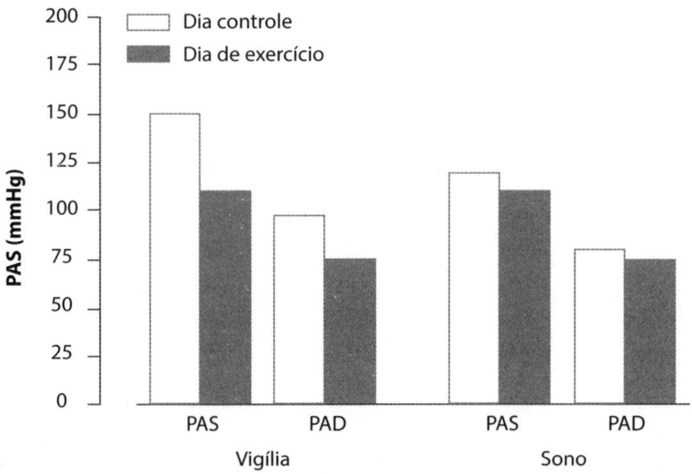


**FIGURA 3** Pressão arterial (PA) ambulatorial sistólica (PAS) e diastólica (PAD) de pacientes hipertensos durante os períodos de vigília e do sono após 1 dia sem a realização de exercícios (dia-controle) e 1 dia após a realização de uma sessão de 45 minutos de exercício físico em cicloergômetro em 50% do $VO_{2pico}$ (dia de exercício). Note que, no dia em que foi realizado o exercício, as pressões sistólicas e diastólicas ficaram mais baixas que no dia-controle.
Fonte: adaptada de Brandão et al.[19]

# EFEITOS CRÔNICOS DO EXERCÍCIO FÍSICO NA PRESSÃO ARTERIAL

Enquanto uma única sessão de exercício físico induz queda transitória da PA, o treinamento físico produz adaptações crônicas, com dados indicando que a prevalência de HA é inversamente relacionada ao nível da aptidão física.[46,47] Adicionalmente, o risco relativo para desenvolver HA é aproximadamente 50% maior em pessoas com baixa aptidão física quando comparadas às pessoas com alta capacidade física.[48] Assim, o treinamento físico tem sido adotado como ferramenta fundamental na prevenção da HA.

Está bem estabelecido que um programa de treinamento físico aeróbio reduz a PA, principalmente em hipertensos estágios 1 e 2,[14] um efeito benéfico documentado para pacientes sem[49] e em regime medicamentoso. Acresça-se o benefício de a redução pressórica ocorrer na vigência de diminuição da dose ou, em alguns casos, de suspensão da medicação, reduzindo o ônus de saúde pública e os efeitos colaterais decorrentes do tratamento medicamentoso prolongado.[50] Dados extraídos de múltiplas metanálises[51] documentam reduções pressóricas entre 2,4 e 3 mmHg após treinamento aeróbio, sendo essa redução mais expressiva em hipertensos (6,9 e 4,9 mmHg).

Outro ponto relevante perfaz as características do treinamento determinarem efeito hipotensor. Alves e Forjaz[52] reportam que reduções mais expressivas da PA são obtidas com exercícios que requeiram grandes grupos musculares, em intensidades entre 40 e 60% do $VO_{2pico}$ e volumes de treinamento maiores, com maior frequência semanal e/ou duração das sessões. Essas informações legitimam o exercício aeróbio como integrante fundamental do programa de treinamento.[14,17]

Deve-se mencionar a contribuição do treinamento resistido, que, a partir do estudo de Kelley e Kelley,[53] com documentação de queda da PA de 2 a 4%, recebeu maior atenção. Todavia, há certa controvérsia sobre o fato de o exercício resistido impor queda pressórica evidente; há estudos mostrando resultados promissores[51] e outros que não encontraram efeitos positivos.[54,55] Ainda assim, as diretrizes americanas atuais documentam reduções de PA de 4 mmHg para exercícios resistidos dinâmicos e de 5 mmHg para exercícios isométricos.[17]

Algo que merece atenção está no monitoramento constante do pico pressórico durante o exercício resistido, situação que pode elevar o risco de eventos adversos.[56] Assim, alguns parâmetros devem ser considerados na prática segura do treinamento resistido, conforme será visto a seguir.

## Relação carga/número de repetições

A intensidade é um fator importante, pois, para o mesmo número de repetições, quanto maior a intensidade, maior o aumento da PA. Contudo, em intensidade baixa, os exercícios não devem ser realizados até a falha concêntrica por impor aumento desmedido da PA.[57]

## Quantidade de séries e intervalo de repetições

O número elevado de séries tem papel decisivo no aumento da PA quando não se atribui período de pausa apropriado, refletindo em efeito acumulativo entre os exercícios.[58] Dessa maneira, o intervalo deve ser longo para permitir que a PA retorne aos valores basais, sendo apoiado o tempo mínimo de 60 segundos. Contudo, Gotshall et al.[59] não encontram redução da pressão arterial a níveis basais após o tempo analisado, sugerindo que intervalos superiores podem ser interessantes. O período de pausa entre as séries e exercícios deve ser longo para permitir que a PA retorne a valores basais, já tendo sido descrito que o tempo mínimo sugerido é relevante a partir de 1 minuto.

## ADAPTAÇÕES FISIOLÓGICAS AO EXERCÍCIO FÍSICO E PRESSÃO ARTERIAL

Vários são os mecanismos participantes na redução da PA induzida pelo exercício físico. Estudos genéticos associam o polimorfismo do gene da enzima conversora de angiotensina (ECA) à resposta pressórica provocada pelo treinamento físico aeróbio em hipertensos. Zhang et al.[60] observaram que 10 semanas de treinamento aeróbio em cicloergômetro induziram redução da PA somente em pacientes com genótipo II ou ID da ECA, e não portadores do genótipo DD. Essa peculiaridade, ao menos, pode explicar a heterogeneidade entre pessoas com respostas distintas de adaptação dos níveis pressóricos ao treinamento físico.[25]

A hiperatividade simpática é outro mecanismo importante que contribui para a progressão da HA e o desenvolvimento de cardiomiopatia. Inerente a esse aspecto, o treinamento físico promove adaptações benéficas no balanço autonômico, sobretudo no tônus simpático, para despertar redução da PA. Documenta-se, assim, redução da frequência cardíaca[61] e dos níveis plasmáticos de noradrenalina associada à redução da resistência vascular periférica.[62] A melhora da modulação autônima pode ser atribuída à maior sensibilidade quimiorreflexa periférica, à diminuição na concentração central angiotensina II e ao aumento da isoforma neuronal do óxido nítrico.[63]

A melhora na sensibilidade barorreflexa arterial também tem sido considerada importante adaptação promovida pelo treinamento físico em hipertensos.[64] Laterza et al.[49] demonstraram que o controle barorreflexo da atividade nervosa simpática muscular e da frequência cardíaca está diminuído e, após 4 meses de treinamento físico aeróbio, o controle barorreflexo foi restaurado durante a ativação e na desativação dos pressorreceptores.

Outros mecanismos atribuídos à diminuição da PA estão relacionados à plasticidade neural no sistema nervoso central. Nessa perspectiva, estudos experimentais ilustram que neurônios do centro locomotor e cardiorrespiratório são remodelados após treinamento físico.[65]

## PRESCRIÇÃO DE EXERCÍCIO FÍSICO

Para a orientação da atividade física e do exercício físico de intensidade leve a moderada em indivíduos sem doença cardíaca, cerebrovascular ou renal, pode-se prescindir de avaliação médica prévia. Na ocasião de sintomas durante a prática, deve-se interromper a atividade e realizar consulta médica.

Hipertensos com comorbidades, sintomas e pretensão de realizar atividades de alta intensidade ou competitivas devem realizar avaliação médica prévia.[66] Recomenda-se o teste ergométrico para determinar o nível de aptidão física, avaliar a resposta da PA ao esforço e confirmar a presença de doença coronariana nos indivíduos sintomáticos ou com múltiplos fatores de risco.[9] A sessão de exercício não deve ser concretizada na presença de PA acima de 160/105 mmHg, e, para hipertensos hiper-reativos, recomenda-se mensurar a PA durante o exercício aeróbio e reduzir a intensidade na ocasião de níveis pressóricos acima de 180/105 mmHg.[9]

O Quadro 1 sintetiza as orientações atuais do Colégio Americano de Cardiologia para a prescrição de exercícios em pacientes hipertensos. A diretriz atesta a prescrição de exercícios aeróbios, resistidos dinâmico e isométrico, atribuindo nível de evidência IA à intervenção. Espera-se que, ao atender às delimitações estabelecidas, o programa de exercício resulte em quedas da PAS que variam de 5 a 8 mmHg para exercícios aeróbios e 4 a 5 mmHg para exercícios resistidos, respectivamente.

**QUADRO 1** Diretrizes para prescrição do exercício para hipertensos

| Tipo de exercício | Duração/intensidade | Impacto na PAS (↓) |
|---|---|---|
| Aeróbio | 90-150 minutos/semana; 65-75% da FCr. | 5/8 mmHg |
| Resistido dinâmico | 90-150 minutos/semana; 50-80% de 1 RM; 6 exercícios, 3 séries/exercício, 10 repetições/série. | 4 mmHg |
| Resistido isométrico | 4 x 2 minutos (***hand grip***), 1 minuto de repouso entre os exercícios; 30-40% da contração voluntária máxima; 3 sessões/semana; 8-10 semanas. | 5 mmHg |

FCr: frequência cardíaca de reserva; PAS: pressão arterial sistólica; RM: repetição máxima.
Fonte: Whelton et al.[17]

## APLICAÇÃO PRÁTICA DO CONTEÚDO

- Para promover redução significativa da pressão arterial, o paciente deve realizar exercícios com duração de 90 a 150 minutos por semana. Exercícios aeróbios constituem componente principal do programa de treinamento físico.

- O efeito hipotensor do exercício físico aeróbio é bem consolidado para a intensidade de esforço entre 30 e 80% do $VO_{2pico}$. Na ausência da avaliação ergoespirométrica, a intensidade do exercício pode ser fixada entre 65 e 75% da frequência cardíaca de reserva.
- Embora não exista consenso sobre a resposta hipotensora acarretada pelo exercício resistido, sua recomendação consta como parte do programa de treinamento. Há recomendações de segurança no sentido de:
  - Atentar para a relação carga/número de repetições na medida em que há correspondência entre maior nível pressórico e intensidade de esforço para o mesmo número de repetições.
  - O período de repouso entre as séries e exercícios deve ser suficiente para permitir que a PA retorne aos valores basais, o que corresponde ao mínimo.
- Recomenda-se que o exercício resistido dinâmico seja realizado com cargas entre 50 e 80% de 1 repetição máxima (RM), em 6 exercícios com 3 séries de 10 repetições por série e duração semanal de 90 a 150 minutos.
- A respeito do exercício resistido isométrico, preconiza-se o *hand grip*, que deve ser realizado em 4 apertos de 2 minutos, com repouso de 60 segundos entre cada aperto e intensidade entre 30 e 40% da contração voluntária máxima. A frequência deve ser de 3 sessões por semana.

## REFERÊNCIAS


1. Giles TD, Materson BJ, Cohn JN, Kostis JB. Definition and classification of hypertension: an update. J Clin Hypertens (Greenwich). 2009;11(11):611-4.
2. Ghorani HA, Götzinger F, Böhm M, Mahfound F. Arterial hypertension: clinical trials update 2021. Nutr Metab Cardiovasc Dis. 2022;32(1):21-31.
3. World Health Organization (WHO). Hypertension. Disponível em: https://www.who.int/health-topics/hypertension#tab=tab_1 (acesso 11 set 2022).
4. Global Burden of Disease (GDB). Global, regional, and national comparative risk assessment of 84 behavioural, environmental and occupational, and metabolic risks or clusters of risks for 195 countries and territories, 1990-2017: a systematic analysis for the Global Burden of Disease Study 2017. Lancet. 2017;392(10159):1923-94.
5. International Consortium of Blood Pressure (ICBP). Genetic variants in novel pathways influence blood pressure and cardiovascular disease risk. Nature. 2011;478(7367):103-9.
6. Lifton RP, Gharavi AG, Geller DS. Molecular mechanisms of human hypertension. Cell. 2001;104(4):545-56.
7. Kato N, Loh M, Takeuchi F, Verweij N, Wang X, Zhang W, et al. Trans-ancestry genome-wide association study identifies 12 genetic loci influencing blood pressure and implicates a role for DNA methylation. Nature Genetics. 2015;47:1282-93.
8. Centers for Disease Control and Prevention (CDC). Know your risk for high blood pressure. Disponível em: https://www.cdc.gov/bloodpressure/risk_factors.htm (acesso 17 maio 2023).
9. Barroso WKS, Rodrigues CIS, Bortolotto LA, Mota-Gomes MA, Brandão AA, Feitosa ADM, et al. Brazilian guidelines of hypertension – 2020. Arq Bras Cardiol. 2021;116(3):516-658.

10. Unger T, Borghi C, Charchar F, Khan NA, Poulter NR, Prabhakaran D, et al. 2020 International Society of Hypertension Global Hypertension practice guidelines. Hypertension. 2020;75(6):1334-57.
11. Flack JM, Adekola B. Blood pressure and the new ACC/AHA hypertension guidelines. Trends Cardiovasc Med. 2020;30(3):160-4.
12. Chobanian AV, Bakris GL, Black HR. Seventh Report of the Joint National Committee on Prevention, Detection, Evaluation, and Treatment of High Blood Pressure. Hypertension. 2003;42:1206-52.
13. Whelton SP, Chin A, Xin X, He J. Effect of aerobic on blood pressure: a meta analysis of randomized, controlled trials. Ann Intern Med. 2002;136:493-503.
14. Pescatello LS, Franklin BA, Fagard R, Farquhar WB, Kelley GA, Ray CA, et al. American College of Sports Medicine. Exercise and hypertension. Med Sci Sports Exerc. 2004;36(3):533-53.
15. Casonatto J, Polito MD. Hipotensão Pós-exercício Aeróbio: uma revisão sistemática. Rev Bras Med Esporte. 2009;15(2).
16. Cornelissen VA, Smart NA. Exercise training for blood pressure: a systematic review and meta-analysis. J Am Heart Assoc. 2013;2(1):e004473.
17. Whelton PK, Carey RM, Aronow WS, Casey Jr DE, Collins KJ, Himmelfarb CD, et al, Guideline for the prevention, detection, evaluation, and management of high blood pressure in adults: a report of the American College of Cardiology / American Heart Association Task Force on Clinical Practice Guidelines. Hypertension. 2018;71(6):e13-e115.
18. Wilcox RG, Bennett T, Brown AM, MacDonald IA. Is exercise good for high blood pressure? Br Med J. 1982;285:767-9.
19. Brandão Rondon MU, Alves MJ, Braga AM, Teixeira OTUN, Barretto ACP, Krieger EM, et al. Postexercise blood pressure reduction in elderly hypertensive patients. J Am Coll Cardio. 2002;39:676-82.
20. Floras JS, Seals DR, Ayward PE, Sinkey C, Thoren PN, Mark AL. Post-exercise decreases in blood pressure in borderline hypertensive subjects are accompanied by decreases in mucle sympathetic nerve activity. J Hypertens. 1986;4:S79.
21. Cleroux J. After effects of exercise on exercise on regional and systemic hemodynamics in hypertension. Hypertension. 1992;19:183-91.
22. Piepoli M, Coats AJ, Adamopoulous S, Bernardi L, Feng YH, Conwat J, et al. Persistent peripheral vasodilatation and sympathetic activity in hypotension after maximal exercise. J Appl Physiol. 1993;75:1807-14.
23. Brito ADE F, De Oliveira CV, Santos MDO S, Santos ADA C. High-intensity exercise promotes postexercise hypotension greater than moderate intensity in elderly hypertensive individuals. Clin Physiol Funct Imaging. 2014;34(2):126-32.
24. Kenney MJ, Seals DR. Postexercise hypotension: key features, mechanisms, and clinical significance. Hypertension. 199322:653-64.
25. Hagberg JM, Montain ST, Martin WH. Blood pressure and hemodynamic responses after exercise in older hypertensives. J Appl Physiol. 1987;63:270-6.
26. Forjaz CL, Matsudaira Y, Rodrigues FB, Nunes N, Negrão CE. Post-exercise changes in blood pressure, heart rate and rate pressure product at different exercise intensities in normotensive humans. Braz J Med Biol Res. 1998;31:1247-55.
27. Senitko AN, Charkoudian N, Halliwill JR. Influence of endurance exercise training status and gender on postexercise hypotension. J Appl Physiol. 2002;92(6):2368-74.
28. Jones H, George K, Edwards B, Atkinson G. Is the magnitude of acute post-exercise hypotension mediated by exercise intensity or total work done? Eur J Appl Physiol. 2007;102(1):33-40.
29. Cavalcante PA, Rica RL, Evangelista AL, Serra AJ, Figueira A JR, Pontes FL JR, et al. Effects of exercise intensity on postexercise hypotension after resistance training session in overweight hypertensive patients. Clin Interv Aging. 2015;10:1487-95.
30. Overton JM, Joyner MJ, Tipton CM. Reduction in blood pressure after acute exercise by hypertensive rats. J Appl Physiol. 1988;64:748-52.

31. Forjaz CLM, Santanella DF, Rezende LO, Barreto AC, Negrão CE. A duração do exercício determina a magnitude e a duração da hipotensão pós-exercício. Arq Bras Cardiol. 1998;70:99-104.
32. Polito MD. Força muscular versus pressão arterial de repouso: uma revisão baseada no treinamento com pesos. Rev Bras Med Esporte. 2009;15(4):299-305.
33. Barili A, Corralo VDS, Cardoso AM, Mânica A, Bonadiman BDSR, Bagatini MD, et al. Acute responses of hemodynamic and oxidative stress parameters to aerobic exercise with blood flow restriction in hypertensive elderly women. Mol Biol Rep. 2018. doi: 10.1007/s11033-018-4261-1.
34. Park S, Rink LD, Wallace JP. Accumulation of physical activity leads to a greater blood pressure reduction than a single continuous session, in prehypertension. J Hypertens. 2006; 24(9):1761-70.
35. MacDonald JR, MacDougall JD, Interisano SA, Smith KM, McCartney N, Moroz JS, et al. Hypotension following mild bouts of resistance exercise and submaximal dynamic exercise. Eur J Appl Physiol Occup Physiol. 1999;79(2):148-54.
36. MacDonald JR, MacDougall JD, Hogben CD. The effects of exercising muscle mass on post exercise hypotension. J Hum Hypertens. 2000;14(5):317-20.
37. Dujic Z, Ivancev V, Valic Z, Bakovic D, Marinovic-Terzic I, Eterovic D, et al. Postexercise hypotension in moderately trained athletes after maximal exercise. Med Sci Sports Exerc. 2006;38(2):318-22.
38. Quinn TJ. Twenty-four hour, ambulatory blood pressure responses following acute exercise: impact of exercise intensity. J Human Hypertens. 2000;14:547-53.
39. Taylor-Tolbert NS, Dengel DR, Brown MD, McCole SD, Pratley RE, Ferrell RE, et al. Ambulatory blood pressure after acute exercise in older men with essential hypertension. Am J Hypertension. 2000;13(1 Pt 1):44-51.
40. Wallace JP, Bogle PG, King BA, Krasnoff JB, Jastremski CA. The magnitude and duration of ambulatory blood pressure reduction following acute exercise. J Hum Hypertens. 1999;13(6):361-6.
41. MacDonald JR, Hogben CD, Tarnopolsky MA, MacDougall JD. Post exercise hypotension is sustained during subsequent bouts of mild exercise and simulated activities of daily living. J Hum Hypertens. 2001;15(8):567-71.
42. Halliwill JR. Mechanisms and clinical implications of post-exercise hypotension in humans. Exerc Sport Sci. 2001;29:65-70.
43. Forjaz CL, Cardoso CG JR, Rezk CC, Santaella DF, Tinucci T. Post-exercise hypotension and hemodynamics: the role of exercise intensity. J Sports Med Phys Fitness. 2004;44:54-62.
44. Rueckert PA, Slane PR, Lillis DL, Hanson P. Hemodynamic patterns and duration of post-dynamic exercise hypotension in hypertensive humans. Med Sci Sports Exerc. 1996;28:24-32.
45. Bocalini DS, Bergamin M, Evangelista AL, Rica RL, Pontes FL Junior, Figueira A Junior, et al. Post-exercise hypotension and heart rate variability response after water- and land--ergometry exercise in hypertensive patients. PLoS One. 2017;12(6):e0180216.
46. Paffenbarger RS, Thorbe MC, Wing AL. Chronic disease in former college students, VIII: characteristics in youth predisposing to hypertension in later years. Am J Epidemiol. 1968;88:25-32.
47. Lee LM, Hsich S, Paffenbarger RS. Exercise intensity and longevity in men the Harvard Alumni Study. JAMA. 1995;273:1179-84.
48. Blair SN, Goodyear NN, Gibbons LW, Cooper KH. Physical Fitness and Incidence of Hypertension in Healthy Normotensive Men and Women. JAMA. 1984;252(4):487-90.
49. Laterza MC, De Matos LD, Trombetta IC, Braga AMW, Roveda F, Alves MJNN, et al. Exercise training restores baroreflex sensitivity in never-treated hypertensive patients. Hypertension. 2007;49(6):1298-306.
50. Cade R, Mars D, Wagemaker H, Zauner C, Packer D, Privette M, et al. Effect aerobic exercise training on patients with systemic arterial hypertension. Am J Med. 1984;77:785-90.

51. Cornelissen VA, Fagard RH. Effect of resistance training on resting blood pressure: a meta--analysis of randomized controlled trials. J Hypertens. 2005;23:251-9.
52. Alves LL, Forjaz C. Influência da intensidade e do volume do treinamento aeróbico na redução da pressão arterial de hipertensos. Rev Bras Ci Mov. 2007;15:115-22.
53. Kelley GA, Kelley KS. Progressive resistance exercise and resting blood pressure: a meta--analysis of randomized controlled trials. Hypertension. 2000;35:838-43.
54. Harris KA, Holly RG. Physiological response to circuit weight training in borderline hypertensive subjects. Med Sci Sports Exerc. 1987;19:246-52.
55. Van Hoof R, Macor F, Lijnen P, Staessen J, Thijs L, Vanhees L, et al. Effect of strength training on blood pressure measured in various conditions in sedentary men. Int J Sports Med. 1996;17:415-22.
56. Vermeer SE, Rinkel GJ, Algra A. Circadian fluctuations in onset of subarachnoid hemorrhage. New data on aneurysmal and perimesencephalic hemorrhage and a systematic review. Stroke. 1997;28:805-8.
57. Farinatti PTV, Assis BFCB. Estudo da frequência cardíaca, pressão arterial e duplo-produto em exercícios contrarresistência e aeróbico contínuo. Revista Brasileira de Atividade Física e Saúde. 2000;5(2):5-16.
58. Lamotte M, Niset G, Borne P. The effect of different intensity modalities of resistance training on beat-to-beat blood pressure in cardiac patients. European Journal Cardiovascular Prevention and Rehabilitation. 2005;12:12-7.
59. Gotshall RW, Gootman J, Byrnes WC, Fleck SJ, Valovich TC. Noninvasive characterization of the blood pressure response to the double-leg press exercise. Journal of Exercise Physiology. 1999;2(4).
60. Zhang B, Sakai T, Miura S. Association of angiotensina-cinverting-enzyme gene polymorphism with the depressor response to mild exercise therapy in patients with mild to moderate essential hypertension. Clin Genet. 2002;62:328-33.
61. Gava NS, Véras-Silva AS, Negrão CE, Krieger EM. Low-intensity exercise training attenuates cardiac β-adrenergic tone during exercise in spontaneously hypertensive rats. Hypertension. 1995;26:1129-33.
62. Urata H, Tanabe Y, Kiyonaga A, Ikeda M, Tanaka H, Shindo M, et al. Antihypertensive and volume-depleting effects of mild exercise on essential hypertension. Hypertension. 1987;9:245-52.
63. Liu JL, Irvine S, Reid IA, Patel KP, Zucker IH. Chronic exercise reduces sympathetic nerve activity in rabbits with pacing-induced heart failure: a role for angiotensin II. Circulation. 2000;102:1854-62.
64. Somers VK, Conway J, Johnston J, Sleight P. Effects of endurance training on baroreflex sensitivity and blood pressure in borderline hypertension. Lancet. 1991;337:1363-8.
65. Nelson AJ, Juraska JM, Musch TI, Iwamoto GA. Neuroplastic adaptations to exercise: neuronal remodeling in cardiorespiratory and locomotor areas. J Appl Physiol. 2005;99:2312-22.
66. Zhand D, Cheng C, Wang Y, Sun H, Yu S, Xue Y, et al. Effect of vitamin D on blood pressure and hypertension in the general population: an update meta-analysis of cohort studies and randomized controlled trials. Prev Chronic Dis. 2020;9;17:E03.

# Treinamento físico e insuficiência cardíaca

Tiago Volpi Braz
Felipe de Ornelas

## DEFINIÇÃO E CONCEITOS

A doença cardiovascular compreende doenças do sistema cardíaco e vascular, por exemplo, a aterosclerose, doença arterial periférica, e cerebrovascular. Nesse caso, a insuficiência cardíaca (IC) é a via final intrínseca às patologias do sistema cardiovascular, sendo conceituada como a incapacidade do coração de suprir as demandas metabólicas dos tecidos.[1] Caracteriza-se por disfunção cardíaca (diminuição do débito cardíaco e fração de ejeção) que acarreta fadiga, dispneia e intolerância aos esforços da prática sistemática de exercícios.[2]

## ETIOLOGIA

Os sintomas e a capacidade funcional de exercício são usados para classificar a severidade da IC e para julgar a responsividade ao tratamento.[3] Apesar do diagnóstico baseado em sintomas como fadiga e letargia, além de o inchaço de pés e tornozelos ser usual, a gravidade da doença pode ser quantificada usando medidas objetivas do estado do indivíduo.[3] É necessário um diagnóstico mais preciso do que somente baseado em sintomas para elaboração do planejamento da intervenção proposta pelos profissionais. A IC é uma doença progressiva, sendo associada à ativação de mecanismos compensatórios, sobretudo no aumento da atividade do sistema nervoso autonômico simpático, levando à deterioração da função miocárdica.[4]

## CONTRIBUIÇÕES AMBIENTAIS E GENÉTICAS

A IC é uma síndrome que afeta vários órgãos além do sistema cardiovascular, incluindo pulmões, fígado, músculos, rins, cérebro e sistema simpático. Cada um desses órgãos participa da gravidade da doença e de seu prognóstico. No entanto, a IC tem um curso clínico complexo e heterogêneo, caracterizado por períodos de estabilidade clínica e períodos de descompensação, que são difíceis de prever.[5]

Consequentemente, é difícil prever o quanto fatores ambientais ou genéticos contribuem para o surgimento da doença. Vários índices desses fatores contribuem para a identificação do prognóstico da IC. Como exemplo pode ser considerado um órgão específico cuja função é alterada na IC, como fração de ejeção do ventrículo esquerdo (Feve) ou diâmetros para o coração, taxa de filtração glomerular para o rim, peptídeo natriurético cerebral para fluido homeostase, catecolaminas para o sistema nervoso simpático, difusão da membrana capilar alveolar para o pulmão ou índices que tratam do desempenho no exercício, como a distância percorrida com o teste de caminhada de 6 minutos ou pico de volume de oxigênio ($VO_2$), relação $VE/VCO_2$ ou inclinação da eficiência de captação do oxigênio.[6]

## COMO DIAGNOSTICAR

A IC é uma síndrome disseminada envolvendo vários órgãos, ainda caracterizada por alta mortalidade e morbidade, e cujo curso clínico é heterogêneo e pouco previsível. Nesse cenário, a avaliação do prognóstico da IC representa um passo fundamental na prática clínica. Um único parâmetro é sempre incapaz de fornecer um prognóstico muito preciso. São sintomas comuns em indivíduos com IC atrofia muscular, cansaço e redução da força motora, além de falta de eficiência no sistema renina-angiotensina, aumento nos níveis de citocinas, noradrenalina e resistência à insulina.[7] Não há um único teste de diagnóstico para IC, e o diagnóstico baseia-se no julgamento clínico com a combinação de histórico individual, exame físico e investigação apropriada dos fatores de risco cardiovasculares.

Um questionário diagnóstico dos fatores de riscos cardiovasculares, exame físico, testes de esforço físico e eletrocardiograma de repouso são pré-requisitos para o estabelecimento da rotina de exercícios para indivíduos com IC.[6] Também podem ser usados testes físicos para força motora e flexibilidade, além da verificação da antropometria e composição corporal, porém estes objetivam mapear a evolução do paciente com IC. Por outro lado, os testes aeróbios de esforço físico são fundamentais, pois identificam anormalidades eletrocardiográficas.[8] Preferencialmente, os testes aeróbios de esforço físico devem ser realizados em ambiente climatizado e com temperatura controlada, sendo monitorados por eletrocardiograma (ECG), frequência cardíaca (FC) e pressão arterial (PA) com o intuito de verificar possíveis sintomas do indivíduo com consequente interrupção do teste.[6]

A escala de percepção subjetiva de esforço (PSE) de Borg (6-20) ou Borg (0-10) também é uma opção viável e válida para monitoramento da intensidade do teste e treinamentos.[9] Porém, cabe destacar que testes máximos são contraindicados em pessoas com IC severa ou cardiomiopatias. Nesse caso, a orientação é que sejam usados testes submáximos, pois apresentam três principais vantagens:

1. Da mesma forma que testes máximos, também possibilitam verificar o efeito de treinamento físico e/ou terapia.
2. Os riscos de um evento clínico são menores.
3. Alterações patológicas incipientes na IC já se tornam visíveis em intensidades de esforço moderado (PSE 11-16).[6]

Outro ponto a ser considerado é a estratificação dos indivíduos com IC em diferentes classes funcionais de acordo com os sintomas verificados. A principal classificação utilizada é da NYHA (New York Heart Association)[10] (Quadro 1). Essa abordagem da classificação certamente irá influenciar na programação dos exercícios físicos tendo em vista a funcionalidade apresentada pelo indivíduo no início da intervenção.

Já foi demonstrado que o aumento da classe funcional da NYHA relaciona-se à diminuição da condição pulmonar, da capacidade físico-funcional e da qualidade de vida de indivíduos brasileiros com IC.[11,12] Por exemplo, a distância percorrida no teste da caminhada dos 6 minutos foi maior na classe I (439 ± 58m), quando comparada à II (370 ± 74 m) e à III (268 ± 83 m).[11] Além disso, a perda de peso é viável com a intervenção no estilo de vida em pessoas com IC e pode resultar em melhorias na classificação da NYHA.[12]

**QUADRO 1** Classificação do indivíduo com IC conforme classes funcionais (NYHA)

| Classificação | Sintomas nas atividades habituais | Sintomas em repouso | Limitação física | MET na ergometria |
|---|---|---|---|---|
| Classe I | X | X | Nenhuma | > 6 MET |
| Classe II | √ | X | Leve | 4-6 MET |
| Classe III | √ | X | Moderada | 2-4 MET |
| Classe IV | √ | √ | Grave | Não tolera |

X significa que o cliente não tem esse tipo de sintoma, e √ significa que o cliente tem esse tipo de sintoma.

IC: insuficiência cardíaca; MET: equivalente metabólico da taxa metabólica basal ($VO_2$ = 3,5 mL/kg/minuto); NYHA: New York Heart Association.

Fonte: elaborado pelos autores.

## TRATAMENTO

Durante o tratamento da IC, o exercício físico é comumente utilizado como um dos recursos da intervenção em adultos assintomáticos com presença inicial de IC,[13] pois atua de maneira contradaptativa ao processo de progressão crônica da doença (Figura 1). Apesar do consenso de que a prática sistemática de exercícios físicos irá potencializar o tratamento da IC, ainda não está claro entre as principais diretrizes de reabilitação cardíaca quais práticas devem ser utilizadas.[14]

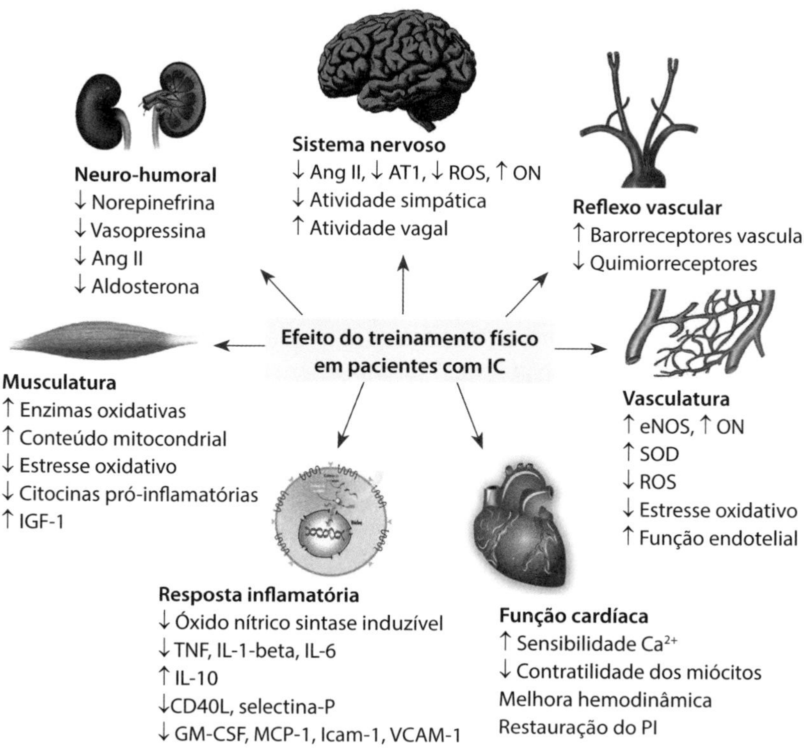


FIGURA 1 Vias fisiológicas induzidas pelo treinamento com exercícios (físico) em pacientes com insuficiência cardíaca.
ang II: angiotensina II; AT1: angiotensina II tipo 1; CD40L: ligante CD40; eNOS: óxido nítrico-sintase-endotelial; FE-CGM (GM-CSF): fator estimulante de colônias de granulócitos e macrófagos; IC: insuficiência cardíaca; Icam-1: molécula de adesão intercelular; IGF-1: fator de crescimento semelhante a insulina 1; IL: interleucina; iNOS: óxido nítrico-sintase-induzível; PI: pré-condicionamento isquêmico; MCP-1: proteína quimiotática de macrófagos 1; ON: óxido nítrico; ROS: espécies reativas de oxigênio; SOD: dismutação superóxida; TNF: fator de necrose tumoral; VCAM-1: molécula de adesão de célula vascular 1.
Fonte: adaptado de Crimi et al., 2009.[1]

Por exemplo, alguns países (Austrália, Reino Unido, França e Japão) recomendam a intervenção para IC com foco no exercício aeróbio de baixa intensidade e pouca ênfase nos exercícios de força, o que difere das orientações da Associação Americana do Coração (AHA - American Heart Association), Associação Americana de Reabilitação Cardiovascular e Pulmonar (AACVPR - American Association of Cardiovascular and Pulmonary Rehabilitation), Associação Canadense de Reabilitação Cardíaca (CACR - Canadian Association of Cardiac Rehabilitation) e Associação Europeia de Prevenção Cardiovascular e Reabilitação (EACPR - European Association Cardiovascular Prevention e Rehabilitation) em priorizar a progressão do exercício aeróbio de intensidade moderada a vigorosa em conjunto com o treinamento de força.

Durante as sessões dos exercícios físicos para indivíduos com IC é recomendável que o profissional conheça o efeito agudo dos fármacos na alostase fisiológica corporal (p. ex., os betabloqueadores para IC reduzem a FC e a capacidade contrátil do miocárdio), além de monitorar a PA e a FC, evitando a manobra de Valsalva (fechamento da glote e compressão da veia cava inferior com aumento da pressão intratorácica) e treinamentos neuromusculares com fadiga voluntária ou falha muscular (estimulam a acidose muscular com redução de pH intramuscular e consequente sobrecarga hemodinâmica). Como exemplo, a PA sistólica não deve exceder 220 mmHg e/ou a PA diastólica, 105 mmHg (caso isso ocorra, diminuir a carga até atingir níveis pressóricos adequados), ou, ainda, quando verificada a presença de isquemia do miocárdio no teste de esforço físico aeróbio, ajustar para 10 batimentos abaixo da FC do limiar de isquemia.[4]

Assim, de forma geral, é recomendável que um programa de exercícios físicos sistemáticos para indivíduos com IC atenda aos seguintes critérios:[7]

- Todos os pacientes com IC em classe funcional II-III da NYHA devem ter padrão estabilizado de resposta da medicação por 3 semanas antes do início dos exercícios.
- A avaliação clínica de um médico cardiologista é necessária antes do início dos treinamentos.
- Por precaução e para determinar a capacidade de exercício individual, o treinamento deve ser precedido por um teste de exercício limitado por sintomas.
- Recomenda-se um programa de treinamento supervisionado e adaptado após um teste inicial de exercício:
    - Indivíduos com IC e limitação física devem realizar sessões mais curtas e, em alguns casos, com divisão em blocos de tempo evitando o estímulo consecutivo (p. ex., método contínuo em 30 minutos).

- Via de regra, o treinamento físico não é recomendado para indivíduos da classe IV, embora existam estudos em que pacientes selecionados sejam treinados sem apresentar quaisquer riscos.
- Não realizar sessões de exercício quando aparecem riscos "relativos" à prática, tais como aumento de peso de 1,8 kg ao longo de 1 a 3 dias, diminuição da PA sistólica durante o esforço, arritmia ventricular complexa em repouso ou durante o esforço, FC em repouso > 100 bpm ou contraindicações "absolutas" tais como agravamento da dispneia funcional ou dispneia recente em repouso durante 3 a 5 dias, isquemia significativa a pouco esforço (<2 MET ou 50 Watts), doença aguda ou febre, tromboembolismo recente, pericardite ativa ou miocardite, estenose aórtica moderada/difícil, insuficiência da válvula que requer cirurgia e fibrilação atrial recente.

## DIRETRIZES PRÁTICAS DA PRESCRIÇÃO DE EXERCÍCIO FÍSICO

### Treinamentos com predomínio neuromuscular

As sessões de exercício com predomínio neuromuscular em indivíduos com IC devem priorizar o desenvolvimento da resistência de força, flexibilidade, coordenação motora e equilíbrio motor (potencialização da atividade proprioceptiva muscular). Porém, na década passada isso não era consenso entre os especialistas que estudavam IC, já que os posicionamentos e diretrizes indicavam apenas o exercício aeróbio como foco de intervenção.[15] Na atualidade, já existe consenso de que os treinamentos com predomínio neuromuscular podem promover diversos tipos de adaptações importantes para indivíduos com IC.[15,16] Por exemplo, o treinamento de força quando comparado ao aeróbio promove ganhos similares na aptidão cardiopulmonar, e, quando combinados (força + resistência aeróbia), os resultados são otimizados (incremento da força de membros inferiores e superiores, $VO_2$ máximo) sem necessariamente aumentar o risco de eventos cardiovasculares durante as sessões de treinamento.[15] Portanto, o treinamento de força se torna viável em programas de reabilitação cardíaca para indivíduos com IC, principalmente quando combinado ao treinamento aeróbio para otimizar a melhora na aptidão cardiorrespiratória e funcional.

Uma variedade de exercícios e equipamentos pode ser utilizada para promover o desenvolvimento das capacidades neuromusculares em indivíduos com IC (pesos livres, sistema de cabos, elásticos, polias, máquinas pneumáticas e hidráulicas, assim como a própria massa corporal do indivíduo). Os principais cuidados a serem considerados sobretudo nas 8 primeiras semanas (24ª a 32ª sessão) envolvem evitar fadiga concêntrica (falha voluntária muscular –

elevada acidose muscular), manobra de Valsalva (↑ PA), contrações isométricas maiores que 6 segundos (↑ exacerbado da descarga simpática), transições rápidas (menores que 3 segundos) da posição corporal deitada para sentada e em pé (modificação repentina do volume sistólico induzindo maior variação hemodinâmica) e ações musculares excêntricas < 1 segundo (aumento do dano tecidual no músculo esquelético) que potencializem estados inflamatórios pós-treinamento.

De forma prática, as recomendações gerais orientam que indivíduos com IC realizem exercícios neuromusculares com intensidades leves ou moderadas (baixo recrutamento de unidades motoras – 0 [própria massa corporal] a 60% de 1 ação voluntária máxima [AVM]) com 8 a 10 exercícios alternados por segmento para os principais grupamentos musculares, volume de 2 a 4 séries por exercício, frequência semanal de 2 a 3 vezes com intervalo de 48 horas e pausas de 1 a 3 minutos entre exercícios (ativa ou passiva). Nesse caso, a ideia da pausa ativa é reduzir a acidose muscular priorizando o sistema oxidativo, enquanto a passiva irá favorecer a manutenção e a eficiência dos movimentos ao longo das sessões.

Exercícios com bases instáveis com a massa corporal e consequente mudança do centro de gravidade em posição ortostática são interessantes para o desenvolvimento da propriocepção neuromuscular, desde que priorizem a segurança na execução e não proporcionem mudanças repentinas na posição corporal. As ações excêntricas (alongamento muscular) devem ser realizadas com tempo sob tensão (TST) maior que 20 segundos, de forma estática ou dinâmica lenta, tendo em vista promover deformação elástica e plásticas dos tecidos biológicos (atingindo ponto de maior desconforto do alongamento no indivíduo com IC). Existem evidências para indivíduos com cardiopatias de que só o alongamento com TST de 10 segundos no aquecimento não irá promover ganhos de amplitude de movimento.[7] Movimentos balísticos e técnicas avançadas de flexibilidade como o FNP (facilitação neuroproprioceptiva) devem ser evitadas em fases iniciais da sistematização dos exercícios na IC, já que o intuito é respeitar os limites articulares e evitar aumento exacerbado de dano tecidual.

## Treinamentos com predomínio metabólico

Os exercícios com predomínio metabólico (capacidade e potência aeróbia) possuem alto potencial hemodinâmico para promover adaptações que melhorem o estado patológico de indivíduos com IC. É justamente essa argumentação que levou várias diretrizes internacionais a argumentarem pela ênfase no treinamento com predomínio metabólico para tratamento dessa patologia cardiovascular.[15] O treinamento de capacidade e potência aeróbia reajusta a função hemodinâmica durante exercício submáximo para reduzir o trabalho cardiovascular. Consequentemente, com a redução da PA e da FC durante determinada carga de trabalho, a redução do estresse cardiovascular torna-se evidente.[17]

De preferência, a intensidade do exercício aeróbio deve-se basear nos limiares ventilatórios fornecidos pelo teste de esforço físico aeróbio (entre o limiar ventilatório e 10% abaixo do ponto de compensação respiratória), porém, na falta desses parâmetros, é indicado que a intensidade do exercício seja determinada pela FC de reserva ou FC de treinamento (FCT) em intensidade de 40 a 80% da FCT.[4] Na utilização da FCT, deve-se observar o efeito dos fármacos que os indivíduos utilizam na resposta ao exercício. Agentes antiarrítmicos (p. ex., betabloqueadores) e anti-hipertensivos (p. ex., diuréticos, bloqueadores dos receptores de angiotensina) alteram a FC máxima. Nesse caso, a ideia é estabelecer o cálculo da FCT com a utilização dos fármacos ou, ainda, menos usual, ajustar os valores de 10 a 30 batimentos cardíacos entre as condições (p. ex., 120 bpm = 130 a 150 bpm).

**FCT** = (fração de intensidade) x (FC máxima – FC repouso) + FC repouso

Ex.: **FCT 70%** = (0,70) x (165 bpm – 75 bpm) + 75 bpm = **138 bpm**

É importante ressaltar que exercício físico aeróbio realizado em maior intensidade promovendo maior débito cardíaco (Q) eleva os níveis de catecolaminas (adrenalina e noradrenalina), culminando em alta ativação do sistema nervoso autonômico simpático e maior estresse hemodinâmico. O volume sistólico participa do aumento do Q em intensidades próximas de 40 a 60% do $VO_2$ máximo (30 a 70% da FCT), e partir desse ponto cabe ao aumento progressivo da FC a manutenção do Q para suprimento da intensidade requerida no exercício aeróbio.[18]

É justamente nesse ponto que se trabalha com uma margem de segurança para indivíduos com IC. A incidência de isquemias é maior em intensidades maiores que 80% da FCT. Portanto, a relação dose-reposta no treinamento com predomínio metabólico para IC deve estar pautada nessa zona de "segurança", sobretudo para as 4 a 8 primeiras semanas de intervenção (12 a 24 sessões). Nesse caso, é possível usar o método intervalado extensivo médio (estímulos de 1 a 3 minutos), o método intervalado extensivo longo (estímulos de 3 a 15 minutos), o método contínuo com intensidade uniforme ou variativa (Quadro 2).

Independentemente do método escolhido, o importante é gerar um estresse hemodinâmico seguro para promover adaptações positivas à IC (Figura 1). Os achados de Iellamo et al.[19,20] demonstraram que tanto o método contínuo como o intervalado induzem melhora significativa semelhante na capacidade aeróbica, sensibilidade barorreflexa e variabilidade da FC em pacientes com IC, desde que sejam treinados na mesma dose-resposta individual de exercício, ou seja, quando ocorre equalização da carga do treinamento ao longo do tempo.

**QUADRO 2** Exemplo de progressão do treinamento com predomínio metabólico durante 12 semanas para indivíduos com IC

| | Método de treinamento* | Frequência semanal | Tempo (min′) | Intensidade (% FCT) |
|---|---|---|---|---|
| Semana 1-3 | Contínuo | 2 | 1 x 30′ | 45% |
| | Intervalado | 2 | (E) 2 x 4′ (P) 3′ | (E) 75% (P) 45% |
| Semana 3-6 | Contínuo | 3 | 1 x 35′ | 50% |
| | Intervalado | 3 | (E) 3 x 4′ (P) 3′ | (E) 75% (P) 45% |
| Semana 6-9 | Contínuo | 4 | 1 x 40′ | 55% |
| | Intervalado | 4 | (E) 4 x 4′ (P) 3′ | (E) 75% (P) 45% |
| Semana 9-12 | Contínuo | 5 | 1 x 45′ | 60% |
| | Intervalado | 5 | (E) 4 x 4′ (P) 3′ | (E) 80% (P) 50% |

E: estímulo; FCT: frequência cardíaca de treinamento; P: pausa.

* Os métodos de treinamento podem ser explorados em diferentes ergômetros (esteira, bicicleta, elíptico, ***transport*** e remoergômetro), desde que respeitada a intensidade do exercício e as restrições funcionais dos indivíduos.

Fonte: adaptado de Iellamo et al.[19]

Quando não ocorre equalização da carga a longo prazo (10 a 30 semanas), os resultados parecem favorecer o método intervalado para capacidade e potência aeróbia. Koufari et al.[21] verificaram em indivíduos com IC crônica durante 24 semanas o efeito que as metodologias de treinamento aeróbio (contínuo ou intervalado) em cicloergômetro promoviam na modulação autonômica, potência e capacidade aeróbia. O intervalado consistia em 2 séries de 15 minutos com relação estímulo:pausa 1:2 (30 segundos de estímulo por 1 minuto de pausa ativa) e o contínuo 40 minutos (10% abaixo do limiar ventilatório). Interessantemente, os resultados demonstraram melhorias semelhantes entre os grupos em 3 meses de treinamento ($VO_{2pico}$: +13% grupo contínuo +15% grupo intervalado). A longo prazo (6 meses) o método intervalado parece induzir maior potencial de melhoria ($VO_{2pico}$: +21,9% grupo contínuo +30% grupo intervalado).

Um resumo das aplicações práticas dos exercícios físicos com predomínio metabólico e neuromuscular para indivíduos com IC (classes I, II e III da NYHA) nas primeiras 8 semanas de intervenção de um programa de treinamento pode ser visualizado na Figura 2. Note que variáveis destacadas (p. ex., frequência de treinamento, intensidade, volume, pausa, tipo de exercício etc.) devem respeitar a progressão adequada conforme a severidade da doença IC. Isso passa por uma importante avaliação diagnóstica inicial do aluno/paciente.

**Avaliação cardiológica e em exercício**

↓

**Evitar variações hemodinâmicas (Q, FC, VC) repentinas no aquecimento e volta à calma**

↓

**Considerar cuidados iniciais nas sessões**

↓

**Treinamento com predomínio metabólico**

| | |
|---|---|
| Frequência | 3-5 dias por semana |
| Intensidade | 40-50% $VO_{2pico}$, < 75% FCT, PSE < 13/20 |
| Volume | 10-50 minutos |
| Pausa | Passiva ou ativa (↓ acidose muscular) com 30s a 3′ |
| Exercício | Diferentes tipos de ergômetros |
| Método | Contínuo e intervalado extensivo (> 1 min) |

**Treinamento com predomínio neuromuscular**

| | |
|---|---|
| Frequência | 2-3 dias por semana |
| Intensidade | Submáxima (< 60% de 1 AVM) PSE < 16 |
| Volume | 10-30 repetições ou TST (20″ a 2′) por série |
| Pausa | Passiva ou ativa (↓ acidose muscular) com 1′ a 3′ |
| Exercícios | Preferências para multiarticulares (grandes grupos musculares) com alternância de segmentos |
| Método | Múltiplas séries (2-4 séries por exercício) |
| Velocidade | Lenta ou moderada (cadência EXC/CON > 2″) |
| Ação muscular | Dinâmica (EXC + CON) ou estática (ISO < 6″) |

**FIGURA 2** Aplicações práticas dos exercícios físicos com predomínio metabólico e neuromuscular para indivíduos com IC (classes I, II e III da NYHA) nas primeiras 8 semanas de intervenção de um programa de treinamento.
AVM: ação voluntária máxima; CON: ação muscular concêntrica; EXC: ação muscular excêntrica; FC: frequência cardíaca; FCT: frequência cardíaca de treinamento; ISO: ação muscular isométrica; NYHA: New York Heart Association; PSE: percepção subjetiva de esforço; Q: débito cardíaco; TST: tempo sob tensão muscular; VC: volume corrente; $VO_{2pico}$: consumo de oxigênio de pico; ′ e ″: minutos e segundos, respectivamente.
Fonte: acervo dos autores.

Por fim, a prática sistemática de exercícios físicos prescrita por profissionais com capacitação técnica aliada a terapia medicamentosa apresenta baixa incidência de eventos cardiovasculares, sendo uma estratégia fundamental no tratamento da IC. Serão geradas adaptações positivas nas respostas hemodinâmicas, inflamatórias, metabólicas, bem como na função endotelial, músculo esquelético e cardiovascular, levando à melhora da capacidade funcional e da qualidade de vida dos indivíduos com IC. Todas essas mudanças induzidas pelo treinamento físico podem efetivamente neutralizar a progressão de mecanismos compensatórios prejudiciais da IC.

## REFERÊNCIAS


1. Crimi E, Ignarro LJ, Cacciatore F, Napoli C. Mechanisms by which exercise training benefits patients with heart failure. Nature Reviews Cardiology. 2009;6(4):292-300.
2. Sagar VA, Davies EJ, Briscoe S, Coats AJS, Dalal HM, Lough F, et al. Exercise-based rehabilitation for heart failure: systematic review and meta-analysis. Open Heart. 2015;2(1):1-12.
3. Taylor RS, Sagar VA, Davies EJ, Briscoe S, Coats AJS, Dalal H, et al. Exercise-based rehabilitation for heart failure (review): exercise-based rehabilitation for heart failure. Cochrane Database of Systematic Reviews. 2014;(4):1-123.
4. Bechara LRG, Cunha TF Campos JC, Jannig PR, Brum PC. Insuficiência cardíaca. In: Raso V, Greve JMD, Polito MD. Pollock: fisiologia clínica do exercício. Barueri; Manole; 2013. p.289-99.
5. Mantegazza V, Badagliacca R, Nodari S, Parati G, Lombardi C, Di Somma S, et al. Management of heart failure in the new era: the role of scores. Journal of Cardiovascular Medicine. 2016;17(8):569-80.
6. Löllgen H, Leyk D. Exercise testing in sports medicine. Deutsches Aerzteblatt Online. 2018;115(24):409-16.
7. Pedersen BK, Saltin B. Exercise as medicine: evidence for prescribing exercise as therapy in 26 different chronic diseases. Scandinavian Journal of Medicine & Science in Sports. 2015;25(Suppl 3):1-72.
8. Yoshimura K, Urabe Y, Maeda N, Yuguchi S, Yoshida T. Dynamics of cardiorespiratory response during and after the six-minute walk test in patients with heart failure. Physiotherapy Theory and Practice. In press, 2018.
9. Iellamo F, Manzi V, Caminiti G, Vitale C, Massaro M, Cerrito A, et al. Validation of rate of perceived exertion-based exercise training in patients with heart failure: insights from autonomic nervous system adaptations. International Journal of Cardiology. 2014;176(2):394-8.
10. Scrutinio D, Lagioia R, Ricci A, Clemente M, Boni L, Rizzon P. Prediction of mortality in mild to moderately symptomatic patients with left ventricular dysfunction: the role of the New York Heart Association classification, cardiopulmonary exercise testing, two-dimensional echocardiography and Holter monitoring. European Heart Journal. 1994;15(8):1089-95.
11. Di Naso FC, Pereira JS, Beatricci SZ, Bianchi RG, Dias AS, Monteiro MB. A classe da NYHA tem relação com a condição funcional e qualidade de vida na insuficiência cardíaca. Fisioterapia e Pesquisa. 2011;18(2):157-63.
12. McDowell K, Petrie MC, Raihan NA, Logue J. Effects of intentional weight loss in patients with obesity and heart failure: a systematic review. Obesity Reviews. 2018;19(9):1189-204.
13. Curry SJ, Krist AH, Owens DK, Barry MJ, Caughey AB, Davidson KW, et al. Risk assessment for cardiovascular disease with nontraditional risk factors: US Preventive Services Task Force Recommendation Statement. JAMA. 2018;320(3):272-80.
14. Price KJ, Gordon BA, Bird SR, Benson AC. A review of guidelines for cardiac rehabilitation exercise programmes: is there an international consensus? European Journal of Preventive Cardiology. 2016;23(16):1715-33.

15. Hollings M, Mavros Y, Freeston J, Singh MF. The effect of progressive resistance training on aerobic fitness and strength in adults with coronary heart disease: a systematic review and meta-analysis of randomised controlled trials. European Journal of Preventive Cardiology. 2017;24(12):1242-59.
16. Xanthos PD, Gordon BA, Kingsley MI. Implementing resistance training in the rehabilitation of coronary heart disease: a systematic review and meta-analysis. International Journal of Cardiology. 2017;230:493-508.
17. Mora-Rodriguez R, Fernandez-Elias VE, Morales-Palomo F, Pallares JG, Ramirez-Jimenez M, Ortega JF. Aerobic interval training reduces vascular resistances during submaximal exercise in obese metabolic syndrome individuals. European Journal of Applied Physiology. 2017;117(10):2065-73.
18. Ciani O, Piepoli M, Smart N, Uddin J, Walker S, Warren FC, et al. Validation of exercise capacity as a surrogate endpoint in exercise-based rehabilitation for heart failure: a meta-analysis of randomized controlled trials. JACC: Heart Failure. 2018;6(7):596-604.
19. Iellamo F, Manzi, V, Caminiti G, Sposato B, Massaro M, Cerrito A, et al. Dose-response relationship of baroreflex sensitivity and heart rate variability to individually-tailored exercise training in patients with heart failure. International Journal of Cardiology. 2013;166(2):334-9.
20. Iellamo F, Manzi V, Caminiti G, Vitale C, Castagna C, Massaro M, et al. Matched dose interval and continuous exercise training induce similar cardiorespiratory and metabolic adaptations in patients with heart failure. International Journal of Cardiology. 2013;167(6)2561-5.
21. Koufaki P, Mercer TH, George KP, Nolan J. Low-volume high-intensity interval training vs continuous aerobic cycling in patients with chronic heart failure: a pragmatic randomised clinical trial of feasibility and effectiveness. Journal of Rehabilitation Medicine. 2014;46(4):348-56.
22. Löllgen, H.; Leyk, D. Exercise testing in sports medicine. Deutsches Aerzteblatt Online, v. 115, n. 24, p. 409-416, 2018.
23. Mantegazza, V.; Badagliacca, R.; Nodari, S. et al.. Management of heart failure in the new era: the role of scores. Journal of Cardiovascular Medicine, v.17, n.8, p. 569-580, 2016.
24. Mcdowell, K.; Petrie, M. C.; Raihan, N. A.; Logue, J. Effects of intentional weight loss in patients with obesity and heart failure: a systematic review. Obesity Reviews, v. 19, n. 9, p. 1189–1204, 2018.
25. Mora-Rodriguez, R; Fernandez-Elias, V.E.; Morales-Palomo, F.; et al. Aerobic interval training reduces vascular resistances during submaximal exercise in obese metabolic syndrome individuals. European Journal of Applied Physiology, v. 117, n. 10, p. 2065–2073, 2017.
26. Pedersen, B. K.; Saltin, B. Exercise as medicine - evidence for prescribing exercise as therapy in 26 different chronic diseases. Scandinavian Journal of Medicine & Science in Sports, v. 25 Suppl 3, p. 1–72, 2015.
27. Price, K. J.; Gordon, B. A.; Bird, S.R. et al. A review of guidelines for cardiac rehabilitation exercise programmes: is there an international consensus? European Journal of Preventive Cardiology, v. 23, n. 16, p. 1715–1733, 2016.
28. Sagar, V. A.; Davies, E. J.; Briscoe, S.; et al. Exercise-based rehabilitation for heart failure: systematic review and meta-analysis. Open Heart, v. 2, n. 1, p. 1-12, 2015.
29. Scrutinio, D.; Lagioia, R.; Ricci, A; et al. Prediction of mortality in mild to moderately symptomatic patients with left ventricular dysfunction. The role of the New York Heart Association classification, cardiopulmonary exercise testing, two-dimensional echocardiography and Holter monitoring. European Heart Journal, v. 15, n. 8, p. 1089–1095, 1994.
30. Taylor, R. S.; Sagar, V. A.; Davies, E.J. et al. Exercise-based rehabilitation for heart failure ( Review ) Exercise-based rehabilitation for heart failure. Cochrane Database of Systematic Reviews, n. 4, p. 1-123, 2014.
31. Xanthos, P. D.; Gordon, B. A.; Kingsley, M. I. Implementing resistance training in the rehabilitation of coronary heart disease: A systematic review and meta-analysis. International Journal of Cardiology, v. 230, p. 493–508, 2017.
32. Yoshimura, K.; Urabe, Y.; Maeda, N.; Yuguchi, S.; Yoshida, T. Dynamics of cardiorespiratory response during and after the six-minute walk test in patients with heart failure. Physiotherapy Theory and Practice, in press, 2018.

11

# HIV e Aids: o exercício físico como parte do tratamento

Jocasta Sousa Araújo

## INTRODUÇÃO

A infecção pelo HIV (vírus da imunodeficiência humana) é um problema de saúde pública em todo o mundo. Seu tratamento com terapia antirretroviral (TARV) está associado a vários efeitos adversos, incluindo hepatite, hepatotoxicidade, pancreatite, diabetes, dislipidemia, osteoporose, síndrome cardiorrenal e acidose metabólica. A redistribuição da gordura e anormalidades na composição corporal também foi associada ao tempo de uso contínuo e a altas dosagens da TARV.[1,2] Como exemplo disso, temos o comprometimento da liberação do hormônio do crescimento (GH).[3,4] No total, esses efeitos podem contribuir para a manifestação de uma somatopausa precoce em pessoas vivendo com HIV/Aids (PVHA) de meia-idade,[5] aumentando o risco da sarcopenia, diminuindo o nível de força, a massa muscular e colaborando para o surgimento da incapacidade física prematura.[6]

Observando os fatos, pode-se perceber que o somatório da inatividade física associada ao tempo de uso da TARV e ao vírus (fase da infecção) gera efeitos inevitáveis que contribuem para uma morbimortalidade antecipada. Por se tratar de questões de saúde pública (inatividade física, HIV/Aids), é de extrema importância que os profissionais da área da saúde e suas respectivas equipes médicas e multiprofissionais tenham cada vez mais ferramentas na busca de um prognóstico desejável. Para tal conduta, neste capítulo serão abordadas as diretrizes práticas da prescrição de exercício físico como auxílio e manutenção das comorbidades da população de pessoas vivendo com HIV (PVHV).

## DEFINIÇÕES E CONCEITOS DO HIV/AIDS

O termo HIV deriva da sigla em inglês do vírus da imunodeficiência humana, retrovírus que ocasiona a Aids, uma doença que agride principalmente os linfócitos T CD4+, as células do sistema imunológico responsáveis por defender o organismo de doenças. Conceitualmente, é alterando o DNA dessas células que o HIV faz cópias de si mesmo. Depois de se multiplicar, rompe os linfócitos em busca de outros para continuar a infecção. Entretanto, viver com HIV não é sinônimo de ter Aids. A Aids é um estágio avançado da infecção pelo HIV, caracterizado por diversos sinais e sintomas, além do desenvolvimento de infecções oportunistas e de alguns tipos de câncer. Todavia, há muitos soropositivos que vivem anos sem apresentar sintomas e sem desenvolver a doença, mas que podem transmitir o vírus a outras pessoas pelas relações sexuais desprotegidas, pelo compartilhamento de seringas contaminadas ou de mãe para filho durante a gravidez e a amamentação, quando não tomam as devidas medidas de prevenção. Por isso, é sempre importante fazer o teste e se proteger em todas as situações.

Presume-se que a introdução do HIV em humanos tenha acontecido entre os anos de 1920 e 1940.[7,8] É plausível que a pandemia do HIV tenha nascido na República Democrática do Congo (antigo Zaire) na década de 1960, mais especificamente na cidade de Kinshasa. O sistema de transporte fluvial e rodoviário do Congo, junto à prostituição e a outros fatores desconhecidos, facilitaram a saída do HIV do interior da África para o resto do mundo.[7]

Acredita-se que as cepas que originaram o vírus HIV tenham passado a infectar os humanos por meio de eventos de *spillover* (infecção por transbordamento) devido à exposição de pessoas ao sangue de primatas não humanos. Atividades de caça e manipulação de carne de tais primatas são os presumíveis *drivers* dos eventos de *spillover* que provocaram a emergência do HIV.[9,10] Uma vez não tratada, a infecção pelo HIV causa a síndrome da imunodeficiência adquirida (Aids), uma doença distinguida especialmente pela depleção das células do sistema imunológico.[11] Os primeiros casos de Aids foram relatados pelo Centers for Disease Control and Prevention (CDC) no início da década de 1980 nos EUA, quando um grupo de homossexuais masculinos foi diagnosticado com um tipo de infecção pulmonar fúngica que é característica de indivíduos imunodeprimidos.[12]

Entretanto, entende-se que, após a infecção, o HIV permanece latente no indivíduo infectado por vários anos antes de causar Aids,[11,13,14] indicando que, possivelmente, a circulação do HIV nos EUA já acontecia antes da década de 1980. Do mesmo modo, posteriormente aos primeiros relatos na literatura médica dos casos de Aids, o HIV foi identificado em amostras de material biológico coletadas entre as décadas de 1950 e 1960.[15-17] Esse mesmo tipo de evidência indicou a circulação do HIV nos EUA na década de 1970.[18,19] Em conjunto, essas informações corroboram que o HIV já circulava por distintos locais do mundo muitos anos antes da detecção do princípio da pandemia.

Historicamente, sabe-se que a busca pela identificação do agente causador da Aids foi designada pela disputa entre dois grupos de pesquisa: um americano, coordenado por Robert Gallo, e um francês, do Instituto Pasteur de Paris, liderado por Luc Montagnier. Após um intenso período de disputas,[20] o mérito pela descoberta do HIV como causador da Aids foi compartilhado entre os dois grupos de pesquisa.[21] O nome Aids no Brasil é utilizado tanto como Sida (síndrome da imunodeficiência adquirida), que por sua vez também vem do inglês (*acquired immunodeficiency syndrome*).

## EPIDEMIOLOGIA

Em 2019, estimava-se que 37,9 milhões (32,7 milhões-44 milhões) de pessoas em todo o mundo viviam com HIV. Outros dados do relatório global referente ao mesmo ano (2019) são: 1,7 milhão (1,4 milhão-2,3 milhões) de novas infecções por HIV; 770 mil (570 mil-1,1 milhão) pessoas morreram de doenças relacionadas à Aids; apenas 24,5 milhões (21,6 milhões-25,5 milhões) de pessoas tiveram acesso à TARV (até o final de junho de 2019); em 2018, havia 37,9 milhões (32,7 milhões-44 milhões) de PVHV; 36,2 milhões são adultos e 1,7 milhão são crianças menores de 15 anos; 79% de todas as PVHV conheciam sua sorologia positiva; cerca de 8,1 milhões de pessoas não sabiam que estavam vivendo com HIV; 74,9 milhões (58,3 milhões-98,1 milhões) de pessoas foram infectadas pelo HIV desde o início da epidemia; 32 milhões (23,6 milhões-43,8 milhões) de pessoas morreram de doenças relacionadas à Aids desde o início da epidemia.[22]

Noventa e cinco por cento dos casos mundiais se concentram em regiões pobres, principalmente na África Subsaariana. Todas as semanas, cerca de 6 mil jovens entre 15 e 24 anos são infectadas pelo HIV. Na África Subsaariana, 4 em cada 5 novas infecções entre adolescentes de 15 a 19 anos acontecem em meninas. Mulheres jovens com idade entre 15 e 24 anos têm duas vezes mais chances de viver com o HIV do que os homens. Mais de um terço (35%) das mulheres em todo o mundo sofreram violência física e/ou sexual em algum momento de suas vidas. Em algumas regiões, as mulheres que sofreram violência física ou sexual por parceiro íntimo têm 1,5 vez mais probabilidade de se contagiar com o HIV do que as mulheres que não sofreram essa violência.

Nos países desenvolvidos, a maioria dos novos casos ocorre em homossexuais masculinos e em grupos de minoria denominados de "não brancos". O risco de infecção por HIV é 22 vezes maior entre homens que fazem sexo com homens, 22 vezes maior entre pessoas que usam drogas injetáveis, 21 vezes maior para trabalhadoras do sexo e 12 vezes maior para pessoas transexuais. Evidencia-se, portanto, a pauperização, interiorização, feminização e homossexualização da doença.[22]

No Brasil, a prevalência ainda permanece na região Sudeste. Até junho de 2016, foram notificados no Sistema de Informação de Agravos de Notificação (Sinan) 136.945 casos de infecção pelo HIV no Brasil, sendo 71.396 no Sudeste (52,1%), 28.879 no Sul (21,1%), 18.840 no Nordeste (13,8%), 9.152 no Centro-Oeste (6,7%) e 6.868 na Região Norte (6,3%). No ano de 2015, foram notificados 32.321 casos de infecção pelo HIV, sendo 2.988 casos na região Norte (9,2%), 6.435 casos na região Nordeste (19,9%), 13.059 na região Sudeste (40,4%), 7.265 na região Sul (22,5%) e 2.574 na região Centro-Oeste (8%). No período de 2007 a 2016, quanto às faixas etárias, observou-se que a maioria dos casos de infecção pelo HIV encontra-se na faixa de 20 a 34 anos. Com relação à escolaridade, no mesmo período, observou-se um elevado percentual de casos ignorados (25%), o que dificulta uma melhor avaliação dos casos de infecção pelo HIV relativos a esse item. Com relação à raça/cor da pele autodeclarada, observa-se que, entre os casos registrados no Sinan no período de 2007 a 2015, 44% são brancos e 55,3% são pretos e pardos. No sexo masculino, 46,1% são brancos e 52,8%, pretos e pardos; entre as mulheres, 39,2% dos casos são brancas e 59,6% pretas e pardas. Os casos de infecção pelo HIV registrados no Sinan de 2007 a 2015 em indivíduos maiores de 13 anos de idade, segundo a categoria de exposição, mostram que entre os homens, no período observado, verifica-se que 50,4% dos casos tiveram exposição homossexual, 36,8% heterossexual e 9% bissexual; entre as mulheres, nessa mesma faixa etária, observa-se que 96,4% dos casos se inserem na categoria de exposição heterossexual. Por fim, ressalta-se que a notificação compulsória da infecção pelo HIV é muito recente, o que impede uma análise epidemiológica robusta com relação às tendências da infecção no Brasil.[23]

## ETIOLOGIA, TRANSMISSÃO E FISIOPATOLOGIA

O HIV pertence à família Retroviridae e ao gênero Lentivirus. É um vírus esférico que possui 100 nm de diâmetro e é envolto por uma camada lipídica cujas estruturas auxiliam o vírus a entrar na célula hospedeira: glicoproteína (gp) 41, gp 120 e antígeno p24, denominados envelope viral.[8] É um retrovírus, pois contém ácido ribonucleico (RNA) como material genético, e se replica para produzir ácido desoxirribonucleico (DNA) a partir do RNA, necessitando da enzima transcriptase reversa para esse processo. As glicoproteínas do envelope gp41 e gp120 são as principais responsáveis pela interação do HIV com a superfície da célula hospedeira.[24,25]

Esse retrovírus compartilha algumas propriedades comuns: período de incubação prolongado antes do surgimento dos sintomas da doença, infecção das células do sangue e do sistema nervoso e supressão do sistema imune. Ao atacar o sistema imunológico, responsável por defender o organismo de doenças, os linfócitos T CD4+ sofrem uma incorporação no seu DNA, onde o vírus se insere no DNA da célula, infecta, integra, utiliza o maquinário celular para produção de proteínas virais, e, assim, ocorre a replicação do vírus. A infecção pelo HIV caracteriza-se pela destruição progressiva principalmente de linfócitos T CD4+, elevando a carga viral no sangue e podendo provocar a Aids.

São dois tipos de vírus presentes: HIV-1 (visto na pandemia dos anos 1980 e espécie de maior circulação no mundo) e HIV-2, que circula principalmente nos países africanos, apesar de também ser encontrado em outras regiões geográficas. Sabe-se que o HIV-2 é menos patogênico do que o HIV-1.[8,26]

No mundo e no Brasil há prevalência do tipo 1. O tipo 2 se restringe a algumas regiões da África. Cada subtipo é ainda subdividido:

- HIV-1: M, N, P e P.
- HIV-2: A, B, C, D, E, F, G e H.

Além disso, cada subgrupo se subdivide mais ainda em classes. De todos, o HIV-1 grupo M é o mais comum. Essa subdivisão decorre do fato de o vírus HIV ter uma capacidade muito grande de se diversificar quando está transcrevendo seu material genético através da transcriptase reversa, o que permite ao vírus conseguir escapar da imunidade do hospedeiro.[27,28] Por esse motivo ainda não descobrimos a cura para a Aids.

O genoma do HIV, composto por duas fitas simples de RNA, encontra-se no interior de um capsídeo cônico e compreende os seguintes genes: gag, pol, env, tat, rev, nef, vif, vpr, vpu, vpx e tev.[8]

O HIV-2 é dividido nos seguintes grupos: A, B, C, D, F, G e H. Já o HIV-1 divide-se nos seguintes grupos: M, N, O e P. O grupo M (o "M" é derivado da palavra "*main*") é dividido nos seguintes subtipos: A (A1, A2 e A3), B, C, D, F (F1 e F2), G, H, J e K. Também existem as formas recombinantes desses subtipos, conhecidas como CRF (*circulating recombinant forms*, ou formas recombinantes circulantes). O grupo M e em particular os subtipos A1, B, C e CRF02_AG (forma recombinante) estão entre os responsáveis pelo maior número de casos de infecção no mundo.[8,25,29,30] Os subtipos B, C e a forma recombinante BC são cepas circulantes no Rio Grande do Sul.[30]

No Brasil, foram notificados 194.217 52 casos de infecção pelo HIV entre o período de 2007 e 2017.[31] O Rio Grande do Sul apresenta o pior cenário epidemiológico de todo o País, contabilizando o maior número de casos de detecção de gestantes com HIV (~10/1.000 nascidos vivos, conforme dados do ano de 2015). Entre as cidades brasileiras, Porto Alegre apresentou a maior taxa de detecção de HIV em 2015: 22,9 casos/1.000 nascidos vivos.[32] Dados mais recentes apontam uma redução nos números referentes ao cenário estadual, mas o Rio Grande do Sul ainda ocupa a primeira posição na taxa de detecção de gestantes com HIV no País.[31]

Evidências filogenéticas indicam que o HIV-1 é derivado do vírus da imunodeficiência símia (*simian immunodeficiency virus*, SIV), um vírus de primatas não humanos.[10,29] O HIV encontra-se presente em fluidos corporais, como o sangue, o sêmen e o leite materno, além dos fluidos de lubrificação vaginal e pré-ejaculatório, destarte todas as formas de contato com essas substâncias podem gerar um contágio. O contágio ocorre, principalmente, por via sexual (sexo anal, vaginal e oral) sem proteção (70 a 80%), de forma parenteral (transfusão de sangue, compartilhamento de agulhas contaminadas ou acidentes com materiais perfurocortantes contaminados) (5 a 10%) e por transmissão vertical, seja na gravidez, no parto ou na amamentação (5 a 10%), além da exposição ocupacional (0,03%).[28,33] A contaminação por transfusão sanguínea também pode ocorrer, caso não haja monitoramento nesse processo.[28]

Porém, é importante destacar que o risco de infecção varia conforme o tipo de exposição ao HIV. Por exemplo, o risco de infecção pelo sexo anal é alto; já o sexo oral configura um risco baixo.[34] Além disso, apesar de a transmissão do HIV através da transfusão de sangue poder ser uma realidade em alguns países,[35] sabe-se que a testagem e a triagem das bolsas de sangue em hemocentros representam estratégias efetivas para evitar a transmissão do HIV por essa rota. Estima-se que 36,9 [31,1-43,9] milhões de pessoas estavam infectadas pelo HIV no mundo todo no ano de 2017.[36]

As principais células-alvo do HIV são os leucócitos T CD4+, que expressam os correceptores CCR5 ou CXCR4. Após a interação do HIV com o receptor CD4 e um dos correceptores (geralmente o CCR5), ocorre a fusão vírus-célula e a penetração do genoma e de proteínas virais no citoplasma. Uma vez que o HIV é um retrovírus, a transcriptase reversa viral transforma o material genético do tipo RNA em DNA, que então é integrado ao genoma da célula hospedeira. Quando integrado ao genoma do hospedeiro, o HIV assume a característica de pró-vírus e pode permanecer latente por muitos anos. Quando sai da latência, as proteínas codificadas na sequência do pró-vírus são transcritas pela maquinaria de transcrição do hospedeiro. Posteriormente, as proteínas virais recém-transcritas e traduzidas podem formar novas partículas virais viáveis e infectar novas células.[11]

**Assim pega:**

- Sexo vaginal sem camisinha.
- Sexo anal sem camisinha.
- Sexo oral sem camisinha.
- Uso de seringa por mais de uma pessoa.
- Transfusão de sangue contaminado.
- Da mãe infectada para seu filho durante a gravidez, no parto e na amamentação.
- Instrumentos que furam ou cortam não esterilizados.

**Assim não pega:**

- Sexo, desde que se use corretamente a camisinha.
- Masturbação a dois.
- Beijo no rosto ou na boca.
- Suor e lágrima.
- Picada de inseto.
- Aperto de mão ou abraço.
- Sabonete/toalha/lençol.
- Talheres/copos.
- Assento de ônibus.
- Piscina.
- Banheiro.
- Doação de sangue.
- Pelo ar.

Progressivamente, o HIV leva à falência do sistema imunológico do indivíduo, trazendo como consequência a perda da capacidade de resposta do organismo diante de agentes como vírus, bactérias e outros microrganismos.[27] A infecção humana pelo HIV procede uma doença infectocontagiosa causada pelo vírus. A infecção humana pelo HIV, que leva à Sida, caracteriza-se por um conjunto de sintomas e sinais, configurando uma enfermidade complexa. Há alguns anos, receber o diagnóstico era quase uma sentença de morte. Atualmente, pode ser considerada uma doença de perfil crônico, para a qual não há cura, mas há tratamento, e uma pessoa infectada pelo HIV pode viver com o vírus por vários anos, sem apresentar sintomas ou sinais.[27]

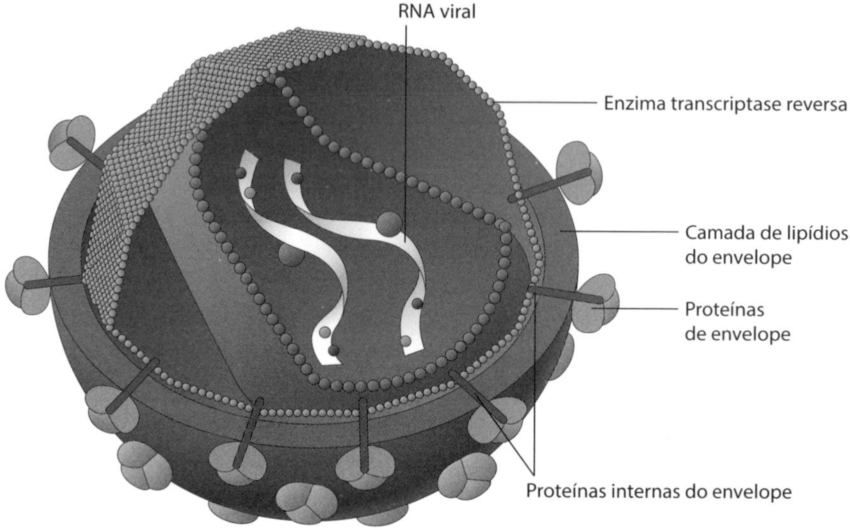


**FIGURA 1** Estrutura do vírus HIV.
HIV: vírus da imunodeficiência humana; RNA: ácido ribonucleico.
Fonte: elaborada pela autora e ilustrada pela Editora.

## CONTRIBUIÇÕES AMBIENTAIS E GENÉTICAS

De maneira sintética, as atuações de saúde global estão focalizadas na promoção da saúde de todas as pessoas, independentemente das fronteiras políticas e geográficas,[37-39] sem necessariamente ressaltar questões atmosféricas, climáticas ou ambientais. As doenças infecciosas emergentes são consideradas ameaças à estabilidade global.[40] Dois exemplos de problemas de saúde global são as pandemias de influenza ocorridas no século XX (nos anos 1918, 1957 e 1968)[41] e a pandemia de HIV/Aids.[42] Ambas se sobrepõem às barreiras geográficas e são problemas divididos pela população mundial, exigindo respostas também de ordem global.[43,44] Após a popularização do transporte aéreo internacional, o fluxo de pessoas por diferentes partes do mundo se tornou mais acelerado e assíduo. Dessa forma, é provável que problemas de saúde pública até então específicos de regiões e países particulares sejam cada vez mais tratados como problemas de saúde global.

No contexto das doenças infecciosas, a abordagem One Health é uma perspectiva que considera o surgimento ou emergência de tais doenças como o resultado de desequilíbrios entre a "saúde humana", a "saúde animal" (considerando os animais não humanos) e a "saúde ambiental". Esses três fatores formam a tríade da One Health, e o equilíbrio entre eles é essencial para que a saúde seja preservada e a emergência de doenças evitada, tanto em nível local quanto em nível global.[45,46]

A abordagem One Health é particularmente importante no estudo, diagnóstico e na investigação das zoonoses, que são doenças infecciosas transmitidas de animais para humanos.[47] Todavia, humanos também podem transmitir doenças para animais.[48] Dessa forma, é possível classificar as zoonoses como doenças compartilhadas entre humanos e animais não humanos, independentemente da direção do fluxo de contágio. Foi estimado que 60 a 75% das doenças infecciosas emergentes são zoonoses.[49,50]

Várias doenças que atualmente são basicamente humanas já foram em algum momento doenças de animais não humanos e por isso também podem ser classificadas como zoonoses ou, mais adequadamente, classificadas como doenças de origem zoonótica.[48,51] Um exemplo clássico desse tipo de zoonose é a infecção pelo HIV, que, apesar de ser uma doença humana, surgiu a partir de uma linhagem viral que infectava primatas não humanos.[51]

A cédula de identidade dos diferentes patógenos encontrados em uma amostra ambiental ou clínica pode ser realizada por meio de técnicas de genômica. Antigamente isso só era possível por meio de uma série de testes de *polimerase chain reaction* (PCR) ou do sequenciamento de diferentes regiões genômicas específicas com o objetivo de identificar microrganismos de modo individual, mas hoje pode ser realizado concomitantemente com base nas análises de metagenômica. Tais técnicas ainda não fazem parte da rotina da maioria dos laboratórios responsáveis pela vigilância epidemiológica, principalmente em países em desenvolvimento. No entanto, à medida que as ferramentas de metagenômica são popularizadas e se tornam mais acessíveis (financeira e tecnicamente), podem resultar em enormes benefícios para a rápida identificação dos patógenos responsáveis por surtos e epidemias.[52]

A disponibilização dos dados genômicos de um patógeno responsável por uma emergência global por meio de plataformas digitais é muito importante para que ações de estudo e mitigação sejam tomadas em nível internacional e de forma coordenada.[52-55] Além de possibilitar que a sociedade global conheça quais cepas estão circulando nas regiões de ocorrência de endemias, surtos e epidemias, tais dados podem, por exemplo, promover o desenvolvimento de vacinas.[56] A evolução da virulência viral também pode ser avaliada por meio da filogenômica.[57]

A aplicação das técnicas genômicas na vigilância e no combate às doenças infecciosas emergentes está alinhada com a abordagem One Health. Porém, a aplicação de tais técnicas depende de uma série de fatores, como capacidade de coleta, preservação e processamento das amostras, capacidade de sequenciamento do material genético e disponibilidade de pessoal técnico capacitado para realizar e interpretar as análises.[52]

Uma vez que essas dificuldades são ultrapassadas, os resultados são deslumbrantes. Um bom exemplo foi o entendimento das crises de saúde pública causadas pelo vírus Ebola entre os anos de 2013 e 2016 na África ocidental, que só foi possível em razão das modernas técnicas de sequenciamento e análises genômicas.[58-62] Igualmente, a elucidação da dinâmica da epidemia causada pelo vírus Zika (ZIKV) no Brasil e nos demais países da América também foi auxiliada por análises genômicas.[63,64]

Novos progressos na área da genética ocorrem constantemente. Recentemente foram descritas metodologias de diagnóstico de doenças virais baseadas na tecnologia CRISPR/Cas, que provavelmente facilitarão ainda mais o trabalho de campo nas investigações de epidemias.[65-69]

Dados genômicos também permitem a reconstrução epidemiológica de um surto ou epidemia. Nesse sentido, análises filogenéticas podem trazer informações bastante precisas sobre a data provável de início de uma epidemia. Tal dado ajuda a entender as circunstâncias e prováveis eventos relacionados com a emergência de uma doença. Análises de transmissão de patógenos baseadas em dados genômicos permitem a identificação de indivíduos "*super spreaders*". Além disso, esses dados são usados para inferir as relações filogenéticas entre os patógenos, bem como permitem identificar regiões genômicas alvos de pressão seletiva.[52,61] Além dos danos causados aos indivíduos diretamente afetados, as epidemias causam importantes impactos nos serviços de saúde pública.

Além de hospedarem uma grande variedade de espécies animais e vegetais, países com uma rica biodiversidade abrigam um número grande de patógenos, sendo esse o cenário encontrado no Brasil.[70,71] Além disso, em razão de sua extensa biodiversidade e da ocorrência de desequilíbrios sociais e ambientais, o Brasil é considerado um *hot spot* para a emergência de doenças infecciosas.[72,73]

Tais impactos são amplificados caso não existam vacinas ou tratamentos conhecidos contra o agente patogênico.[74] Por isso, o abastecimento e a manutenção dos estoques de vacinas e medicamentos antivirais são essenciais.[75] Além disso, a busca de novas terapias para as doenças infecciosas emergentes e reemergentes deve ser incentivada. Apesar de os atuais sistemas de controle de qualidade dos bancos de sangue brasileiros serem efetivos para evitar a transmissão de patógenos como o HIV, o vírus da hepatite C (HCV) e o vírus da hepatite B (HBV) em transfusões sanguíneas, os *screenings* (triagens) não detectam muitos vírus reemergentes ou negligenciados. Por isso, a implementação de *screenings* mais amplos parece ser essencial para minimizar a chance de transmissão de patógenos emergentes através de transfusão sanguínea e uso de hemoderivados, apesar de essa ação muitas vezes ser limitada por questões de custo.[76] Alternativamente à aplicação de *screenings* de amplo espectro, pode-

-se investir em estratégias de inativação de patógenos que apresentem baixo custo e sejam eficientes e de fácil aplicação.[77]

## DIAGNÓSTICO

A detecção do contágio pelo HIV pode ser executada mediante testes sorológicos, moleculares e virológicos.[78] Os TR representam uma ferramenta bastante útil para a testagem de um grande número de amostras, podendo ser aplicados fora do ambiente laboratorial. Caso um teste rápido (TR) resulte em "positivo", testes confirmatórios serão realizados. O Ministério da Saúde disponibiliza de forma detalhada as recomendações e os fluxogramas que devem ser aplicados para a testagem de HIV no Brasil.[33] Os programas de testagem da população para a infecção pelo HIV reduziram o número de pacientes diagnosticados com quadros de Aids. Atualmente, é comum uma pessoa descobrir que vive com o HIV antes de manifestar os primeiros sintomas da Aids.[79] Entretanto, estima-se que em torno de 500 mil pessoas de países da América Latina e Caribe vivam com o HIV sem saber.[80]

De acordo com o *Manual técnico para diagnóstico da infecção pelo HIV – Aids*,[81] o diagnóstico da infecção é feito por meio de testes realizados a partir da coleta de uma amostra de sangue. Esses testes podem ser realizados em Unidades Básicas de Saúde (UBS), em Centros de Testagem e Aconselhamento (CTA) e em laboratórios particulares. Nos CTA, um TR pode ser feito de forma anônima e gratuita. Os tipos de teste para o diagnóstico da infecção pelo HIV são divididos em dois grupos: testes de triagem e testes confirmatórios.

### Testes de triagem

#### Teste Elisa

Essa técnica pode ser realizada com um grande número de amostras concomitantemente. Caso uma amostra exponha resultado negativo, o paciente o recebe, seguido do aconselhamento pós-teste. Se a amostra exibir resultado positivo, é indispensável a realização de outros testes adicionais, denominados testes confirmatórios. O Elisa é uma prática utilizada como teste inicial para detecção de anticorpos contra o vírus HIV no sangue do paciente.

### Testes confirmatórios

#### Teste de imunofluorescência indireta (IFI) para o HIV-1

Utiliza-se uma lâmina de vidro que contém células infectadas com o HIV, fixadas nas lacunas onde o soro ou o plasma do paciente é adicionado. É um teste utilizado exclusivamente quando a amostra de sangue do paciente apresentar resultado positivo no teste Elisa. Consiste na detecção de anticorpos contra o vírus HIV.

### Teste Western Blot

Em sua execução, utiliza-se um recorte de nitrocelulose que contém algumas proteínas do vírus HIV fixadas. O soro ou o plasma do paciente é então agregado, entrando em contato com o recorte de nitrocelulose. Também é um teste confirmatório que detecta anticorpos contra o vírus HIV e que somente é realizado quando a amostra de sangue do paciente apresenta resultado positivo no teste Elisa.

### Teste rápido anti-HIV

Em um tempo inferior a 30 minutos, os TR possibilitam a detecção de anticorpos contra o HIV presentes na amostra de sangue do paciente. Por isso podem ser realizados no momento da consulta, não havendo necessidade do exame de triagem caso o resultado seja positivo. São testes gratuitos para a rede pública em todo o país, incluindo as maternidades.

### Teste de PCR quantitativo para o vírus HIV

Não é utilizado comumente como teste diagnóstico para a infecção pelo HIV. Todavia, há casos específicos nos quais essa é a única metodologia plausível para confirmar tal infecção. O princípio do teste é detectar o material genético do vírus HIV e a carga viral.

Em 17 de dezembro de 2013 foi publicada a Portaria n. 29, que aprova o *Manual técnico para o diagnóstico da infecção pelo HIV* e normatiza a testagem para o HIV em território nacional. Nessa portaria são apresentados algoritmos que permitem o diagnóstico seguro da infecção. Entre os algoritmos recomendados, existem aqueles baseados na utilização de TR, que são imunoensaios simples que podem ser realizados em até 30 minutos. Como consequência do desenvolvimento e da disponibilidade de TR, o diagnóstico do HIV foi ampliado, podendo ser realizado em ambientes laboratoriais e não laboratoriais.[23]

## SINAIS E SINTOMAS (ETAPAS) DO HIV

A infecção pelo HIV caracteriza-se por um período agudo, no qual o indivíduo pode ou não apresentar sintomas. Quando presentes, os sintomas caracterizam-se por febre, dores no corpo, suores noturnos, entre outros.[11,82]

Esses sintomas são inespecíficos, e a infecção aguda pelo HIV pode não ser identificada porque é muito similar a outras doenças comuns, como um resfriado, por exemplo. Após a infecção aguda, ocorre um período de latência, no qual o HIV se replica no hospedeiro sem causar sinais ou sintomas. Esse período assintomático dura em torno de 7 anos.[11]

Todavia, quando contínua em decorrência da ausência de tratamento, a replicação viral ocasiona morte das células do sistema imunológico, acarretando um quadro progressivo de imunodeficiência. Quando esse quadro compromete as funções imunológicas básicas, como a defesa do organismo contra patógenos oportunistas, a Aids é diagnosticada.[11]

Uma pequena parcela dos indivíduos infectados pelo HIV mantém a carga viral em níveis indetectáveis, mesmo sem tratamento farmacológico. Esses indivíduos são conhecidos como "controladores de elite". Acredita-se que fatores imunogenéticos do hospedeiro estejam envolvidos nessa capacidade de controle da infecção, compreendendo variantes de genes HLA (*human leukocyte antigens*), subpopulações de células T CD8+ e variantes dos genes KIR. Entretanto, os exatos fatores que fazem de um indivíduo um controlador de elite não são completamente entendidos.[83]

Indivíduos denominados "não progressores de longo termo" (do inglês, *long-term non-progressors*) mantêm contagens altas de células T CD4+ e CD8+ sem o uso de terapia farmacológica, apresentando carga viral detectável e por tempo superior a 10 anos.[84,85]

Existem também indivíduos HIV+ que apresentam um curso de infecção mais rápido do que o observado na maioria dos pacientes. São os chamados "progressores rápidos".[86] Além de fatores virais, características genéticas e imunológicas do hospedeiro são também responsáveis por esses perfis diferenciados de progressão da infecção pelo HIV.[84,85,87]

A doença, segundo o *Manual de adesão ao tratamento para pessoas vivendo com HIV e Aids*,[88] é estratificada em fases:

- Infecção aguda: a infecção aguda pelo HIV é caracterizada por uma doença transitória sintomática, associada a intensa replicação viral e a uma resposta imunológica específica. O quadro clínico assemelha-se à mononucleose infecciosa e cursa com carga viral elevada e diminuição transitória, mas significativa, da contagem de linfócitos T CD4+.
- Fase assintomática: esse período é caracterizado pela replicação do vírus. É marcado pela forte interação entre o sistema de defesa e as constantes e rápidas mutações do vírus, mas ainda não debilita o organismo a ponto de causar outras doenças.
- Aids: caracteriza-se pela manifestação de doenças secundárias à deterioração imunológica. O paciente pode apresentar infecções por agentes oportunistas, doenças neoplásicas e quadros clínicos causados pela infecção crônica pelo próprio HIV.

## TRATAMENTO FARMACOLÓGICO

O tratamento da infecção pelo HIV é feito pelo uso de uma combinação de fármacos antirretrovirais (ARV). Quando o tratamento é feito de forma correta, a carga viral se torna indetectável pelos métodos tradicionais de testagem, e o indivíduo passa a usufruir de uma vida muito similar à de um indivíduo não portador do vírus. Considerando o cenário atual de tratamento, a infecção pelo HIV já pode ser considerada uma doença crônica, apesar de os indivíduos HIV+ sofrerem de problemas inerentes ao tratamento e aos estresses fisiológicos causados pela infecção crônica às células do sistema imune e a diferentes órgãos, sendo a inflamação crônica um dos principais problemas.[89,90]

O contexto de vida de PVHA vem se modificando nos últimos anos em grande parte por causa dos avanços relacionados ao surgimento da TARV, que resultou em aumento da sobrevida, diminuição das internações por doenças oportunistas e queda da mortalidade.[91] Com o advento da TARV, a Aids assumiu características de doença crônica, em especial nos países onde o acesso aos medicamentos é efetivamente garantido.[92-94] Um extenso caminho foi percorrido antes de um tratamento efetivo contra o HIV estar disponível. Até o ano de 1986 não se conhecia tratamento efetivo. A monoterapia foi introduzida em 1978 e usada até 1991. Entre 1992 e 1995 foi utilizada a terapia dupla, e entre 1996 e 2002 a terapia antirretroviral altamente ativa (HAART, *highly active antiretroviral therapy*) foi introduzida. As terapias de resgate surgiram entre os anos 2003 e 2007.[95]

Os objetivos da TARV são reduzir a morbimortalidade e melhorar a qualidade de vida das PVHV, por meio da supressão viral, o que permite retardar ou evitar o surgimento da imunodeficiência adquirida. Os resultados obtidos com o tratamento – a redução progressiva da carga viral e a manutenção e/ou restauração do funcionamento do sistema imunológico – têm sido associados a benefícios marcantes na saúde física das pessoas soropositivas e permitido que elas retomem e concretizem seus projetos de vida.[96]

Em 1996, o Brasil implantou a política de acesso universal aos medicamentos antirretrovirais no Sistema Único de Saúde (SUS), ou seja, a distribuição do coquetel anti-Aids para todos os indivíduos que necessitam do tratamento. Isso teve grande impacto na sobrevida e na qualidade de vida das PVHA e PVHV no país. Hoje, cerca de 220 mil pessoas recebem regularmente os medicamentos para o tratamento no Brasil, fornecidos pelo Ministério da Saúde e distribuídos na rede pública de saúde. O início do tratamento ocorre logo após o diagnóstico. A supressão da replicação viral de forma sustentada leva à recuperação ou preservação da função imune e, com isso, à diminuição da frequência de infecções e neoplasias oportunistas.[97]

Existe uma gama muito vasta de ARV que atuam sobre diferentes estágios de replicação do HIV. Os tipos mais comuns de ARV são: inibidores de fus9ão, inibidores dos correceptores (CCR5 ou CXCR4), inibidores de ligação vírus-célula, inibidores de protease (IP), inibidores de maturação, inibidores da transcriptase reversa não análogos de nucleosídeos (ITRNN), inibidores da transcriptase reversa análogos de nucleosídeos (ITRN) e inibidores da integrase (INI).[83] Entre 1987 e 2012, mais de 30 ARV foram aprovados pelo Food and Drug Administration (FDA).[95] O esquema terapêutico preferencial recomendado pelo Ministério da Saúde é composto por dois ITRN associados a outra classe de antirretrovirais [ITRNN, IP/r (inibidor de protease com reforço de ritonavir) ou INI].[98]

A partir de 2008 surgiram evidências de que os ARV poderiam ser usados em estratégias de prevenção contra o HIV,[95] o que hoje é uma realidade.[99] No Brasil, o SUS já disponibiliza a PrEP (*pre-exposure prophylaxis* ou profilaxia pré-exposição). A PrEP consiste na tomada diária de um ARV por um indivíduo HIV negativo, mas que apresenta comportamento de risco para a infecção. A presença do ARV no organismo do indivíduo protege de forma efetiva contra a infecção pelo HIV em caso de exposição, por isso é considerada uma ação preventiva.[99,100] A PrEP é um dos componentes da estratégia brasileira de prevenção combinada contra o HIV, da qual também fazem parte: testagem para o HIV; uso regular de preservativos; diagnóstico oportuno e tratamento adequado de infecções sexualmente transmissíveis; redução de danos; gerenciamento de vulnerabilidades; supressão da replicação viral pelo tratamento antirretroviral; imunizações.[100]

Outro esquema também disponível pelo SUS é a PEP (*post-exposure prophylaxis* ou profilaxia pós-exposição), que consiste no uso de ARV por indivíduos expostos ou potencialmente expostos ao HIV, seja em acidentes de trabalho ou através do sexo sem o uso de preservativos. Quanto mais cedo iniciada após o evento de potencial exposição ao vírus, mais efetiva é a PEP contra a infecção pelo HIV.[81]

Apesar de os avanços no tratamento e prevenção do HIV serem inquestionáveis, muitos desafios ainda existem. Mesmo quando a replicação do HIV é suprimida em níveis indetectáveis, o vírus permanece latente em algumas células ou locais microanatômicos muito limitados. Essas células/locais são conhecidas como "reservatórios virais" e representam um desafio para o efetivo tratamento da infecção pelo HIV. Atualmente não há qualquer terapia que elimine por completo o HIV dos reservatórios virais. Por esse motivo, caso a ART seja cessada, o HIV volta a se replicar nas células do indivíduo infectado.[101] Além dos amplamente debatidos problemas e estigmas sociais enfrentados pelos indivíduos vivendo com HIV,[102-104] existe uma série de problemas fisiológicos relacionados à infecção crônica, incluindo a manutenção do vírus nos reservatórios virais, a inflamação crônica e a ativação imune, mesmo quando os indivíduos estão sob ART. É sabido que esse quadro acarreta problemas em diferentes órgãos, fazendo com que indivíduos que vivem com HIV sofram precocemente de problemas de saúde tipicamente enfrentados apenas em idades mais avançadas.[89,90,105]

Iniciar o tratamento o mais cedo possível após a detecção da infecção pelo HIV restringe o número e o tamanho dos reservatórios virais, diminui o risco de novas infecções e reduz o quadro de inflamação crônica.[83] Em decorrência desses efeitos, desde 2013 o Ministério da Saúde recomenda o início da ART imediatamente após o diagnóstico da infecção pelo HIV, independentemente da contagem de células T CD4+ do paciente.[31]

A Aids se caracteriza por um conjunto de sintomas e sinais, configurando uma enfermidade complexa. Há alguns anos, receber o diagnóstico era quase uma sentença de morte. Atualmente pode ser considerada uma doença de perfil crônico, para a qual não há cura, mas há tratamento, e uma pessoa infectada pelo HIV pode viver com o vírus por vários anos sem apresentar sintomas ou sinais.[27]

## Classificação das drogas

A TARV obedece à seguinte classificação, conforme o Ministério da Saúde[32] – Departamento de DST, Aids e Hepatites Virais:

- **Inibidores da transcriptase reversa análogos de nucleosídeos e análogos de nucleotídeos (ITRN/ITRNt):** atuam na enzima transcriptase reversa, incorporando-se à cadeia de DNA criada pelo HIV, inibindo a função enzimática e impedindo a replicação viral. Abacavir (ABC), zidovudina (AZT) e lamivudina (3TC) são exemplos dessa classe de drogas.
- **Inibidores não nucleosídeos da transcriptase reversa (INNTR):** bloqueiam diretamente a ação da enzima transcriptase reversa e a replicação viral. Efavirenz (EFV) e nevirapina (NVP) estão nessa classe.
- **Inibidores de protease (IP):** atuam na enzima protease, bloqueando sua ação e impedindo a produção de novas cópias de vírus HIV. São exemplos dessa classe ritonavir (RTV), atazanavir (ATV), lopinavir (LPV) e darunavir (DRV).
- **Inibidores da integrase (INI):** atuam na enzima integrase, inibindo a atividade catalítica desta, que é necessária para a replicação viral. Dolutegravir (DTG), raltegravir (RAL) e elvitegravir (EVG) representam essa classe.

- **Inibidores de fusão (IF):** representam uma nova abordagem na estratégia de combate à capacidade de replicação do HIV no organismo. Temos como exemplo dessa classe enfuvirtida (T20).
- **Inibidores de entrada:** bloqueiam a entrada do vírus HIV nas células de defesa do organismo, impedindo sua reprodução. A droga maraviroc (MRV) age diretamente no bloqueio dos receptores CCR5 (proteína localizada na superfície dos macrófagos - células do sistema imunológico), impedindo a entrada do HIV e a infecção dessas células.

## Terapia combinada e posologia

Terapia combinada é o tratamento antirretroviral com associação de duas ou mais drogas da mesma classe farmacológica ou de classes diferentes. Estudos multicêntricos demonstraram aumento na atividade antirretroviral (elevação de linfócitos T CD4+ e redução nos títulos plasmáticos de RNA-HIV), quando há associação de drogas, particularmente redução da replicação viral por potencializar efeito terapêutico ou por sinergismo de ação em sítios diferentes do ciclo de replicação viral. A TARV é uma área complexa, sujeita a constantes mudanças. As recomendações deverão ser revistas periodicamente.[106]

No Brasil, para os casos em início de tratamento, o esquema inicial preferencial deve ser a associação de dois ITRN/ITRNt - lamivudina (3TC) e tenofovir (TDF) - associados ao inibidor de integrase (INI) - DTG. Exceção a esse esquema deve ser observada para os casos de coinfecção TB-HIV (tuberculose - HIV) e gestantes.[107] O esquema de TARV inicial preferencial para adultos é apresentado no Quadro 1.

A principal causa de falha da TARV é a má adesão do paciente ao tratamento. Fatores psicossociais, como depressão, uso de substâncias psicoativas, dificuldade de acesso e comorbidades, além de fatores relacionados aos medicamentos, como efeitos adversos e posologia complexa, contribuem para a má adesão.[108]

O esquema preferencial (TDF + 3TC + DTG) apresenta menor número de efeitos adversos e baixa interação medicamentosa, o que propicia melhor adesão e manejo clínico. Além disso, apresenta alta barreira genética, aumentando a segurança para evitar a resistência transmitida, principalmente quando a pessoa-fonte é multiexperimentada.[109]

Situações especiais de intolerância ou contraindicação devem ter seus esquemas iniciais adequados para esquemas iniciais alternativos.[109] O Quadro 2 apresenta as recomendações de TARV inicial alternativa para adultos.

**QUADRO 1** Esquema de TARVC inicial para adultos

| Situação | TARV | Dose diária | Observação |
|---|---|---|---|
| Adultos em início de treinamento | TDF/3TC + DTG | (300 mg / 300 mg) "2 x 1"+ 50 mg 1x/dia | |
| Coinfecção TB-HIV sem critérios de gravidade<br><br>Coinfecção TB-HIV com um ou mais dois critérios de gravidade abaixo:<br>LT-CD4+ < 100 cels/mm$^3$ | TDF/3TC/EFV | (300 mg / 300 mg / 600 mg) – DFC 1x/dia | Concluído o tratamento para TB, poderá ser feita a mudança (*switch*) do EFV para DTG. |
| Presença de outra infecção oportunista<br><br>Necessidade de internação hospitalar/ doença grave<br><br>Tuberculose disseminada | TDF/3TC + RAL | (300 mg / 300 mg) "2 x 1" 1x/dia<br>+<br>400 mg 12/12 horas | Concluído o tratamento completo de TB, deverá ser feita a mudança (*switch*) do RAL para DTG em até 3 meses. |

3TC: lamivudina; DTG: dolutegravir; EFV: efavirenz; HIV: vírus da imunodeficiência humana; LT-CD4+: linfócitos T CD4+; RAL: raltegravir; TARV: terapia antirretroviral; TARVC: terapia antirretroviral combinada; TB: tuberculose; TDF: tenofovir.
Fonte: Brasil.[107]

**QUADRO 2** Recomendações de TARVC inicial alternativa para adultos

| | |
|---|---|
| **Intolerância ou contraindicação ao DTG** | **Substituir o DTG por EFG** |
| **Contraindicação ao TDF** | Se teste HLA-B*5701 negativo, substituir TDF por ABC.<br>Se teste HLA-B*5701 positivo ou intolerância ao ABC, substituir o TDF por AZT. |
| **Intolerância ao EFV na coinfecção TB-HIV** | Substituir o EFV por RAL. |

ABC: abacavir; AZT: zidovudina; DTG: dolutegravir; EFV: efavirenz; HIV: vírus da imunodeficiência humana; RAL: raltegravir; TARVC: terapia antirretroviral combinada; TB: tuberculose; TDF: tenofovir.
Fonte: Brasil.[109]

## Eventos adversos

Os eventos adversos são alterações ou doenças que podem ocorrer em longo prazo, resultantes da ação inflamatória do HIV no organismo e da toxicidade dos medicamentos, somados aos fatores individuais e genéticos, idade, hábitos e estilos de vida. Ao longo da última década tem sido observado, especialmente, o aparecimento da lipodistrofia, das doenças cardiovasculares (DCV) e das alterações metabólicas, ósseas e renais.[97]

Embora associada à melhoria da qualidade de vida das PVHV, a TARV trouxe alterações nas manifestações cardiovasculares,[110] pois é crescente o número de casos de síndromes coronarianas e de eventos vasculares periféricos relacionados tanto ao aumento da sobrevida dos pacientes quanto à toxicidade da terapia.[111,112] Estudos recentes sugerem que a supressão viral diminui a excitação e as ativações imunológicas crônicas, que podem estar ligadas a algumas condições clínicas não consideradas previamente como associadas à infecção pelo HIV, como eventos cardiovasculares.[113]

A TARV e especialmente a classe dos IP têm sido associadas à dislipidemia, resistência à insulina e diabetes *mellitus*, que se constituem como fatores de risco para DCV.[114,115] E, segundo alguns autores, o uso dessa classe de fármacos corresponde a 60% das alterações metabólicas citadas.[116-119] Diante da tendência à cronicidade, surgem outros desafios, determinando a necessidade de novas práticas relacionadas ao tratamento no cotidiano das PVHA.

A síndrome lipodistrófica é caracterizada por alterações na redistribuição da gordura corporal e por mudanças metabólicas.[120] A distribuição de gordura ocorre de forma anômala, com redução do tecido adiposo subcutâneo periférico (lipoatrofia) e acúmulo de gordura central (lipo-hipertrofia).

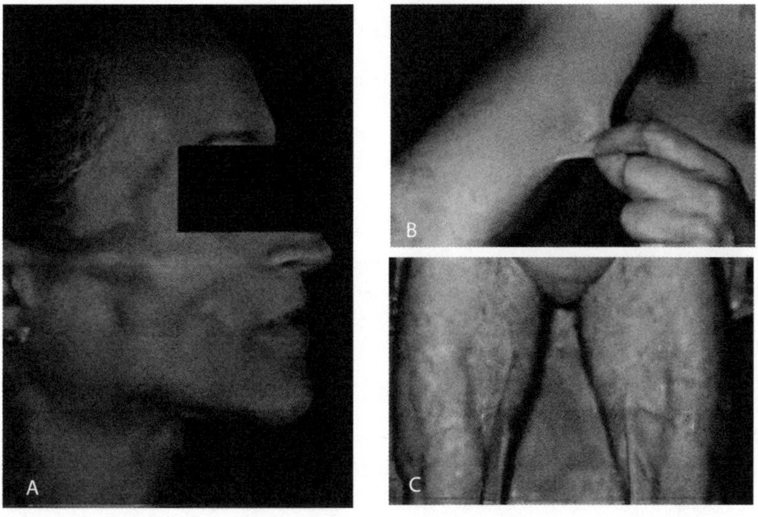


**FIGURA 2** Lipoatrofia da face (A), dos membros superiores (B) e inferiores (C).
Fonte: Márcio Serra e Hospital Heliópolis, 2012.

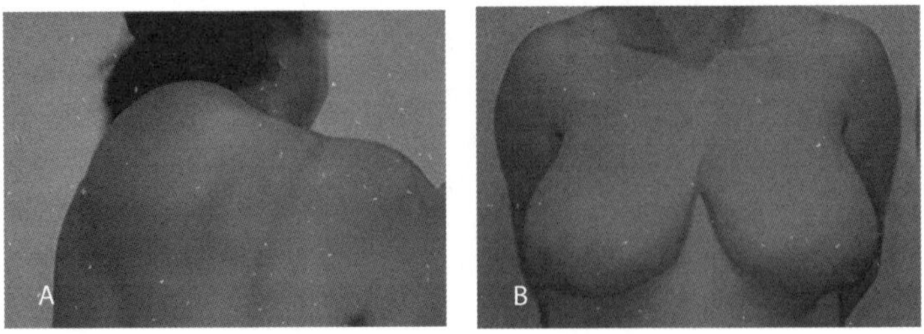


**FIGURA 3** Lipo-hipertrofia da região dorsocervical (A)e mamas (B).
Fonte: Márcio Serra e Hospital Heliópolis, 2012.

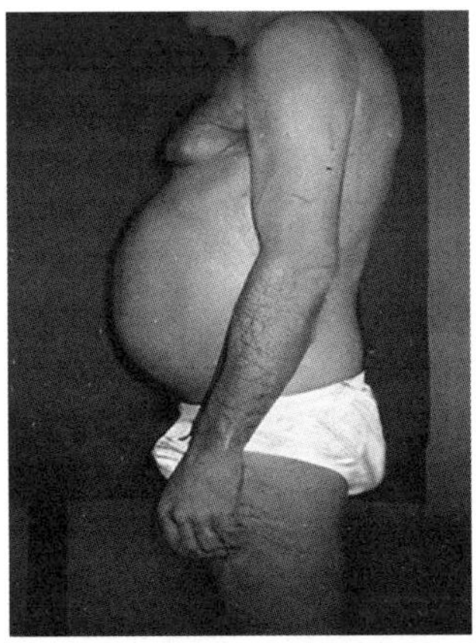

**FIGURA 4** Lipoatrofia de glúteo, lipo-hipertrofia de abdome e ginecomastia.
Fonte: Márcio Serra e Hospital Heliópolis, 2012.

As alterações do metabolismo são caracterizadas pela resistência à insulina (RI), hiperlipidemia, alterações osteoarticulares redistribuição da gordura corporal e, mais raramente, acidose lática, podendo levar os pacientes ao óbito.[121]

Vários estudos evidenciaram uma associação entre a infecção pelo HIV e as DCV. Os prováveis mecanismos para explicar essa associação incluem o processo inflamatório e infeccioso crônico da doença (próprio do HIV) e dos efeitos adversos da TARV, que promoveria alterações metabólicas em direção ao perfil mais aterogênico.[122-124]

Osteoporose e osteopenia são alterações metabólicas do tecido ósseo, caracterizadas pela diminuição da densidade mineral e pelo comprometimento da resistência e da qualidade óssea. Podem ser fisiológicas ou patológicas, e predispõem à elevação do risco de fratura.[125,126] Os pacientes que vivem com o HIV apresentam alta prevalência de alterações da densidade mineral óssea.[127-134]

Os medicamentos antirretrovirais podem provocar sintomas gastrointestinais, que dificultam a adesão ao tratamento. Os mais comuns são náuseas, vômitos, azia, dificuldade de digestão, diarreia, constipação intestinal, flatulência e alteração do paladar. Além desses efeitos, podem ocorrer infecções oportunistas na cavidade oral que dificultam a alimentação regular, provocando dor e dificuldades na deglutição. Estratégias nutricionais podem ser usadas para minimizar tais desconfortos.[88]

Identificou-se que, além dos quadros graves de nefropatia associada ao HIV (em inglês, Hivan), era possível encontrar outras formas mais brandas de alterações da função renal em pacientes infectados pelo HIV. Foi reconhecida também uma grande associação de nefropatia com etnia, frequentemente encontrada em negros e raramente em caucasianos. Um polimorfismo genético presente no cromossomo 22, que daria vantagem seletiva em países da África devido a uma associação com resistência à infecção por algumas espécies de *Trypanosoma*, já foi relacionado à suscetibilidade de dano renal em pacientes não diabéticos e pode, até certo ponto, explicar essa tendência.[135,136]

Está claro que os medicamentos antirretrovirais apresentam diferenças no perfil de segurança renal, embora a maior parte deles já tenha sido associada a algum grau de nefrotoxicidade. Dentro da classe dos ITRN, o TDF é o mais frequentemente associado a esse tipo de efeito adverso. Originalmente, devido à semelhança com o adefovir (ADF) e aos relatos dos estudos pré-clínicos, a principal preocupação parecia ser a associação com a síndrome de Fanconi, doença tubular caracterizada por fosfatúria, aminoacidúria, uricosúria e glicosúria não associada à hiperglicemia.[137]

Apesar de sua melhor tolerabilidade, o TDF está associado com a possibilidade de toxicidade renal, especialmente em pessoas com doenças renais preexistentes (ou com fatores de risco). A indicação deve ser avaliada quando a taxa de filtração glomerular for menor que 60 mL/minuto ou em pessoas com história de longa duração de diabetes, hipertensão arterial descontrolada ou insuficiência renal, considerando que a duração da exposição ao medicamento será curta (28 dias) e eventuais eventos adversos renais são normalmente reversíveis com a suspensão do medicamento.[23]

Na presença de intolerância medicamentosa, a pessoa exposta deve ser reavaliada para adequação do esquema terapêutico. Na maioria das vezes não é necessária a interrupção do tratamento, resolvendo-se a intolerância com a utilização de medicações sintomáticas.[23]

## TRATAMENTO NÃO FARMACOLÓGICO

O acompanhamento nutricional realizado por nutricionista é importante na orientação e no planejamento de uma alimentação saudável, sempre que possível logo após o diagnóstico da infecção pelo HIV e principalmente em conjunto com um programa de exercício físico. Devem ser considerados o estágio da infecção pelo HIV e as patologias associadas, tais como diabetes, hipertensão, obesidade, lipodistrofia, estilo de vida e atividade física habitual. Para o uso de suplementos ou complementos alimentares é necessário que o paciente faça uma consulta médica e avalie a glicemia, a função renal e a necessidade de reposição de proteína.[88]

Diretrizes nutricionais para a infeção pelo HIV apoiam a ingestão de proteínas de alta qualidade.[138] Apesar de a literatura documentar uma variedade de benefícios da suplementação com proteínas do soro do leite (*whey protein*), poucos ensaios clínicos examinaram os efeitos das proteínas do soro do leite sobre a saúde dos pacientes infectados pelo HIV.[139,140] Mais ensaios clínicos precisam ser concluídos antes de recomendações de dosagens.

Para suprir as demandas nutricionais e garantir o consumo adequado de alimentos, os serviços de saúde que atendem PVHA necessitam estabelecer uma atenção especial para fornecer orientações alimentares adequadas e seguras, mediante a educação nutricional.[88]

É frequente a ocorrência de sintomas psíquicos e emocionais entre pessoas expostas ao HIV, como desespero, dificuldade de concentração, diminuição da atenção e irritabilidade, entre outros elementos cognitivos e afetivos, podendo-se desenvolver até mesmo quadros mais graves de transtorno de estresse pós-traumático. Portanto, é essencial o suporte psicossocial.[23]

A psicologia ressalta que as novas investigações relacionadas ao desenvolvimento humano necessitam ser referidas ao bem-estar psicológico e à saúde física, salientando o investimento na descoberta de como as emoções positivas podem auxiliar os indivíduos no ciclo da vida. Experiências de afeto positivo podem auxiliar a pessoa no enfrentamento de estresse crônico, por exemplo, a situação de doença como o HIV/Aids. Essas emoções servem como recurso para a superação da adversidade. Nesse sentido, a resiliência tem sido relacionada a afetos positivos e de proteção à saúde.[141]

A espiritualidade mantém relação estreita com a melhora da qualidade de vida de pacientes com doenças crônicas.[142] Estudo realizado com pacientes com HIV/Aids revelou que aqueles que apresentavam escores mais elevados de bem-estar espiritual tendiam a ser mais esperançosos.[143] Outros estudos também apontam que a religiosidade e a espiritualidade em pessoas com HIV/Aids podem auxiliar como apoio social no ajustamento psicológico[144] e no enfrentamento da doença.[145,146]

## DIRETRIZES PRÁTICAS DA PRESCRIÇÃO DE EXERCÍCIO FÍSICO

Os exercícios físicos e uma alimentação saudável e balanceada podem auxiliar na prevenção e na remissão de sintomas consequentes dos eventos adversos, no controle dos altos níveis de colesterol e de triglicérides, na manutenção da massa muscular, além dos benefícios psicológicos. A prática de exercícios físicos é uma estratégia terapêutica não medicamentosa que deve ser regular e incluir exercícios aeróbicos (caminhada, corrida, natação, bicicleta) e de força, com o intuito de promover saúde e qualidade de vida, prevenir e reabilitar o desenvolvimento de alguns eventos adversos decorrentes do HIV ou da medicação antirretroviral, por exemplo, DCV, diabetes, câncer, hipertensão arterial, obesidade, depressão e osteoporose.[147] As PVHA devem passar por avaliação física completa executada por profissionais da área de saúde.[88]

O treinamento de exercício cardiorrespiratório (TEC) reduz a adiposidade central, ou seja, a gordura do tronco (abdominal),[148] diminui a resistência à insulina,[149] melhora a dislipidemia[150] e leva a um progresso do perfil de risco cardiovascular (RCV) e glicêmico em PVHV em países ocidentais.[151] É importante salientar, consequentemente, que o TEC regular foi recomendado nas diretrizes para o tratamento da dislipidemia relacionada ao HIV,[152] pois é uma estratégia estabelecida, econômica e eficaz que gera modificação no estilo de vida e nos hábitos desses indivíduos.

Além disso, o exercício físico regular é considerado uma estratégia diligente para prevenir doenças silenciosas e promover a saúde em populações frágeis, independentemente da idade, gênero ou condição clínica.[153]

O exercício físico resistido (EFR) demonstrou reduzir os níveis de citocinas pró-inflamatórias, como interleucina-6 (IL-6) e fator de necrose tumoral alfa (TNF-alfa),[154] refletindo também no arrefecimento de anormalidades mitocondriais,[155] assim como também mostrou aumentar o GH e o fator de crescimento de insulina-1 (IGF-1),[156,157] e caracterização de células satélite,[158] derivando na melhora da função muscular e no aumento do volume da massa magra.[156,159-163]

Não há necessidade de avaliação por cardiologista, previamente, para liberação à prática do treinamento físico, desde que excluídos os seguintes critérios: idade > 34 anos para homens e > 44 anos para mulheres; dois ou mais fatores de RCV – pressão arterial sistólica > 120 mmHg; pressão arterial diastólica > 80 mmHg; LDL-colesterol > 160 mg/dL; triglicérides > 150 mg/dL; HDL-colesterol mulheres ≤ 50 mg/dL; HDL-colesterol homens: ≤ 40 mg/dL; glicemia > 100 mg/dL; índice de massa corporal (IMC) < 18 e > 25 e pacientes com sinais ou sintomas de anomalias cardiovasculares ou sabidamente portadores de doença cardíaca, pulmonar ou metabólica.[164,165]

O exercício aeróbio regular é uma intervenção eficaz no estilo de vida para melhorar a saúde e reduzir o RCV. O profissional de saúde deve incentivar a atividade física em todas as consultas, procurando identificar situações de exercício em que as PVHV demostrem interesse e prazer e construindo um plano objetivo de realização em conjunto com o paciente. Atividades físicas não convencionais devem ser consideradas e sugeridas (p. ex., danças, trilhas, artes marciais, jogos em grupo etc).[97]

As respostas fisiológicas ao treinamento aeróbio de PVHA têm sido, na maioria das vezes, as mesmas apresentadas por indivíduos não portadores do vírus.[159,166]

Um dos efeitos marcantes do treinamento de força é o aumento da área de secção transversa do músculo, ou seja, a hipertrofia muscular (aumento da massa muscular magra), proporcionando melhoria na capacidade funcional das PVHA, o que pode melhorar a execução das tarefas da vida diária, pelo fato de aumentar a resistência muscular localizada.[139,167]

O treinamento combinado, também denominado concorrente, é a associação dos componentes aeróbio e de força na mesma sessão de treinamento.[168,169] almejando-se a melhoria desses componentes em um período menor de treinamento. Salienta-se que os estudos sobre treinamento combinado não evidenciaram a imunossupressão nem o aumento das células T CD4+ dos pacientes.[170]

Os principais benefícios evidenciados pela prática de exercício físico para as PVHA são:

- Não diminuição da contagem do número de linfócitos T CD4+, quando a prática é bem orientada e prescrita, com acompanhamento.
- Melhora da composição corporal tanto de pacientes em TARVC como dos que não fazem uso desta, com diminuição da gordura da região central e da massa gorda total (gordura) e aumento da massa magra total (muscular).
- Melhora da aptidão cardiorrespiratória, aumentando o volume de oxigênio ($VO_2$) máximo.
- Melhora da força e da resistência muscular; diminuição da ansiedade e da depressão.
- Estímulo à aquisição de hábitos de vida saudáveis.

Portanto, os objetivos centrais das presentes recomendações são o aumento do nível de atividades físicas das PVHA e a prática sistematizada de exercícios físicos, desde o momento inicial de acompanhamento das pessoas assintomáticas até seu tratamento, com o intuito de trabalhar a prevenção de agravos e o tratamento complementar das complicações inerentes à infecção pelo HIV e aos eventos adversos da medicação antirretroviral.[27]

A composição corporal é a quantificação dos principais componentes estruturais do corpo humano, como ossos, músculos e gordura. Refere-se, mais especificamente, à estimativa da gordura corporal no fracionamento do corpo em dois componentes: massa corporal gorda e massa corporal magra.[171] É um dos componentes mais avaliados pelos diferentes profissionais que trabalham com PVHA, por ser um importante indicador do estado de saúde e por estar associado com a aptidão física das pessoas.[27]

As contraindicações para a prática de exercícios físicos (treinamento físico) são:

- Imunodeficiência avançada na presença de infecções oportunistas.
- Presença de comorbidades que contraindiquem sua prática (hipertensão arterial sistêmica e diabetes *mellitus* tipo II não controladas).
- Hepatopatia grave com plaquetopenia (risco de sangramento).
- Alto RCV ou outras situações clínicas a serem analisadas pelo médico do paciente.[27]

A atividade física tem sido utilizada como modelo de estresse para a análise das respostas imunológicas ao esforço físico em modelos humanos e em animais, devido ao fato de ser postulado que sua prática regular está associada seja com a melhora ou com o decréscimo da capacidade do sistema imunológico.[172] É importante salientar que a atividade física regular tem se destacado como um dos principais instrumentos de intervenção profilática e terapêutica não medicamentosa para a maioria das doenças degenerativas não transmissíveis.[173]

Estudos demonstram que a atividade física de intensidade vigorosa transitoriamente deprime o sistema imunológico, possibilitando uma "janela aberta" ao surgimento de infecções (p. ex., infecção das vias aéreas superiores) até 72 horas após a realização.[172,174,175] Já a de intensidade leve a moderada contribui para a manutenção ou otimização das respostas imunológicas, caracterizando o fenômeno como uma curva em formato de "J".[174] Portanto, a atividade física tem potencial imunomodulatório que ocorre por meio de mecanismos envolvidos em ação hormonal, metabólica e mecânica.[172]

Estudos anteriores com pacientes infectados pelo HIV mostraram que o treinamento combinado é atualmente prescrito como benéfico para pacientes HIV de meia-idade.[157,161,176] Além disso, o exercício físico é útil na redução da gordura corporal e na correção de anormalidades lipídicas em pacientes com HIV.[177,178] Assim, o treinamento físico é uma estratégia fundamental amplamente prescrita pelos profissionais de reabilitação para pacientes com HIV, e há evidências de que também ajuda a prevenir e tratar os eventos adversos das TARV.[179-183]

Segundo o Ministério da Saúde,[27] todo profissional de saúde deve recomendar que os portadores de HIV/Aids pratiquem ao menos 30 minutos de atividade física moderada 5 vezes por semana, ou 20 minutos de atividade física vigorosa 3 vezes por semana.

O Colégio Americano de Medicina do esporte (2007) recomenda exercícios aeróbios de 2 a 3 vezes por semana, de intensidade moderada (50 a 75% da frequência cardíaca máxima); treinamento de força 3 vezes por semana, composto por 6 a 8 exercícios com execução de 3 séries de 8 a 12 repetições para os segmentos expostos à lipodistrofia (membros inferiores, abdominal, peitoral, dorsal e braços); ou ainda o treinamento combinado, associando treinamento aeróbio por 20 a 30 minutos, associado a 6 a 8 exercícios de força em séries múltiplas de 8 a 12 repetições.

## APLICAÇÃO PRÁTICA

- A infecção pelo HIV é um problema de saúde pública em todo o mundo. Seu tratamento com terapia antirretroviral está associado a vários efeitos adversos, incluindo hepatite, hepatotoxicidade, pancreatite, diabetes, dislipidemia, osteoporose, síndrome cardiorrenal e acidose.
- O nome Aids vem do inglês (*acquired immmunodeficiency syndrome*). No Brasil é comum também dizer Sida (síndrome da imunodeficiência adquirida).
- A doença, segundo o *Manual de adesão ao tratamento para pessoas vivendo com HIV e Aids*,[88] é estratificada em fases: infecção aguda, fase assintomática e Aids.
- Os eventos adversos são alterações ou doenças que podem ocorrer em longo prazo, resultantes da ação inflamatória do HIV no organismo e da toxicidade dos medicamentos, somados aos fatores individuais e genéticos.
- A síndrome lipodistrófica é caracterizada por alterações na redistribuição da gordura corporal e por mudanças metabólicas.
- Segundo o Ministério da Saúde,[27] todo profissional de saúde deve recomendar que os portadores de HIV/Aids pratiquem ao menos 30 minutos de atividade física moderada 5 vezes por semana, ou 20 minutos de atividade física vigorosa 3 vezes por semana.
- O Colégio Americano de Medicina do esporte (2007) recomenda exercícios aeróbios de 2 a 3 vezes por semana, de intensidade moderada (50 a 75% da frequência cardíaca máxima); treinamento de força 3 vezes por semana, composto por 6 a 8 exercícios com execução de 3 séries de 8 a 12 repetições para os segmentos expostos à lipodistrofia (membros inferiores, abdominal, peitoral, dorsal e braços); ou ainda o treinamento combinado, associando

treinamento aeróbio por 20 a 30 minutos, associado a 6 a 8 exercícios de força em séries múltiplas de 8 a 12 repetições.

## REFERÊNCIAS


1. Carr A, Cooper DA. Adverse effects of antiretroviral therapy. Lancet. 2000;356(9239):1423-30.
2. Brown TT, Glesby MJ. Management of the metabolic effects of HIV and HIV drugs. Nature Reviews Endocrinology. 2011;8(1):11-21.
3. Cotter AG, Powderly WG. Endocrine complications of human immunodeficiency virus infection: hypogonadism, bone disease and tenofovir-related toxicity. Best Practice & Research. Clinical Endocrinology & Metabolism. 2011;25(3):501-15.
4. Hall DT, Ma JF, Marco SD, Gallouzi IE. Inducible nitric oxide synthase (iNOS) in muscle wasting syndrome, sarcopenia, and cachexia. Aging (Albany NY). 2011;3(8):702-15.
5. Erlandson KM, Allshouse AA, Jankowski CM, Mawhinney S, Kohrt WM, Campbell TB. Functional impairment is associated with low bone and muscle mass among persons aging with HIV infection. Journal of Acquired Immune Deficiency Syndromes. 2013;63(2):209-15.
6. Wasserman P, Segal-Maurer S, Rubin DS. High prevalence of low skeletal muscle mass associated with male gender in midlife and older HIV-infected persons despite CD4 cell reconstitution and viral suppression. Journal of the International Association of Providers of Aids Care. 2014;13(2):145-52.
7. Faria et al. The early spread and epidemic ignition of HIV-1 in human populations. Science. 2014;346(6205):56-61.
8. German Advisory Committee Blood (GACB) (Arbeitskreis Blut). Human immunodeficiency virus (HIV). Transfus Med Hemother. 2016;43:203-22.
9. Peeters M, Courgnaud V, Abela B, Auzel P, Pourrut X, Bibollet-Ruche F, et al. Risk to human health from a plethora of simian immunodeficiency viruses in primate bushmeat. Emerg Infect Dis. 2022;8:451-7.
10. Sharp PM, Hahn BH. Origins of HIV and the Aids pandemic. Cold Spring Harb Perspect Med. 2011;1:a006841.
11. Maartens G, Celum C, Lewin SR. HIV infection: epidemiology, pathogenesis, treatment, and prevention. Lancet. 2014;384:258-71.
12. Centers for Disease Control and Prevention (CDC). Relatório de Vigilância do HIV do CDC: First Report of AIDS, 1981.
13. Moss AR, Bacchetti P. Natural history of HIV infection. AIDS. 1989;3(2):55-61. Erratum in: AIDS 1989 Jul;3(7):following A100. PMID: 2496720.
14. Siliciano JD, Siliciano RF. A long-term latent reservoir for HIV-1: discovery and clinical implications. J Antimicrob Chemother. 2004;54:6-9.
15. AJ Nahmias et al. Evidence for human infection with an HTLV III/LAV-like virus in Central Africa, 1959. Lancet. 1986;1(8492):1279-80.
16. Zhu, MS (1998). Fauna Sinica: Arachnida: Araneae: Theridiidae. Science Press, Pequim, 436 p.
17. Worobey M et al. Direct evidence of extensive diversity of HIV-1 in Kinshasa by 1960. Nature. 2008;455(7213):661-4.
18. Cohen MS et al. Antiretroviral therapy for the prevention of HIV-1 Transmission. N Engl J Med. 2016;375:830-39.
19. Worobey M, Watts TD, McKay RA, Suchard MA, Granade T, Teuwen DE, et al. 1970s and "patient 0" HIV-1 genomes illuminate early HIV/Aids history in North America. Nature. 2016;539:98-101.
20. Gallo RC. Virus hunting; Aids, cancer, and the human retrovirus. A Story of Scientific Discovery (1994).

21. Gallo RC, Montagnier L. The discovery of HIV as the cause of Aids. N Engl J Med. 2003;349:2283-5.
22. Unaids, 2019. Relatório Informativo. Atualização Global da Aids 2019. Disponível em: https://unaids.org.br/wp-content/uploads/2019/07/2019_UNAIDS_GR2019_FactSheet_pt_final.pdf. Acesso em: 15 fev. 2023.
23. Brasil. Ministério da Saúde. Secretaria de Vigilância em Saúde: Boletim Epidemiológico. V.48. n.1. Ceará, 2017.
24. PR Gorry, M. Churchill, SM Crowe, AL Cunningham, D. Gabuzda. Patogênese do macrófago trópico HIV atual. Res. HIV. 2004;3:53-60.
25. Korsman SNJ, Van Zyl GU, Nutt L, Andersson MI, Preiser W. Virologia. Rio de Janeiro: Elsevier; 2014.
26. Campbell-Yesufu OT, Gandhi RT. Update on human immunodeficiency virus (HIV)-2 infection. Clin Infect Dis. 2011;52:780-7.
27. Brasil. Ministério da Saúde. Secretaria de Vigilância em Saúde. Departamento de DST, AIDS e Hepatites Virais. Recomendações para a prática de atividades físicas para pessoas vivendo com HIV e Aids. Brasília, DF, 2012.
28. Centers for Disease Control and Prevention (CDC). Relatório de Vigilância do HIV do CDC: Diagnósticos de Infecção pelo HIV nos Estados Unidos e Áreas Dependentes, 2020;33.
29. Tebit DM, Arts EJ. Tracking a century of global expansion and evolution of HIV to drive understanding and to combat disease. Lancet Infect Dis. 2011;11:45-56.
30. Librelotto CS, Gräf T, Simon D, De Almeida SEM, Lunge VR. HIV-1 epidemiology and circulating subtypes in the countryside of South Brazil. Rev Soc Bras Med Trop. 2015;48:249-57.
31. Secretaria de Estado da Saúde do Rio Grande do Sul. Departamento de Ações em Saúde – DAS. Coordenação Estadual de IST/Aids Boletim Epidemiológico HIV/Aids 2018. Coleção Ações em Saúde. Série Boletim Epidemiológico. Porto Alegre.
32. Brasil. Ministério da Saúde. Secretaria de Vigilância em Saúde: Boletim Epidemiológico. Ceará, 2017;48(1).
33. Brasil. Ministério da Saúde, Secretaria de Vigilância em Saúde, Departamento de DST, Aids e Hepatites Virais. Manual para o diagnóstico da infecção pelo HIV. Brasília, DF: Ministério da Saúde; 2013.
34. Patel P, Borkowf CB, Brooks JT, Lasry A, Lansky A, Mermin J. Estimating per-act HIV transmission risk: a systematic review. Aids. 2014;28:1509-19.
35. Moore A, Herrera G, Nyamongo J, Lackritz E, Granade T, Nahlen B, et al. Estimated risk of HIV transmission by blood transfusion in Kenya. Lancet. 2001;358:657-60.
36. Unaids. The Joint United Nations Programme on HIV/Aids. Unaids data 2018. Geneva: Unaids; 2018.
37. Koplan JP et al. Rumo a uma definição comum de saúde global. Lancet. 2009;373(9679):1993-5.
38. Beaglehole R, Bonita R. What is global health?. Glob Health Action. 2010;3:5142.
39. Lerner H, Berg C. A comparison of three holistic approaches to health: one health, ecohealth, and planetary health. Front Vet Sci. 2017;4:163.
40. Morens DM, Fauci AS. Emerging infectious diseases: threats to human health and global stability. PLoS Pathog. 2013;9:e1003467.
41. Kilbourne ED. Influenza Pandemics of the 20th Century. Emerging Infectious Diseases. 2006;12:9-14.
42. Piot P et al. Resposta à pandemia de AIDS – um modelo global de saúde. N Engl J Med. 2013;369(12):1180.
43. Fineberg HV. Pandemic preparedness and response: lessons from the H1N1 influenza of 2009. N Engl J Med. 2014;370:1335-42.
44. Eisinger RW, Fauci AS. Ending the HIV/Aids pandemic. Emerg Infect Dis. 2018;24:413-6.
45. Bidaisee S, Macpherson CN. Zoonoses and one health: a review of the literature. J Parasitol Res. 2014;874345.

46. Mwangi WW, Ho KW, Tey BT, Chan ES. Effects of environmental factors on the physical stability of pickering-emulsions stabilized by chitosan particles, Food Hydrocolloids. 2016;60:543-50.
47. Hubálek Z. Emerging human infectious diseases: anthroponoses, zoonoses, and sapronoses. Emerg Infect Dis. 2003;9:403-4.
48. Centers for Disease Control and Prevention (CDC), 2018c.
49. Taylor LH, Latham SM, Woolhouse MEJ. Fatores de risco para o surgimento de doenças humanas. Fil. Trans. R. Soc. Lond. 2001;B 356:983-89.
50. Jones K, Patel N, Levy M. et al. Global trends in emerging infectious diseases. Nature. 2008;451:990-93.
51. Hart CA et al. Increased prevalence of malaria in HIV-infected pregnant women and its implications for malaria control. Trop Med Intern Health. 1999;4(1):5-12.
52. Gardy JL, Loman NJ. Towards a genomics-informed, real-time, global pathogen surveillance system. Nat Rev Genet. 2018;19:9-20.
53. Ying L et al. Violência por parceiro íntimo e infecção pelo HIV entre mulheres: uma revisão sistemática e meta-análise. J Int AIDS Soc. 2014.
54. Didelot X, Gardy J, Colijn C. Bayesian inference of infectious disease transmission from whole-genome sequence data. Mol Biol Evol. 2015;31:1869-79.
55. Aarestrup FM, Koopmans MG. Sharing data for global infectious disease surveillance and outbreak detection. Trends Microbiol. 2016;24:241-5.
56. Pizza M, Scarlato V, Masignani V, Giuliani MM, Aricò B, Comanducci M, et al. Identification of vaccine candidates against serogroup B meningococcus by whole-genome sequencing. Science. 2000;287:1816-20.
57. Geoghegan JL, Holmes EC. A filogenômica de evolução da virulência do vírus. Nat. Rev. Genet. 2018;19(12):756-69.
58. Giri C et al. Mangrove forest distributions and dynamics(1975-2005) of the tsunami-affected region of Asia. Journal of Biogeography. 2014;35;519-28.
59. Park DJ, Dudas G, Wohl S, Goba A, Whitmer SL, Andersen KG, et al. Ebola virus epidemiology, transmission, and evolution during seven months in Sierra Leone. Cell. 2015;161:1516-26.
60. Folarin OA, Ehichioya D, Schaffner SF, Winnicki SM, Wohl P, West KLA, et al. Ebola virus epidemiology and evolution in Nigeria. J Infect Dis. 2016;214:S102-S109.
61. Wohl S, Schaffner SF, Sabeti PC. Genomic analysis of viral outbreaks. Annu Rev Virol. 2016;3:173-95.
62. Dudas G, Rambaut A. Análise filogenética do surto de EBOV Ebolavirus na Guiné 2017. PLoS Curr.
63. Grubaugh ND, Ladner JT, Kraemer MUG, Dudas G, Tan AL, Gangavarapu K, et al. Genomic epidemiology reveals multiple introductions of Zika virus into the United States. Nature. 2017;546:401-5.
64. Metsky HC, Matranga CB, Wohl S, Schaffner SF, Freije CA, Winnicki SM, et al. Zika virus evolution and spread in the Americas. Nature. 2017;546:411-5.
65. Gootenberg JS, Abudayyeh OO, Lee JW, Essletzbichler P, Dy AJ, Joung J, et al. Nucleic acid detection with CRISPRCas13a/C2c2. Science. 2017;356:438-42.
66. Chen JS, Ma E, Harrington LB, Da Costa M, Tian X, Palefsky JM, et al. CRISPR-Cas12a target binding unleashes indiscriminate single-stranded DNase activity. Science. 2018;360:436-9.
67. Chiu W et al. Precisão de um controle de qualidade testado externo multinível e multianalito para plataformas de diagnóstico molecular que monitoram a carga viral de patógenos transmitidos pelo sangue. Laboratórios Bio-Rad. Irvine, Califórnia: 2018.
68. Kocak DD, Gersbach CA. Da tesoura CRISPR aos sensores de vírus. Nature. 2018;557(7704):168-69.
69. Myhrvold C, Freije CA, Gootenberg JS, Abudayyeh OO, Metsky HC, Durbin AF, et al. Field-deployable viral diagnostics using CRISPR-Cas13. Science. 2018;360:444-8.

70. Boulus M. Doenças emergentes e reemergentes no Brasil. Ciência Hoje. 2001;29(170):58-60.
71. Keesing F, Belden LK, Daszak P, Dobson A, Harvell CD, Holt RD, et al. Impacts of biodiversity on the emergence and transmission of infectious diseases. Nature. 2010;468:647-52.
72. Allen T, Murray KA, Zambrana-Torrelio C, Morse SS, Rondinini C, Di Marco M, et al. Global hotspots and correlates of emerging zoonotic diseases. Nat Commun. 2017;8:1124.
73. Nava A, Shimabukuro JS, Chmura AA, Luz SLB. The impact of global environmental changes on infectious disease emergence with a focus on risks for Brazil. ILAR J. 2017;58:393-400.
74. Donalisio MR, Freitas ARR, Von Zuben APB. Arboviroses emergentes no Brasil: desafios para a clínica e implicações para a saúde pública. Rev Saude Publica. 2017;51:30.
75. Zanella JRC. Zoonoses emergentes e reemergentes e sua importância para saúde e produção animal. Pesq Agropec Bras. 2016;51:510-9.
76. Marks PW, Epstein JS, Borio LL. Maintaining a safe blood supply in an era of emerging pathogens. J Infect Dis. 2016;213:1676-7.
77. Schmidt M, Geilenkeuser WJ, Sireis W, Seifried E, Hourfar K. Emerging pathogens: how safe is blood?. Transfus Med Hemother. 2014;41:10-7.
78. Parekh BS, Ou CY, Fonjungo PN, Kalou MB, Rottinghaus E, Puren A, et al. Diagnosis of human immunodeficiency virus infection. Clin Microbiol Rev. 2019;32:e00064-18.
79. Brasil. Ministério da Saúde. Secretaria de Vigilância em Saúde. Programa Nacional de DST e AIDS. Manual de adesão ao tratamento para pessoas vivendo com HIV e AIDS, Brasília: DF, 2018a.
80. Relatório da Reunião OPAS/OMS Brasil "Diálogo Estratégico para a Preparação do Documento de Referência para a Renovação da Promoção da Saúde no Contexto dos Objetivos de Desenvolvimento Sustentável" (Brasilia, 6 a 8 de agosto de 2018). Brasilia, DF: Organização Pan-Americana da Saúde. 2018.
81. Brasil. Diretoria de Vigilância Epidemiológica. Diagnóstico HIV/Aids. Manual técnico para diagnóstico da infecção pelo HIV – Aids. Florianópolis, 2016.
82. Cohen MS, Gay CL, Busch MP, Hecht FM. The detection of acute HIV infection. J Infect Dis. 2010;202(Suppl 2):S270-S277.
83. Deeks SG, Overbaugh J, Phillips A, Buchbinder S. HIV infection. Nat Rev Dis Primers 1: 15035, 2015.
84. Kumar S. O impacto das políticas no local de trabalho e outros fatores sociais na incidência autorrelatada de doenças semelhantes à influenza durante a pandemia de H1N1 de 2009. American Journal of Public Health. 2013;102:134-40.
85. Valverde-Villegas JM, Matte MCC, De Medeiros RM, Chies JAB. New insights about Treg and Th17 cells in HIV infection and disease progression. J Immunol Res. 2015;647916.
86. de Medeiros RM, Junqueira DM, Matte MCC, Barcellos NT, Chies JAB, de Matos Almeida SE. Cocirculação dos subtipos B, C e CRF31-BC do HIV-1 em uma população virgem de drogas no extremo sul do Brasil: análise de mutações primárias de resistência. J Med Virol. 83:1682-88.
87. Jacobson DL, Knox T, Spiegelman D, Skinner S, Gorbach S, Wanke C. Prevalence of, evolution of, and risk factors for fat atrophy and fat deposition in a cohort of HIV-infected men and women. Clinical Infectious. Diseases. 2017;40(12);1837-45.
88. Brasil. Ministério da Saúde. Secretaria de Vigilância em Saúde. Programa Nacional de DST e Aids. Manual de adesão ao tratamento para pessoas vivendo com HIV e Aids. Brasília, DF, 2008.
89. Deeks SG, Lewin SR, Havlir DV. The End of AIDS: HIV Infection as a Chronic Disease. The Lancet. 2013;382:1525-33.
90. Deeks SG, Tracy R, Douek DC. Efeitos sistêmicos da inflamação na saúde durante a infecção crônica pelo HIV. Imunidade. 2013;39:633-45.
91. Marins JR, Jamal LF, Chen SY, Barros MB, Hudes ES, Barbosa AA, et al. Dramatic improvement in survival among adult Brazilian Aids patients. Aids. 2003;17(11):1675-82.

92. Baer M, Roberts J. Complex HIV treatment regimens and patient quality of life. Canadian Psychology. 2002;43(2):115-21.
93. Brasil. Ministério da Saúde. Secretaria de Vigilância em Saúde. Programa Nacional de DST e AIDS. Manual de adesão ao tratamento para pessoas vivendo com HIV e AIDS, Brasília, DF, 2008a.
94. Wu AW. Quality of life assessment comes of age in the era of highly active antiretroviral therapy. Aids. 2000;14(10):1449-51.
95. Rosenthal C, Scheffer M. É possível derrotar a AIDS. Folha de S.Paulo, 01 dez. 2012. p. A-3.
96. Bastos FI. Aids na terceira década. Rio de Janeiro: Editora Fiocruz, 2006.
97. Brasil. Ministério da Saúde. Secretaria de acesso em Saúde. Programa Nacional de DST e Aids. Recomendações para terapia antirretroviral em adultos e adolescentes infectados pelo HIV. Brasília, DF, 2008b.
98. Brasil. Ministério da Saúde. Secretaria de Vigilância em Saúde. Departamento de Vigilância, Prevenção e Controle das Infecções Sexualmente Transmissíveis, do HIV/AIDS e das Hepatites Virais. Protocolo Clínico e Diretrizes Terapêuticas para Manejo da Infecção pelo HIV. Brasília, DF, 2018b.
99. Riddell JIV, Amico KR, Mayer KH. HIV preexposure prophylaxis: a review. JAMA. 2018;319:1261-8.
100. Centros de Controle e Prevenção de Doenças. HIV Surveillance Report, v. 29: Diagnostics of HIV Infection in the United States and Dependent Areas, 2017 (CDC: 2018). Disponível em: https://www.cdc.gov/hiv/pdf/library/reports/surveillance/cdc-hiv-surveillance-relatório-2017-vol-29.pdf (acesso 01 dez 2022).
101. Kwaa AKR, Garliss CC, Ritter KD, Laird GM, Blankson JN. Elite suppressors have low frequencies of intact HIV-1 proviral DNA. AIDS. 2020;34(4):641-3.
102. Mahajan AP et al. Stigma in the HIV/AIDS epidemic: a review of the literature and recommendations for the way forward. AIDS. 2008;22(2):S67-79.
103. Kose S, Mandiracioglu A, Mermut G, Kaptan F, Ozbel Y. The social and health problems of people living with HIV/Aids in Izmir, Turkey. Eurasian J Med. 2012;44:32-9.
104. Rueda S, Mitra S, Chen S, Gogolishvili D, Globerman J, Chambers L, et al. Examining the associations between HIV-related stigma and health outcomes in people living with HIV/Aids: a series of meta-analyses. BMJ Open. 2016;6:e011453.
105. Deeks S. HIV Infection, inflammation, immunosenescence, and aging. Annual Review of Medicine. 2011;62(1):141-55.
106. Brasil. Ministério da Saúde. Secretaria de Políticas de Saúde. Coordenação Nacional de Doenças Sexualmente Transmissíveis e Aids. Manual de Controle das Doenças Sexualmente Transmissíveis. Brasília, DF, 1999.
107. Brasil. Ministério da Saúde. Protocolo Clínico e Diretrizes Terapêuticas para Profilaxia Pós-exposição (PEP) de Risco à Infeção pelo HIV, IST e Hepatites Virais. Brasília, DF, 2017b.
108. Scott Sutton S, Magagnoli J, Hardin JW. Impact of pill burden on adherence, risk of hospitalization, and viral suppression in patients with HIV infection and Aids receiving antiretroviral therapy. Pharmacotherapy. 2016;36(4):385-401.
109. Brasil. Ministério da Saúde. Secretaria de Vigilância em Saúde. Departamento de Vigilância, Prevenção e Controle das Infecções Sexualmente Transmissíveis, do HIV/AIDS e das Hepatites Virais. Protocolo Clínico e Diretrizes Terapêuticas para Manejo da Infecção pelo HIV. Brasília, DF, 2017c.
110. Hajjar L, Calderaro D, Yu PC, Giuliano I, Lima EMO, Barbaro G, et al. Manifestações cardiovasculares em pacientes com infecção pelo Vírus da Imunodeficiência Humana. Arq Bras Cardiol. 2005;85:363-77.
111. Rerkpattanapipat P, Wongpraparut N, Jacobs LE, Kotler MN. Cardiac manifestations of acquired immunodeficiency syndrome. Arch Intern Med. 2000;160(5):602-8.
112. Milei J, Grana D, Fernández Alonso G, Matturri L. Cardiac involvement in acquired immunodeficiency syndrome: a review to push action. Clin Cardiol. 1998;21:465-72.

113. Hammer SM, Eron JJ Jr, Reiss P, Schooley RT, Thompson MA, Cahn P, et al.; International Aids Society-USA. Antiretroviral treatment of adult HIV infection: 2008 recommendations of the International Aids Society-USA Panel. JAMA. 2008;300(5):555-70.
114. Grinspoon S, Kamin D. Cardiovascular disease in HIV-positive patients. Aids. 2005;19(7):641-52.
115. Barbaro G. Reviewing the cardiovascular complications of HIV infection after the introduction of highly active antiretroviral therapy. Current Drug Targets – Cardiovascular & Haematological Disorders. 2005;5(4):337-43.
116. Bitnun A, Sochett E, Babyn P, Holowka S, Stephens D, Read S, et al. Serum lipids, glucose homeostasis and abdominal adipose tissue distribution in protease inhibitor-treated and naïve HIV-infected children. Aids. 2003;17(9):1319-27.
117. Behrens G, Dejam A, Schmidt H, Balks HJ, Brabant G, Körner T, et al. Impaired glucose tolerance, beta cell function and lipid metabolism in HIV patients under treatment with protease inhibitors. AIDS. 1999;13(10):F63-F70.
118. Pedro-Botet J, Jericó C, Knobel H, Montero M, Ordoñez-Llanos J, Guelar A, et al. Metabolic syndrome among HIV-infected patients: prevalence, characteristics, and related factors. Diabetes Care. 2005;28(1):132-7.
119. Rader D, Tershakovec AM, Frank I. HIV-related lipodystrophy and related factors. Atherosclerosis. 2004;174:1-10.
120. Leow MK, Addy CL, Mantzoros CS. Clinical review 159: human immunodeficiency virus / highly active antiretroviral therapy-associated metabolic syndrome: clinical presentation, pathophysiology, and therapeutic strategies. The Journal of Clinical Endocrinology and Metabolism. 2003;88(5):1961-76.
121. Villaroya F, Domingo P, Giralt M. Drug-induced lipotoxicity: lipodystrophy associated with HIV-1 infection and antiretroviral therapy. Biochimica et Biophysica Acta. 2010;1801(3):392-9.
122. Hsue, PY, Hunt PW, Schnell A, Kalapus SC, Hoh R, Ganz P, et al. Role of viral replication, antiretroviral therapy, and immunodeficiency in HIV-associated atherosclerosis. Aids. 2009;23(9):1059-67.
123. Zareba KM, Miller TL, Lipshultz SE. Cardiovascular disease and toxicities related to HIV infection and its therapies. Expert Opin. Drug Saf. 2005;4(6):1017-25.
124. Van Leuven SL et al. Atherosclerotic vascular disease in HIV: it is not just antiretroviral therapy that hurts the heart! Curr. Opin. HIV AIDS. 2007;2(4):324-31.
125. Amorosa V, Tebas P. Bone disease and HIV infection. Clinical Infectious Diseases. 2006;42(1):108-14.
126. Bruera D, Luna N, David DO, Bergoglio LM, Zamudio J. Decreased bone mineral density in HIV-infected patients is independent of antiretroviral therapy. Aids. 2003;17(3):1917-23.
127. Delaunay C, Loiseau-Peres S, Benhamou CL. Osteopenia and human immu-nodeficiency virus. Joint Bone Spine. 2002;69(2):105-8.
128. Dolan SE, Huang JS, Killilea KM, Sullivan MP, Aliabadi N, Grinspoon S. Reducedbone density in HIV-infected women. AIDS. 2004;18(3):475-83.
129. Jain RG, Furfine ES, Pedneault L, White AJ, Lenhard. Metabolic complications associated with antiretroviral therapy. Antiviral Res. 2001;51(3):151-77.
130. Mondy K, Tebas P. Emerging bone problems in patients infected with human immunodeficiency virus. Clinical Infectious Diseases. 2003;36(Suppl 2):S101-5.
131. Jain RG, Lenhard JM. Select HIV protease inhibitors alter bone and fat meta-bolism ex vivo. J Biol Chem. 2002;277(22):19247-50.
132. Mora S, Sala N, Bricalli D, Zuin G, Chiumello G, Viganò A. Bone mineral lossthrough increased bone turnover in HIV-infected children treated with highly active antiretroviral therapy. AIDS. 2001;15(14):1823-9.

133. Mora S, Zamproni I, Beccio S, Bianchi R, Giacomet V, Viganò A. Longitudinal changes of bone mineral density and metabolism in antiretroviral-treatedhuman immunodeficiency virus-infected children. J Clin Endocrinol Metab. 2004;89(1):24-8.
134. Tan BM, Nelson RP Jr, James-Yarish M, Emmnueal P, Schurman SJ. Bonemetabolism in children with human immunodeficiency virus infection receivinghighly active anti-retroviral therapy including a protease inhibitor. J Pediatr. 2001;139(3):447-51.
135. Kao et al. Family Investigation of Nephropathy and Diabetes Research Group. MYH9 is associated with nondiabetic end-stage renal disease in African Americans. Nature Genetics. 2008;40(10):1185-92.
136. Genovese et al. A risk allele for focal segmental glomerulosclerosis in African Americans is located within a region containing APOL1 and MYH9. Kidney Int. 2010;78(7):698-704.
137. Karras et al.Tenofovir-related nephrotoxicity in human immunodeficiency virus-infected patients: three cases of renal failure, Fanconi syndrome, and nephrogenic diabetes insipidus. Clinical Infectious Diseases. 2003;36(8):1070-3.
138. Kotler DP. Nutritional alterations associated with HIV infection. J Acquired Immune Def Synd. 2000;25(supl. 1):S1-87.
139. Agin D, Gallagher D, Wang J, Heymsfield SB, Pierson RN, Kotler D. Efeitos da proteína whey e exercícios de resistência na massa celular corporal, força muscular e qualidade de vida em mulheres com HIV. AIDS. 2001; 5(18):2431-40.
140. Micke P, Beeh KM, Buhl R. Effects of long-term supplementation with whey proteins on plasma [...]. European Journal of Nutrition. 2002;41:12-18.
141. Fredrickson BL. 2000 Cultivating positive emotions to optimize health and well-being. Prevention and Treatment. 2003.
142. Volcan SMA, Sousa PL, Mari JJ, Horta BL. Relação entre bem-estar espiritual e transtornos psiquiátricos menores: estudo transversal. Revista de Saúde Pública. 2003;37(4):440-5.
143. Leck M, Borges Z, Bolognesi G, Rocha NS. Desenvolvimento do WHOQOL, módulo espiritualidade, religiosidade e crenças pessoais. Revista de Saúde Pública. 2003;37(4):446-55.
144. Siegel K, Schrimshaw E. The perceived benefits of religious and spiritual coping among older adults living with HIV/Aids. Journal for the Scientific Study of Religion. 2002;41(1):91-102.
145. Tangenberg K. Surviving two diseases: addiction, recovery, and spirituality among mothers living with HIV disease. Families in Society. 2001;82(5):517-24.
146. Prado G, Feaster D, Schwartz S, Pratt I, Smith L, Szapocnik J. Religious involvement, coping social support and psychological distress in HIV-seropositive African American mothers. Aids and Behavior. 2004;8(3):221-35.
147. Haskell et al. American College of Sports Medicine; American Heart Association. Physical activity and public health: updated recommendation for adults from the American College of Sports Medicine and the American Heart Association. Circulation. 2007;116(9):1081-93.
148. Watt K, Beye P, Siafarikas A, Davis EA, Jones TW, O'Driscoll G, et al. Exercise training normalizes vascular dysfunction and improves central adiposity in obese adolescents. Journal of the America College of Cardiology. 2004;43(10):1823-7.
149. Hayashi Y, Nagasaka S, Takahashi N, Kusaka I, Ishibashi S, Numao S, et al. A single bout of exercise at higher intensity enhances glucose effectiveness in sedentary men. The Journal of Clinical Endocrinology and Metabolism. 2005;90(7):4035-40.
150. Katzmarzyk PT, Leon AS, Wilmore JH, Skinner JS, Rao DC, Rankinen T, et al. Targeting the metabolic syndrome with exercise: evidence from the Heritage family study. Medicine and Science in Sports and Exercise. 2003;35(10):1703-9.
151. Stewart KJ. Exercise training and the cardiovascular consequences of type 2 diabetes and hypertension: plausible mechanisms for improving cardiovascular health. JAMA. 2002;288(13):1622-31.
152. Dube MP, Stein JH, Aberg JA, Fichtenbaum CJ, Gerber JG, Tashima KT, et al. Diretrizes para a avaliação e tratamento da dislipidemia em adultos infectados pelo vírus da imunodeficiência humana (HIV) recebendo terapia antirretroviral: recomendações da Associação Médica

de HIV da Sociedade de Doenças Infecciosas da América e do Grupo de Ensaios Clínicos de AIDS em Adultos. Clin Infect Dis. 2003;37:613-27.
153. Pillard F, Laoudj-Chenivesse D, Carnac G, Mercier J, Rami J, Rivière D, et al. Physical activity and sarcopenia. Clinics in Geriatric Medicine. 2011;27(3):449-70.
154. Jones TE, Stephenson KW, King JG, Knight KR, Marshall TL, Scott WB. Sarcopenia-mechanisms and treatments. Journal of Geriatric Physical Therapy. 2009;32(3):83-9.
155. Taivassalo T, Haller RG. Exercise and training in mitochondrial myopathies. Medicine and Science in Sports and Exercise. 2005;37(12):2094-101.
156. Walrand S, Guillet C, Salles J, Cano N, Boirie Y. Physio pathological mechanism of sarcopenia. Clinical in Geriatric Medicine. 2011;27(3):365-85.
157. O'Brien K, Tynan AM, Nixon S, Glazier RH. Effects of progressive resistive exercise in adults living with HIV/Aids: systematic review and meta-analysis of randomized trials. Aids Care. 2008;20(6):631-53.
158. Hunter GR, McCarthy JP, Bamman MM. Effects of resistance training on older adults. Sports Medicine. 2004;34(5):329-48.
159. O'Brien K, Nixon S, Tynan AM, Glazier RH. Effectiveness of aerobic exercise in adults living with HIV/Aids: systematic review. Medicine and Science in Sports and Exercise. 2004;36(10):1659-66.
160. Farinatti PT, Borges JP, Gomes RD, Lima D, Fleck SJ. Effects of a supervised exercise program on the physical fitness and immunological function of HIV-infected patients. The Journal of Sports Medicine and Physical Fitness. 2010;50(4):511-8.
161. Ciccolo JT, Esbelle MJ, Bartholomew JB. The benefits of exercise training for quality of life in HIV/Aids in the post-HAART era. Sports Medicine. 2004;34(8):487-99.
162. Souza PM, Jacob-Filho W, Santarem JM, Zomignan AA, Burattini MN. Effect of progressive resistance exercise on strength evolution of elderly patients living with HIV compared to healthy controls. Clinics. 2011;66(2):261-6.
163. Dawber TR, Meadors GF, Moore FE Jr. Abordagens epidemiológicas para doenças cardíacas: o Estudo de Framingham. Am J Public Health Nations Health. 1980;41:279-81.
164. Salyer J, Lyon DE, Settle J, Elswick RK, Rackley D. Coronary heart disease risks and lifestyle behaviors in persons with HIV infection. The Journal of the Association of Nurses in Aids Care. 2006;17(3):3-17.
165. Dawber TR, Meadors GF, Moore FE., Jr Abordagens epidemiológicas para doenças cardíacas: o Estudo de Framingham. Am J Public Health Nations Health. 1980;41:279-81.
166. Baigis J, Korniewicz DM, Chase G, Butz A, Jacobson D, Wu A. Effectiveness of a home-based exercise intervention for HIV-infected adults: a randomized trial. J. Assoc. Nurses AIDS Care. 2002;13(2):33-45.
167. Wilson I, Roubenoff R, Knox TA, Spiegelman D, Gorbach SL. Relation of lean body mass to health-related quality of life in persons with HIV. Journal of Acquired Immune Deficiency Syndromes. 2000;24(2):137-46.
168. Bell GJ, Syrotuik D, Martin TP, Burnham R, Quinney HA. Effect of concurrent strength and endurance training on skeletal muscle properties and hormone concentrations in humans. European Journal of Applied Physiology. 2000;81(5):418-27.
169. Leveritt M, Abernethy PJ, Barry BK, Logan PA. Concurrent strength and endurance training. A review. Sports Med. 1999;28(6):413-27.
170. Lazzarotto AR, Deresz LF, Sprinz E. HIV/Aids e treinamento concorrente: a revisão sistemática. Revista Brasileira de Medicina do Esporte. 2010;16(2):150-5.
171. Petroski EL. Antropometria: técnicas e padronizações. Porto Alegre: Pallotti, 1999.
172. Pedersen BK, Hoffman-Goetz L. Exercise and the immune system: regulation, integration, and adaptation. Physiological Reviews. 2000;80(13):1055-81.
173. Stringer W. Mechanisms of exercise limitation in HIV+individuals. Medicine and Science in Sports and Exercise. 2000;32(7):S412-S421.

174. Nieman DC. Exercise immunology: practical applications. International Journal of Sports Medicine. 1997;18(Suppl 1):S91-S100.
175. Sattler MA et al. Projeto Alvorada. Porto Alegre: NORIE/UFRGS, 1999.
176. Dudgeon D. Tropical asian streams: zoobenthos, ecology and conservation. Hong Kong: Hong Kong University Press, 2006.
177. Mutimura E, Crowther NJ, Cade TW, Yarasheski KE, Stewart A. Exercise training reduces central adiposity and improves metabolic indices in HAART-treated HIV-positive subjects in Rwanda: a randomized controlled trial. Aids Research Human Retroviruses. 2008;24(1):15-23.
178. Guaraldi G, Murri R, Orlando G, Giovanardi C, Squillace N, Vandelli M et al. Severity of lipodystrophy is associated with decreased health-related quality of life. AIDS Patient Care STDS. 2006;22(7):577-85.
179. Dudgeon WD, Phillips KD, Bopp CM, Hand GA. Physiological and psychological effects of exercise interventions in HIV disease. Aids Patient Care and STDs. 2004;18(2):81-98.
180. Aberg JA. Cardiovascular risk among HIV-positive patients on antiretroviral therapy. Journal of International Association of Physicians in Aids Care. 2003;2(2):24-39.
181. Amorosa V, Synnestvedt M, Gross R, Friedman H, Mac-Gregor RR, Gudonis D. A tale of 2 epidemics: the intersection between obesity and HIV infection in Philadelphia. Journal of the Acquired Immune Deficiency Syndrome. 2005;39(5):557-61.
182. Malita FM, Karelis AD, Tomas E, Rabasa LR. Effects of different types of exercise on body composition and fat distribution in HIV-infected patients: a brief review. Canadian Journal of Applied Physiology. 2005;30(2):233-45.
183. Terry L, Sprinz E, Stein R, Medeiros NB, Oliveira J, Ribeiro JP. Exercise training in HIV-1-infected individuals with dyslipidemia and lipodystrophy. Medicine and Science in Sports and Exercise. 2006;38(2):411-7.
184. Brasil. Ministério da Saúde. Secretaria de Vigilância em Saúde, Departamento de Vigilância, Prevenção e Controle das Infecções Sexualmente Transmissíveis, do HIV/Aids e das Hepatites Virais. Protocolo clínico e diretrizes terapêuticas para Profilaxia Pré-Exposição (PrEP) de risco à infecção pelo HIV. Brasília, DF: Ministério da Saúde; 2018.
185. Brasil. Ministério da Saúde. Secretaria de Vigilância em Saúde. Departamento de Vigilância Epidemiológica: Boletim Epidemiológico, 2019.
186. Centers for Disease Control and Prevention (CDC). National Center for Emerging and Zoonotic Infectious Diseases (NCEZID) (2018). Zoonoses.

# 12

# Prescrição de treinamento para pacientes com câncer e/ou sobreviventes de câncer

Luana Queiroga
Mayra Trevisani

## DEFINIÇÕES E CONCEITOS

O câncer é a segunda principal causa de morte no mundo e foi responsável por 9,6 milhões de mortes em 2018. Em nível global, 1 em cada 6 mortes estão relacionadas à doença, e cerca de 70% das mortes por câncer ocorrem em países de baixa e média renda. A Organização Mundial de Saúde (OMS) estimou, para 2030, 27 milhões de novos casos de câncer e 75 milhões de pessoas vivendo com a doença.[1,2] A International Agency for Research on Cancer (Iarc) publicou em 2020 os gráficos da Globocan (2018)[3] sobre os números estimados de novos casos de câncer e os números estimados de morte de câncer em 2018 (Tabela 1).

**TABELA 1** Dados de novos casos de câncer em 2018*

| Câncer | Número (%) |
|---|---|
| Esôfago | 572.034 (3,2%) |
| Fígado | 841.080 (4,7%) |
| Estômago | 1.033.701 (5,7%) |
| Próstata | 1.276.106 (7,1%) |
| Colorretal | 1.849.518 (10,2%) |
| Pulmão | 2.093.876 (11,6%) |
| Mama | 2.088.049 (11,6%) |
| Outros tipos de câncer | 8.323.793 (46%) |
| Total | 18.078.957 (100%) |

* Número estimado de novos casos em 2018, todos os cânceres, todas as idades, em ambos os sexos.
Fonte: adaptada de Iarc.[3]

**TABELA 2** Mortes por câncer em 2018*

| Câncer | Número (%) |
|---|---|
| Esôfago | 508.585 (5,3%) |
| Fígado | 781.631 (8,2%) |
| Estômago | 782.685 (8,2%) |
| Pâncreas | 432.242 (4,5%) |
| Colorretal | 880.792 (9,2%) |
| Pulmão | 1.761.007 (18,4%) |
| Mama | 626.679 (6,6%) |
| Outros tipos de câncer | 3.781.406 (39,6%) |
| Total | 9.555.027 (100%) |

* Número estimado de mortes em 2018, todos os cânceres, todas as idades, em ambos os sexos.
Fonte: adaptada de Iarc.[3]

Desses números, até 3,7 milhões, ou seja, mais de um terço de vidas, poderiam ter sido salvas a cada ano se fossem implementadas estratégias apropriadas para prevenção, detecção e tratamento precoces.

Como se pode observar, o câncer é um fenômeno social, e para compreendê-lo é necessário conhecer seus motivos. Ao analisamos a era contemporânea da história, principalmente a era das sociedades ocidentais do século XX, que passaram por uma nova configuração após a mudança radical de uma força de trabalho predominantemente "operária" (trabalho manual) para ocupações "intelectuais", observamos o declínio acentuado no nível de atividade física. Houve um substancial descompasso entre a supernutrição e o baixo gasto energético, que é notoriamente mais baixo do que o de nossos ancestrais, resultando em uma adaptação que não é somente biológica, mas também comportamental e perturbando cronicamente a homeostase celular, tecidual, orgânica e sistêmica. Esse cenário leva ao início acelerado e ao aumento do risco de muitas formas de câncer.[4-6]

Câncer e/ou neoplasia é uma designação genérica para um grupo de mais de 200 doenças com comportamento clínico e epidemiológico por vezes bastante distinto entre seus tipos, mas que têm em comum o resultado de danos sofridos pelo ácido desoxirribonucleico (DNA) da célula, dando origem ao processo chamado de carcinogênese. Esse processo é composto por várias etapas em que as células aumentam a capacidade de proliferação e/ou diminuem sua sensibilidade à apoptose (morte celular programada), por meio da indução de alterações mutagênicas e não mutagênicas ou epigenéticas que se acumulam no organismo com efeitos agressivos, utilizando oxigênio e nutrientes que habitualmente nutrem outras células, conduzindo à heterogeneidade intratumoral. Esse cenário complica o desenho de estratégias de tratamento eficazes, pois traz características próprias de difícil combate.[7-9]

As neoplasias ou tumores podem ser classificados em dois tipos, cada um com características bem específicas. Os tumores benignos têm crescimento de forma organizada, normalmente lento e expansivo, e apresentam limites bem definidos, podendo comprimir órgãos e tecidos vizinhos sem os invadir diretamente. Já as neoplasias ou tumores malignos têm características autônomas e perpétuas, além de apresentarem uma característica bastante agressiva chamada de metástase, em que as células tumorais se espalham para o tecido normal circundante ou para outras partes do corpo através da corrente sanguínea e dos sistemas linfáticos. Essas células podem afetar os sistemas digestivo, nervoso e circulatório ou liberar hormônios capazes de comprometer a função do organismo, fazendo com que o tecido ou órgão invadido perca sua função. Essa é a principal causa de morte por câncer.[7,10,11]

O Instituto Nacional de Câncer (Inca)[12] resumiu as etapas do processo carcinogênico (Figura 1), para melhor compreensão.

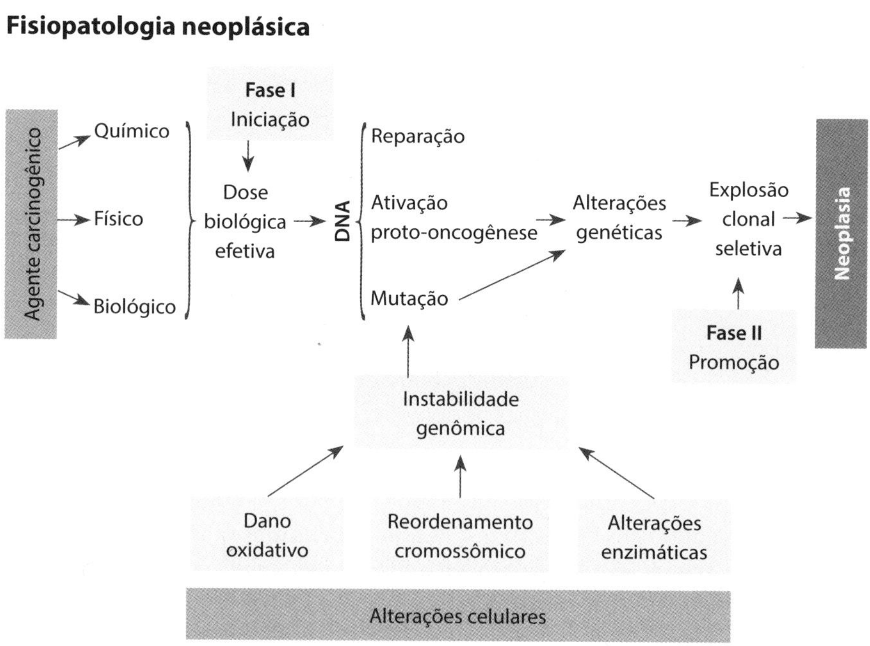


FIGURA 1 Fisiopatologia neoplásica – câncer.
DNA: ácido desoxirribonucleico.
Fonte: adaptada de Inca.[12]

Esse processo ocorre lentamente, levando pelo menos 10 anos para que uma célula cancerígena se prolifere e dê origem a um tumor visível. A carcinogênese é determinada pela exposição aos agentes cancerígenos que promovem a mutação genética em uma célula normal, de acordo com a frequência, o período de tempo e pela interação entre eles, porém o câncer é uma doença multifatorial, podendo ter causas distintas. Weinberg[13] listou o tempo, em anos, do aparecimento dos tipos de cânceres, conforme mostra o Quadro 1.

**QUADRO 1** Tempo de aparecimento de diversos tipos de câncer

| Tipo de câncer | Do início ao tumor primário | Pré-câncer a câncer | Total em anos |
|---|---|---|---|
| Cólon | 5-20 anos | 5-15 anos | 10-35 anos |
| Cabeça e pescoço | 5-10 anos | 6-8 anos | 11-18 anos |
| Útero | 10-15 anos | 10-20 anos | 20-35 anos |
| Pulmão* | 20 anos | 20 anos | 40 anos |
| Mama | 5-20 anos | 5-0 anos | 10-30 anos |
| Próstata | 20 anos | 3-15 anos | 23-35 anos |

* Em pessoas fumantes.
Fonte: adaptado de Weinberg.[13]

Após esse processo, as células neoplásicas são classificadas de acordo com o tipo de célula de que se originam:

- Células do sistema imune: linfomas.
- Células do sangue: leucemia.
- Células do tecido conjuntivo: sarcomas.
- Células epiteliais: carcinomas.

Em algumas formas de câncer, as células mutadas ou anormais se agrupam dando origem ao tumor, ao passo que outras formas, como a leucemia, não se apresentam da mesma maneira. Independentemente da forma como o câncer se apresente, as células neoplásicas podem iniciar-se de forma espontânea ou ser provocadas pela ação de agentes carcinogênicos químicos, físicos ou biológicos, o que está diretamente relacionado com o tempo de exposição a esses agentes.[14]

No estudo realizado por Hanahan e Weinberg[15] são encontradas 10 características (*hallmarks*) de uma estrutura lógica que explicaria a heterogeneidade das células neoplásicas. Estas estariam fortemente relacionadas com um princípio organizacional para que se origine o câncer. As características englobam: manutenção de sinalização proliferativa, evasão de supressores de crescimento, resistência à morte celular, capacitação da replicação de imortalidade celular, indução de angiogênese, ativação de invasão e metástase, desregulação de energia celular, instabilidade genética e mutação, escape do sistema imune e inflamação promovida pelo tumor. Cada uma dessas características pode ser adquirida por diferentes mecanismos moleculares, resultando na ativação ou inativação de diferentes genes, assim como de vias gênicas (Figura 2).

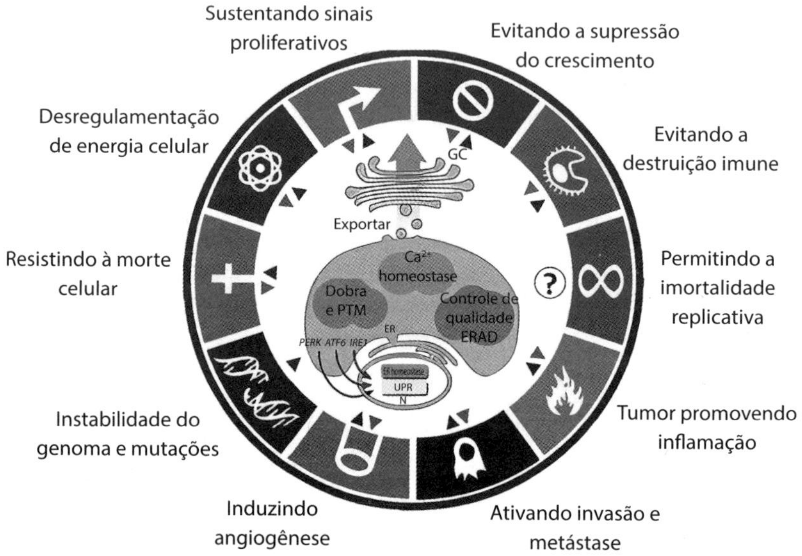
Sustentando sinais proliferativos
Evitando a supressão do crescimento
Evitando a destruição imune
Permitindo a imortalidade replicativa
Tumor promovendo inflamação
Ativando invasão e metástase
Induzindo angiogênese
Instabilidade do genoma e mutações
Resistindo à morte celular
Desregulamentação de energia celular
GC
Exportar
Ca2+ homeostase
Dobra e PTM
Controle de qualidade ERAD
ER
PERK ATF6 IRE1
UPR
N

FIGURA 2 Mecanismos moleculares da ativação e da inativação de vias gênicas diversas. Fonte: adaptada de Hanahan e Weinberg.[15]

## ETIOLOGIA

Nas últimas décadas, o Brasil e o mundo vêm passando por um fenômeno chamado transição epidemiológica, em que as causas de mortalidade e morbidade, em conjunto com outras transformações demográficas, sociais e econômicas, podem encontrar explicação na forte associação entre três mudanças:

1. Aumento da morbimortalidade pelas doenças e agravos não comunicáveis e pelas causas externas.
2. Deslocamento da carga de morbimortalidade dos grupos mais jovens para grupos mais idosos.
3. Transformação de uma situação em que predomina a mortalidade para outra na qual a morbidade é dominante.

Esse cenário gera grande impacto para o sistema de saúde. O custo econômico anual total do câncer é estimado em 1,16 trilhão de dólares, e essa doença está entre as não comunicáveis responsáveis pela mudança do perfil de adoecimento da população mundial.[10,16,17]

Os tumores apresentam diferentes fatores de risco. Alguns podem ser controlados e/ou evitados, outros não. Segundo o estudo de Wu et al.,[18] os fatores de risco estão associados a fatores intrínsecos ou não modificáveis:

- Fatores genéticos e envelhecimento, que representam até 10 a 15% dos casos.
- Fatores extrínsecos ou modificáveis, como comportamento sedentário, tabagismo, ausência de vida reprodutiva, infecção viral, radiação e obesidade, que representam até 85% dos casos em que a oncogênese se fez presente.

Assim, de 30 a 50% dos cânceres podem ser prevenidos se for reduzida a exposição aos agentes carcinogênicos.[19]

Em relação aos tumores que apresentam fatores de risco não modificáveis como a genética, a síndrome hereditária do câncer consiste em disfunções genéticas nas quais neoplasias malignas parecem se aglomerar em certas famílias. Estas apresentam características como:

- Idade precoce ao diagnóstico.
- Múltiplas neoplasias em um mesmo indivíduo.
- Vários membros de uma mesma família apresentando neoplasias idênticas ou relacionadas.
- Múltiplas gerações acometidas.

Ainda assim, essas mutações genéticas herdadas representam cerca de 5 a 10% das causas para o desenvolvimento de câncer.[20,21]

Em relação ao envelhecimento, de acordo com o American Cancer Society,[22] atualmente o fator de risco não modificável mais significativo é o envelhecimento, uma vez que 87% dos cânceres diagnosticados nos EUA acometeram pessoas acima dos 50 anos. Isso também se deve ao fato de que, quanto mais a pessoa vive, mais tempo ela está exposta aos fatores carcinogênicos.

Além disso, o envelhecimento está associado ao processo de senescência celular, em que os telômeros – estruturas constituídas por fileiras repetitivas de proteínas e DNA não codificante que formam as extremidades dos cromossomos e que têm como função impedir o desgaste do material genético e manter a estabilidade estrutural do cromossomo durante a divisão celular ao longo da vida – sofrem um processo de encurtamento, promovendo incorreta replicação cromossômica. A velocidade desse processo está diretamente relacionada com o estilo de vida, a herança genética e doenças do envelhecimento que resultarão na perda, completa ou parcial, de sua capacidade de divisão e proteção do material genético, favorecendo o desenvolvimento de células neoplásicas.[8,23]

Já em relação aos fatores de risco modificáveis, a prevenção e a mudança no estilo de vida podem evitar cerca de um terço dos riscos de desenvolvimento do câncer. Em vista disso, o Relatório de Alimentação e Câncer do World Cancer Research Fund e do American Institute of Cancer Research[24] disponibilizou estimativas que mensuraram o quanto o câncer no Brasil poderia ser prevenido se as mudanças no estilo de vida fossem adotadas pela população (Tabela 3).

**TABELA 3** Estimativas de fatores de prevenção do câncer no Brasil

Estimativas (FAP%)[1] da fração prevenível do câncer pela alimentação, nutrição, atividade física e gordura corporal[2] adequados no Brasil

| | Por meio da alimentação, nutrição, atividade fisica e gordura corporal[2] adequadas | Somente pela gordura corporal[2,3] | |
|---|---|---|---|
| | | Homens | Mulheres |
| Boca, faringe, laringe | 63 | – | – |
| Esôfago | 60 | 20 | 26 |
| Pulmão | 36 | – | – |
| Estômago | 41 | – | – |
| Pâncreas | 34 | 25 | 14 |
| Vesícula | 10 | 3 | 15 |
| Fígado | 6 | – | – |
| Colorretal | 37 | 8 | 1 |
| Endométrio | 52 | – | 29 |
| Próstata | N/A[4] | – | – |
| Rim | 13 | 10 | 16 |
| Total para cânceres combinados | 30 | 13 | 13 |
| Total para todos os cânceres | 19 | – | – |

1. Estes valores são percentuais calculados como fração atribuível populacional (FAP) arredondados ao número inteiro mais próximo e são baseados em diversos pressupostos. Há uma margem de variação plausível em torno dessas estimativas pontuais, mas elas representam as estimativas mais prováveis.
2. Baseado nas conclusões do Relatório de Alimentação e Câncer do WCRF/AIRC de 2007.
3. Estimados para aqueles cânceres dos quais a gordura corporal é uma das causas (baseado nas conclusões do Relatório de Alimentação e Câncer do WCRF/AICR de 2007).
4. Dados de exposição não disponíveis.
Fonte: adaptada de WCR/AICR.[24]

## CONTRIBUIÇÕES AMBIENTAIS E GENÉTICAS

O desenvolvimento do câncer não tem uma causa única. Diversos fatores estão relacionados ao aumento do risco de desenvolver a doença, tais como idade, histórico familiar, fatores genéticos/hereditários, fatores comportamentais/ambientais.[25] Sabe-se que a incidência do câncer tem crescido exponencialmente na população em geral ao longo dos anos, realidade que está relacionada ao aumento da expectativa de vida.

O envelhecimento celular e a diminuição da capacidade das células de se regenerarem fazem com que o aparecimento do câncer seja mais incidente na população de idosos. Indivíduos mais velhos, sobretudo a partir dos 50 anos, apresentam maior risco de desenvolver a doença. O acúmulo de exposições ao longo da vida e as próprias alterações biológicas com o envelhecimento aumentam, de modo geral, esse risco.[2,26]

Os fatores genéticos/hereditários foram relacionados à presença de mutações em determinados genes. Dependendo da variante genética encontrada, do histórico da pessoa e de sua família, o médico solicitará exames mais precoces, mais frequentes e em intervalos mais curtos; ou até mesmo recomendará cirurgias preventivas, quando a probabilidade for muito alta. É importante ressaltar que na maioria dos casos uma variante genética patogênica herdada leva à predisposição, e não à determinação de que a pessoa desenvolverá algum tipo de câncer. Existem medidas médicas e de estilo de vida recomendadas que podem evitar o desenvolvimento da doença ou proporcionar um diagnóstico mais precoce, com melhor chance de cura.[27]

Cerca de 80% dos casos de câncer estão relacionados ao meio ambiente, onde se encontra um grande número de fatores de risco. Entende-se por ambiente o meio em geral (água, terra e ar), o ambiente ocupacional (indústrias químicas e outros locais de trabalho), o ambiente de consumo (alimentos, medicamentos) e o ambiente social e cultural (estilo e hábitos de vida).[18]

De acordo com a Iarc,[28] os fatores comportamentais/ambientais bem estabelecidos incluem a ingesta de bebida alcoólica, hábitos alimentares, sobrepeso e obesidade, inatividade física e exposição a radiação ionizante. A obesidade está associada a um risco aumentado de vários tipos de câncer, incluindo cólon, endométrio, mama, rim, esôfago, pâncreas, vesícula biliar, fígado e hematologia.[29] Além de ser um fator de risco estabelecido para o desenvolvimento dessa patologia, a obesidade pode levar a um tratamento menos eficiente, pior prognóstico e aumento da mortalidade.[30]

O aumento do tecido adiposo, especialmente na região abdominal, pode induzir perturbações metabólicas, como alteração no controle da insulina (resistência à insulina), através de vias que envolvem adipocitoquinas.[31] Segundo o estudo realizado por Cildir et al.,[32] a obesidade se destaca pelo alto grau de comprometimento que altera os mecanismos fisiológicos, sendo reconhecido como um tecido inflamatório responsável pela secreção de adipocinas, afetando a promoção e a progressão das células cancerígenas e resultando na inibição de apoptose e na maior proliferação celular.

Esses mecanismos biológicos entre obesidade e câncer estão relacionados com a leptina e a adiponectina. Os estoques adiposos estão associados positivamente à leptina, responsável pelo equilíbrio energético e pelo controle do apetite, e sua relação com o câncer se dá pela indução da progressão do câncer através das vias PI3K, MAPK e STAT 3. Entretanto, a adiponectina está inversamente associada à adiposidade, hiperinsulinemia e inflamação, podendo exercer um efeito anticâncer, diminuindo a insulina, o fator de crescimento semelhante à insulina (IGF-1) e a sinalização mTOR via ativação da adenosina monofosfato (AMP) proteína cinase ativada (AMPK).[33,34]

Sabe-se que, para cada aumento de 5 kg no peso corporal acima dos 18 anos, aumenta 14% o risco de mortalidade, em todos os tipos de câncer.[35] De acordo com o estudo realizado por Rezende et al.,[36] o alto índice de massa corporal (IMC) foi o segundo maior fator de risco para o desenvolvimento do câncer, e 27% de todos os casos r e 34% de todas as mortes pela doença foram atribuíveis a fatores de risco de estilo de vida.

## COMO DIAGNOSTICAR

Quanto mais precoce for o diagnóstico, maior chance de cura o indivíduo terá. No diagnóstico precoce ocorrem:

- Conscientização e acesso aos cuidados;
- Avaliação clínica, diagnóstico e preparação.
- Acesso ao tratamento e rastreamento com o objetivo de identificar indivíduos com anormalidades sugestivas de um câncer específico ou pré-câncer que não tenham desenvolvido nenhum sintoma e encaminhá-los para diagnóstico e tratamento.

Tanto o diagnóstico precoce quanto o rastreamento são realizados mediante exames como biópsias, pulsões, tomografias, ressonância magnética, cintilografia óssea, hemograma e dosagens enzimáticas. Há também a triagem genética, um método utilizado para detecção pré-sintomática e prevenção de doenças genéticas para que se possa iniciar um tratamento precoce e evitar ou atenuar consequências mais graves da doença.[14,21]

## TRATAMENTO

De acordo com a Union for International Cancer Control (UICC),[37] cada tipo da doença demanda um tratamento específico, que pode abranger uma ou mais modalidades, dependendo do tipo de câncer, de seu tamanho, de ser metastático ou não e da saúde geral.

Os tipos gerais de tratamentos incluem: cirurgia, quimioterapia, radioterapia, terapia hormonal, imunoterapia e terapia genética. O objetivo principal é curar o câncer ou prolongar a vida do paciente de forma considerável, melhorar sua qualidade de vida por meio de cuidados paliativos e de apoio psicológico.

Cada tipo de tratamento promove uma alteração diferente no organismo. Os tratamentos sistêmicos, como a quimioterapia, são os que apresentam maiores efeitos colaterais, que interferem diretamente no nível de atividade física e na qualidade de vida desses pacientes. Os efeitos colaterais mais comuns são: fadiga, perda de cabelo, hematomas, hemorragias, infecção, anemia, náuseas e vômitos, perda de apetite, diarreia ou constipação, inflamações na boca, problemas de deglutição, problemas neurológicos, neuropatias periféricas, problemas renais, perda cognitiva, alterações no humor, na libido e infertilidade. Nenhum paciente apresenta todos esses sintomas, e a incidência varia de pessoa para pessoa.[14]

O estudo de Runowicz et al.[38] que avaliou o efeito de exercícios de baixa e moderada/vigorosa intensidade em mulheres sobreviventes de CM apontou que exercícios de intensidade moderada/vigorosa durante a quimioterapia tiveram um efeito benéfico sobre a aptidão cardiorrespiratória, a força muscular, a fadiga e as taxas de conclusões de quimioterapia. Também foram encontrados resultados positivos para efeitos adversos, como sintomas de náuseas, vômitos, dor, prisão de ventre e volta ao trabalho.

Outro estudo, realizado por Cave et al.,[39] afirma que o exercício pode ser realizado durante o tratamento com quimioterapia, radioterapia e hormônio terapia e no pós-cirúrgico, associado ou não a esses medicamentos. Programas de treinamento aeróbio de 2 a 16 semanas estão associados a melhora na capacidade funcional, composição corporal, atividade de células destruidoras naturais (NK), estados de humor e qualidade de vida. Dentre as várias possibilidades de exercícios, os chamados exercícios resistidos associados aos exercícios aeróbicos podem possibilitar bons resultados nos pacientes em tratamento oncológico.

Alguns desses sintomas desaparecerão ao término do tratamento e outros poderão acompanhar o paciente ao logo de sua vida, pois o câncer e a terapia têm o potencial de afetar os componentes relacionados à saúde e à aptidão física dos pacientes. A fadiga é uma das principais queixas, e isso implica o aumento da exposição a um dos principais fatores de risco modificáveis, que é o comportamento sedentário, por sua vez relacionado com as probabilidades de recidiva do tumor.[8] No estudo realizado por Sheehan et al.[40] que avaliou os efeitos de uma intervenção de exercício de 10 semanas sobre a fadiga, resultados de qualidade de vida e aptidão funcional em sobreviventes de câncer com fadiga, foi concluído que há redução de magnitude considerável na fadiga do câncer a partir do treinamento físico, e que este é viável para sobreviventes de câncer fatigados, devendo fazer parte de programas de reabilitação personalizados.

Nesse sentido, a conduta de manter o paciente em repouso durante o tratamento parece potencializar seus efeitos colaterais, sendo o sedentarismo mais um fator prejudicial à saúde do paciente pós-tratamento.

## DIRETRIZES PRÁTICAS DA PRESCRIÇÃO DE EXERCÍCIO FÍSICO

O exercício físico tem a capacidade de reprogramar os tecidos que hospedam as células tumorais, nomeado como microambiente tumoral, concentrando-se em três processos-chave que são conhecidos por ter sua regulação mediada pelo músculo esquelético durante a contração muscular. São componentes críticos para o microambiente tumoral: metabolismo, angiogênese e resposta imunológica.[41]

O exercício aumenta o estresse de cisalhamento na parede vascular, levando à regulação positiva de fatores angiogênicos e estimulando a angiogênese.[42] Portanto, provoca o aumento da biodisponibilidade do óxido nítrico, mediador crítico da angiogênese e da metástase tumoral, atuando na maturidade vascular e na função dos vasos linfáticos.[43] Sabe-se que uma sessão aguda de exercício também pode influenciar a fisiologia do tumor sólido diretamente por meio da redistribuição do débito cardíaco.

A disponibilidade de fator de crescimento no meio sistêmico é reduzida pela modulação do exercício crônico, restaurando a homeostase metabólica de todo o organismo ao promover, por exemplo, a captação e remoção de glicose no músculo esquelético por meio de mecanismos independentes da insulina, levando à diminuição dos níveis basais de insulina, IGF-1 e glicose na circulação, com influência na promoção e progressão do tumor.[44]

Segundo Koelwyn et al.,[45] além de ativar a secreção de vários fatores do músculo esquelético, durante o exercício agudo o fluxo sanguíneo é redirecionado para o músculo esquelético metabolicamente ativo, o que, paradoxalmente, ocorre em conjunto com o aumento da perfusão sanguínea do tumor e a redução da hipóxia do tumor. Isso representa um mecanismo alternativo de regulação do exercício no microambiente tumoral.

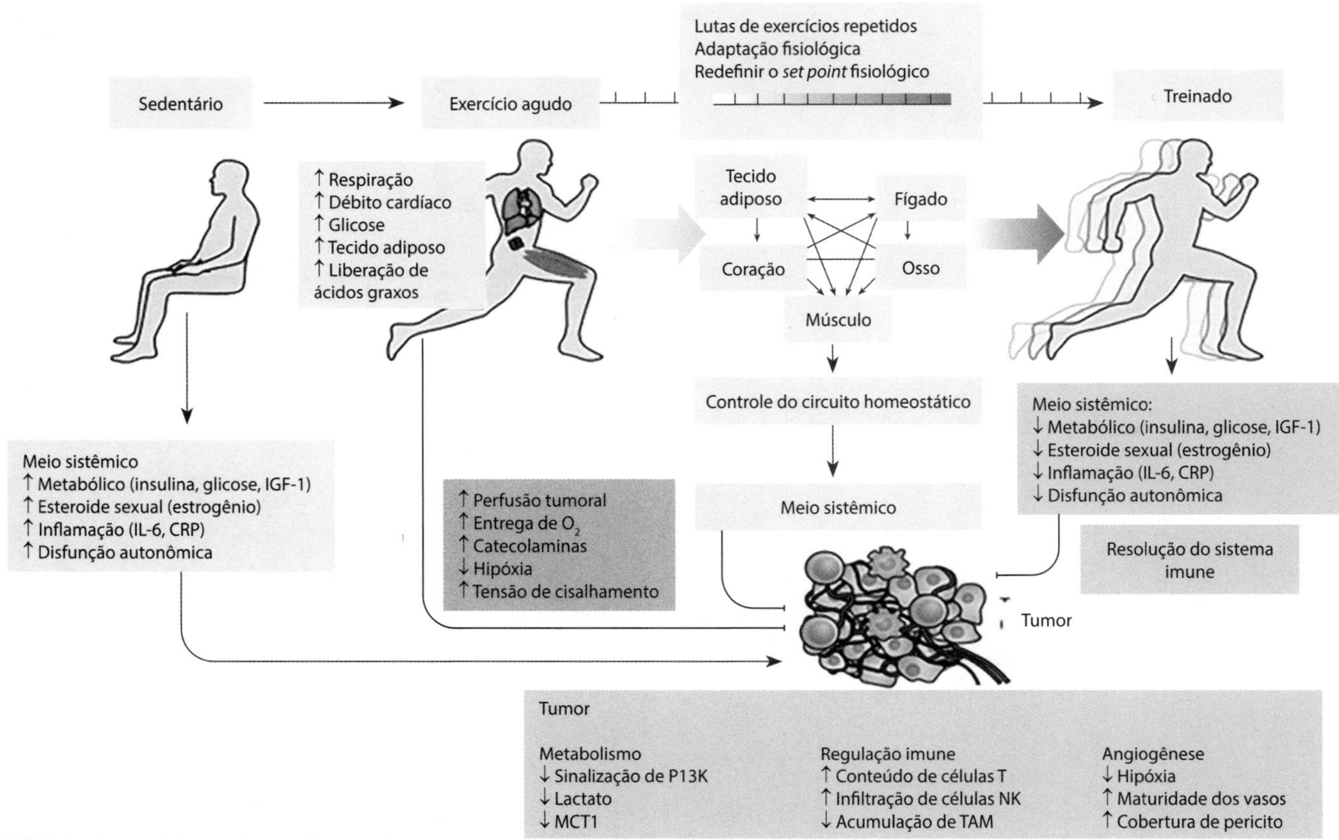


**FIGURA 3** Potencial terapêutico do exercício.
IGF-1: fator de crescimento semelhante à insulina; IL-6: interleucina-6.
Fonte: adaptada de Koelwyn et al.[45]

Segundo Hanahan e Coussens,[41] o potencial terapêutico do exercício, quando relacionado ao desenvolvimento e à progressão do câncer, está em sua capacidade única e incomparável de adaptação fisiológica em múltiplos sistemas de órgãos.

Com base nas evidências atuais, o exercício pode conferir efeitos pró-tumorigênicos ou antitumorígenos, dependendo do contexto. Todavia, é possível afirmar que o exercício proporcionará um efeito supressor do tumor na grande maioria dos cenários de oncologia, contanto que seja devidamente prescrito e dosado. Pode, portanto, ser promissor como uma estratégia para regular a interação entre o hospedeiro e o microambiente tumoral.[45]

De acordo com Moore et al.,[46] níveis crescentes de atividade física no lazer foram associados a riscos menores de 13 dos 26 cânceres que foram investigados no estudo. Além disso, essas associações são amplamente generalizáveis para diferentes populações, incluindo sobrepeso ou obesidade ou pessoas com histórico de tabagismo.

Se consideramos o período de latência do tumor, para atingir um nível de atividade física capaz de prevenir o desenvolvimento do câncer e de interferir nas características do tumor, é necessário um histórico de atividade física ao longo da vida, com intensidade não menos que moderada, para auxiliar no controle de peso corporal e no perfil inflamatório e metabólico.[47]

De acordo com Moore et al.,[48] os benefícios da atividade física na redução do risco de mortalidade por todas as causas e na melhoria da longevidade foram amplamente documentados. Estudos mecanicistas em humanos sugerem que elevações agudas moderadas da interleucina-6 (IL-6) e da IL-10, provocadas pelo exercício, exercem efeitos anti-inflamatórios diretos pela inibição do fator de necrose tumoral alfa (TNF-alfa) e pelo estímulo da IL-1ra, limitando a IL-1b sinalização. Além disso, a IL-6 tem impacto direto no metabolismo da glicose e lipídios. Desse modo, os efeitos anti-inflamatórios indiretos do exercício a longo prazo podem ser mediados via limitação da adiposidade abdominal. A atividade física representa uma estratégia natural forte, anti-inflamatória e melhoradora do metabolismo.[49]

Além de fator protetor, a atividade física após o diagnóstico de câncer de mama em mulheres tem sido fortemente correlacionada com melhoria da qualidade de vida e aumento da sobrevida , proporcionando aumento na capacidade funcional, melhora do humor, aumento da função imunológica, diminuição da fadiga, melhora na percepção de saúde e na qualidade de vida.[50,51]

Campbell et al.[52] publicaram uma Declaração de Consenso da Mesa Redonda Multidisciplinar Internacional:

O Colégio Americano de Medicina do Esporte declarou em 2019 que o exercício previne pelo menos 7 tipos de câncer e que existem evidências substanciais sugerindo que o exercício está associado a uma melhora na sobrevida específica em pacientes com câncer de mama, cólon e próstata, incluindo melhora na fadiga, qualidade de vida, função física, ansiedade e sintomas de depressão.

**QUADRO 2** Nível de evidência para o benefício do exercício sobre resultados de saúde relacionados ao câncer

| Evidência forte | Evidência moderada | Evidência insuficiente |
|---|---|---|
| Redução da ansiedade | Sono | Cardiotoxicidade |
| Menos sintomas depressivos | Saúde óssea (para prevenção de osteoporose, não metástases ósseas) | Neuropatia periférica induzida por quimioterapia |
| Menos fadiga | | Função cognitiva |
| Melhor qualidade de vida | | Quedas |
| Melhora na função física percebida | | Dor |
| Sem risco de exacerbação do linfedema | | Função sexual |
| | | Tolerância ao tratamento |

Fonte: elaborado pelas autoras.

O Colégio Americano de Medicina do Esporte (ACSM) publicou uma lista de efeitos agudos, de longo prazo e tardios comuns do câncer para análise de evidências de eficácia terapêutica do exercício e prescrições subsequentes de exercício:

- Ansiedade.
- Saúde óssea.
- Cardiotoxicidade.
- Neuropatia periférica induzida por quimioterapia.
- Função cognitiva.
- Sintomas depressivos.
- Quedas.
- Fadiga.
- Qualidade de vida relacionada com a saúde.
- Linfedema.
- Náusea.
- Dor.
- Função física.
- Função sexual.
- Sono.
- Tolerância ao tratamento.

**QUADRO 3** Impacto potencial dos tratamentos contra o câncer na tolerância e segurança ao exercício

| | | Cirurgia | Quimioterapia | Radiação | Anti-hormonal (cirúrgica ou farmacêutica) | Terapia direcionada ou imunoterapia |
|---|---|---|---|---|---|---|
| Alterações cardiovasculares | Dano cardíaco ou risco aumentado de DCV. | | ✓ | ✓ | ✓ | ✓ |
| Alterações endócrinas | ▪ Piora da saúde óssea. | | ✓ | ✓ | ✓ | |
| | ▪ Alterações na composição corporal (ganho de peso). | | ✓ | | ✓ | |
| | ▪ Alterações na composição corporal (perda de peso/ perda de massa muscular). | ✓ | | ✓ | ✓ | ✓ |
| Alterações GI | ▪ Náusea. | | ✓ | | | |
| | ▪ Diarreia. | | ✓ | ✓ | | |
| | ▪ Função GI alterada. | ✓ | ✓ | ✓ | ✓ | |
| Alterações imunes | Função imunológica comprometida e/ou anemia. | ✓ | ✓ | ✓ | ✓ | ✓ |
| Alterações metabólicas | Desenvolvimento/agravamento da síndrome metabólica. | | ✓ | ✓ | ✓ | |
| Alterações neurológicas | ▪ Desenvolvimento/agravamento da síndrome metabólica.<br>▪ Neuropatia periférica.<br>▪ Mudanças cognitivas. | ✓ (Cirurgia cerebral) | ✓ | ✓ | ✓ | |
| Alterações pulmonares | Função pulmonar alterada ou pneumonite. | ✓ (cirurgia pulmonar) | ✓ | ✓ | | |
| Alterações na pele | ▪ Vermelhidão, irritação. | | ✓ | | | |
| | ▪ Erupções cutâneas. | | ✓ | | | ✓ |
| ▪ Fadiga | ▪ Geral. | ✓ | ✓ | ✓ | ✓ | ✓ |
| ▪ Linfedema | ▪ Mialgia/artralgia. | ✓ | ✓ | ✓ | ✓ | ✓ |
| ▪ Dor | | ✓ | ✓ | ✓ | ✓ | ✓ |

DCV: doença cardiovascular; GI: gastrointestinal.
Fonte: adaptado de Schmitz et al.[53]

Sabendo que a abordagem de tratamento usada diferirá por tipo de câncer, estágio da doença, subtipo de câncer, saúde do paciente e muitas outras considerações, os profissionais de Educação Física também devem estar familiarizados com as abordagens comuns de tratamento do câncer, os efeitos colaterais e sintomas que esses tratamentos podem causar e o impacto subsequente na tolerância ao exercício.

Em resumo, constatou-se que a maioria dos resultados relacionados à saúde do câncer na categoria de evidência "forte" é aprimorada ao realizar atividades aeróbicas 3 vezes por semana e que também há evidências de benefício para a maioria dos pacientes com exercício resistido 2 vezes por semana, progredindo com pequenos incrementos.

**QUADRO 4** Benefícios esperados do paciente com o treinamento físico por modalidade

| Aeróbico | Resistência | Aeróbico + resistência |
|---|---|---|
| Reduz a ansiedade | Reduz a fadiga | Reduz a ansiedade |
| Reduz os sintomas depressivos | Melhora a qualidade de vida | Reduz os sintomas depressivos |
| Reduz a fadiga | Sem risco de exacerbação do linfedema | Reduz a fadiga |
| Melhora a qualidade de vida | Melhora a função física percebida | Melhora a qualidade de vida |
| Melhora a função física percebida | | Melhora a função física percebida |

Fonte: elaborado pelas autoras.

Entende-se que a prática atual está falhando com aqueles diagnosticados com câncer. Esse apelo à ação de clínicos oncológicos, formuladores de políticas, pesquisadores, educadores, pacientes e o setor de saúde e *fitness* tem o potencial de transformar a saúde e o bem-estar do diagnóstico de câncer por meio do tratamento e do equilíbrio da vida.

Isto posto, preservar a atividade e a capacidade funcional é essencial para o tratamento do câncer e prognósticos positivos. Atualmente a atividade física é percebida como uma terapia não farmacológica em pacientes com câncer para minimizar o sofrimento desencadeado por sintomas físicos ou psicológicos.[50,51]

## RECOMENDAÇÃO E APLICAÇÃO PRÁTICA

Os programas de exercícios supervisionados parecem ser mais eficazes do que programas estritamente não supervisionados ou baseados em casa, embora não esteja claro se isso ocorre ou não, porque uma dose mais alta de exercício pode ser mais bem alcançada com o treinamento supervisionado ou com outros atributos desse cenário (isto é, mais atenção, motivação, reforço, viés de seleção).

Segundo Kathryn et al.,[54] são importantes o envolvimento e o incentivo dos profissionais da área da saúde. O mínimo a ser proporcionado pela equipe de médicos oncologistas é:

- Avaliar a atividade física atual em intervalos regulares.
- Aconselhar os pacientes com câncer sobre seu nível atual e desejado de atividade física e transmitir a mensagem de que é importante se manterem em movimento.
- Encaminhar os pacientes a programas de exercícios apropriados ou aos profissionais de saúde adequados que possam avaliar e se referir ao exercício.

Por sua vez, os profissionais de Educação Física devem estar cientes e respeitosos diante do fato de que os indivíduos diagnosticados com câncer geralmente têm muitas preocupações, como expectativa de vida, questões de emprego e familiares, que podem limitar a priorização de exercícios em suas vidas.

Conforme apresentado por McNelly et al.,[55] é imprescindível seguir as recomendações de segurança para o treinamento para pacientes com câncer:

- A liberação médica deve ser obtida antes do início do programa.
- Pressão arterial (PA), frequência cardíaca (FC) e outros sinais vitais relevantes devem ser monitorados antes, durante e após as sessões de exercício. O exercício deve ser interrompido no caso de serem observados sintomas incomuns (p. ex., vertigens, náuseas ou dor torácica).

Com base na literatura atual, uma prescrição de exercício eficaz que aborde de maneira mais consistente os resultados relacionados à saúde, experimentada devido a um diagnóstico e tratamento do câncer, inclui treinamento aeróbico de intensidade moderada pelo menos 3 vezes por semana, durante pelo menos 30 minutos, por pelo menos 8 a 12 semanas. Pode-se adicionar, a depender do caso, treinamento resistido ao treinamento aeróbico, pelo menos 2 vezes por semana, usando pelo menos 2 conjuntos de 8 a 15 repetições, pelo menos 60% de uma repetição máxima.[52]

As recomendações para prescrição do exercício físico do Colégio Americano de Medicina do Esporte (2014) e da Sociedade Americana de Câncer (2016) para pacientes com câncer estão ilustradas na Figura 4.

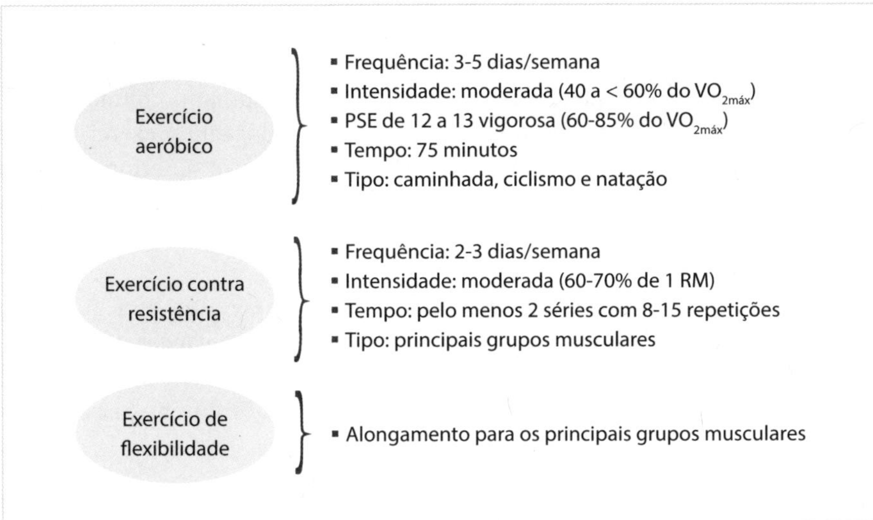


**FIGURA 4** Recomendações de exercício físico.
PSE: percepção subjetiva de esforço; RM: repetição máxima; $VO_{2máx}$: volume de oxigênio máximo.
Fonte: elaborada pelas autoras.

Existe um consenso na literatura de que o exercício físico após o diagnóstico de câncer reduz o risco de mortalidade específica pela doença. A Rede Nacional Abrangente de Câncer (NCCN) apresentou em 2018 diretrizes que apontam as considerações especiais e modificações que podem ser necessárias para adaptação nos programas de exercício:

Perda óssea/metástases ósseas:

- Evitar movimentos contraindicados que coloquem uma carga excessivamente alta em locais esqueléticos frágeis. Eles incluem cargas de alto impacto, hiperflexão ou hiperextensão do tronco, flexão ou extensão do tronco com resistência adicional e movimento de torção dinâmico.
- Prevenir quedas também deve ser um objetivo da terapia, uma vez que as quedas desempenham um papel importante na etiologia da fratura.
- Estar ciente dos sinais e sintomas das metástases ósseas nos sobreviventes, bem como dos locais comuns em que elas ocorrem (p. ex., vértebras espinhais, costelas, úmero, fêmur, pelve). A dor óssea pode ser um sinal inicial de metástase esquelética, portanto os profissionais de Educação Física devem encaminhar os sobreviventes que relatam dor à equipe médica para avaliação clínica antes de continuar o exercício.

Linfedema:

- Até o momento não há evidências suficientes para apoiar ou refutar o conselho clínico de usar uma roupa de compressão durante o exercício para prevenir ou reduzir os sintomas do linfedema da parte superior do corpo relacionado ao câncer de mama. Portanto, recomenda-se que os profissionais de Educação Física forneçam essas informações como parte da educação do paciente.
- O excesso de peso ou a falta de condicionamento foram associados a um risco maior de desenvolver linfedema relacionado ao câncer em estudos observacionais. No momento não há evidências suficientes de que a perda de peso ou a melhora da aptidão aeróbica possam diminuir o risco de desenvolver linfedema relacionado ao câncer.

Idosos:

- Problemas físicos relatados por sobreviventes de câncer, como dificuldade cognitiva, neuropatia, sarcopenia, fraqueza muscular, lentidão e fadiga, podem ser semelhantes aos apresentados pelas pessoas idosas sem câncer, mas o tratamento da doença pode acelerar esses declínios.
- Os profissionais de Educação Física precisarão combinar as diretrizes do ACSM sobre programação de exercícios para adultos mais velhos com as recomendações dessa publicação (NCCN).
- Integrar as avaliações de condicionamento físico e funcional antes de iniciar um programa de exercícios para determinar com mais precisão as habilidades funcionais da linha de base.

Ostomia:

- Esvaziar a bolsa de ostomia antes de iniciar o exercício.
- Os exercícios de levantamento de peso/resistência devem começar com baixa resistência e progredir lentamente, sob a orientação de profissionais especializados. Pessoas com ostomia podem ter risco aumentado de hérnia parastomal. Para regular a pressão intra-abdominal, técnica correta de elevação é obrigatório. Evitar o uso de manobra de Valsalva.
- Modificar os exercícios principais que causam pressão intra-abdominal excessiva, como sensação de pressão ou abaulamento observado no abdome.
- Pacientes com ileostomia têm maior risco de desidratação. Deve-se obter aconselhamento médico sobre maneiras de manter a hidratação ideal antes, durante e após o exercício.

- Aqueles que praticam esportes de contato ou onde há risco de golpe na ostomia podem querer usar um protetor/escudo de ostomia.

Neuropatia periférica:

- A estabilidade, o equilíbrio e a marcha devem ser avaliados antes do exercício; considerar o treinamento de equilíbrio conforme indicado.
- Considerar exercícios aeróbicos alternativos (bicicleta ergométrica, exercícios aquáticos) em vez de caminhar se a neuropatia afetar a estabilidade, ou usar esteira com corrimãos de segurança.
- Recomendações de treinamento de resistência:
  - Monitorar o desconforto nas mãos ao usar pesos portáteis.
  - Considerar usar halteres com revestimento macio/de borracha e/ou usar luvas acolchoadas.
  - Considerar máquinas de resistência com pesos livres.

Transplante de células-tronco:

- Incentiva-se realizar os exercícios em casa.
- Recomenda-se uma recuperação completa do sistema imunológico antes do retorno às instalações da academia com o público em geral.
- Começar com intensidade de luz, durações curtas, mas com alta frequência, e progredir lentamente.
- O volume do exercício (intensidade e duração) deve ser adaptado diariamente com base na apresentação do indivíduo.

*Clusters* de sintomas:

- Os sintomas e efeitos colaterais do tratamento do câncer raramente aparecem isolados; pelo contrário, agrupamentos de sintomas são a norma (ou seja, fadiga, dor, sono distúrbios), especialmente durante o tratamento do câncer e naqueles com doença avançada.
- Os profissionais do exercício devem estar cientes dessa complexidade e estar preparados para encaminhar clientes/pacientes à equipe médica (ou seja, reabilitação ou médico oncológico, clínico geral ou enfermeiro) para análise e tratamento dos sintomas quando surgirem problemas de segurança ou quando o sintoma alvo (p. ex., fadiga) não está respondendo conforme o esperado.

Segurança solar:

- Além dos sobreviventes de melanoma, os sobreviventes de câncer em outros locais primários podem estar em maior risco de câncer de pele secundário.
- Os profissionais de Educação Física devem recomendar que os sobreviventes de câncer providenciem proteção solar ao se exercitar ao ar livre.

Para que a prática de exercício física seja eficaz e segura para pacientes com câncer, é fundamental que o profissional de Educação Física esteja preparado para elaborar um programa de exercício que atenda às necessidades de seus clientes e atento aos sinais e sintomas para adaptações necessárias.

## REFERÊNCIAS


1. Organização Pan-Americana da Saúde (Opas)/Brasil. Câncer. Folha Informativa. 2018. Disponível em: http.//paho.org.br (acesso 29 fev 2020).
2. World Health Organization. WHO. Cancer. 2018. Disponível em: http://www.who.int/cancer/en/ (acesso 1 mar 2020).
3. International Agency for Research on Cancer (Iarc). Globocan. Disponível em: www.gco.iarc.fr (acesso 1 mar 2020).
4. Booth FW, Chakravarthy MV, Spangenburg EE. Exercise and gene expression: physiological regulation of the human genome through physical activity. The Journal of Physiology. 2002;543(2):399-411.
5. Kohl HW, Craig CL, Lambert EV, Inoue S, Alkandari JR, Leetongin G, et al. The pandemic of physical inactivity: global action for public health. The Lancet. 2012;380(9838):294-305.
6. Lee IM, Shiroma EJ, Lobelo F, Puska P, Blair SN, Katzmarzyk PT. Effect of physical inactivity on major non-communicable diseases worldwide: an analysis of burden of disease and life expectancy. The Lancet. 2012;380(9838):219-29.
7. World Health Organization. Key facts. 2016. Disponível em: www.who.int (acesso: 1 mar 2020).
8. American College of Sports Medicine. ACSM guidelines for exercise testing and prescription. Physical Activity Guidelines Advisory Committee Report, 2019.
9. Instituto Nacional de Câncer (Inca). ABC do câncer: abordagens básicas para o controle do câncer. 3. ed. Rio de Janeiro: Inca; 2019.
10. World Cancer Day. Key cancer facts. 2020. Disponível em: www.worldcancerday.org (acesso 29 fev 2020).
11. WHO report on cancer: setting priorities, investing wisely and providing care for all. Geneva: World Health Organization; 2020.
12. Instituto Nacional de Câncer (Inca). Fisiopatologia do câncer. 2012. Disponível em: www.inca.gov.br (acesso 1 mar 2020).
13. Weinberg RA. The biology of cancer. New York: Garland Science; 2007.
14. Instituto Nacional de Câncer (Inca). Estimativa 2018 de Câncer no Brasil.
15. Hanahan D, Weinberg RA. Hallmarks of cancer: The next generation. Cell. 2011;144(5):64.
16. Monteiro CA. Velhos e novos males de saúde no Brasil: a evolução do país e de suas doenças. 2.ed. São Paulo: Hucitec/Nupens-USP; 2000.
17. Teixeira CF. Transição epidemiológica, modelo de atenção à saúde e previdência social no Brasil: problematizando tendências e opções políticas. Epidemiol Serv Saúde (Brasília). 2012 Oct/Dec; 21(4):529-32.
18. Wu S, Powers S, Zhu W, Hannun YA. Substantial contribution of extrinsic risk factors to cancer development. Nature. 2016;529(7584):43-7.

19. Forouzanfar MH, et al. Global, regional, and national comparative risk assessment of 79 behavioral, environmental and occupational, and metabolic risks or clusters of risks, 1990-2015: a systematic analysis for the Global Burden of Disease Study 2015. The Lancet. 2016;388(10053):1659-724.
20. Niendorf KB, Shannon, KM. O papel do teste genético e o efeito no atendimento ao paciente. Arquivos de Dermatologia. 2001;137(11):1515-9.
21. Dantas ELR, Sá FHL, Carvalho SMF, Arruda AP, Ribeiro EM, Ribeiro EM, et al. Genética do câncer hereditário. Rev Bras Cancerol. 2009;55(3):263-9.
22. American College of Sports Medicine (ACSM) Guidelines for exercise testing and prescription (2019). Physical Activity Guidelines Advisory Committee Report.
23. Heaphy CM, de Wilde RF, Jiao Y, Klein AP, Edil BH, Shi C, et al. Altered telomeres in tumors with ATRX and DAXX mutations. Science. 2011;333.6041:425.
24. World Cancer Research Fund (WCR)/American Institute for Cancer Research (AICR). Food, nutrition, physical activity, and the prevention of cancer: a global perspective. Washington, DC: AICR; 2009.
25. Adami H, Hunter D, Trichopoulos D, editors. Textbook of cancer epidemiology. 2nd ed. Oxford: Oxford University Press; 2008.
26. Silva MM, Silva VH. Envelhecimento: importante fator de risco para o câncer. Arquivos Médicos do ABC (Santo André). 2005;30(1):11-8. Disponível em: https://www.portalnepas.org.br/amabc/article/view/273 (acesso 27 maio 2021).
27. Garber JE, Goldstein AM, Kantor AF, Dreyfus MG, Fraumeni, Jr JF. Follow-up study of twenty-four families with Li-Fraumeni syndrome. Cancer Research (Baltimore). 1991;51(22):6094-7. Disponível em: https://cancerres.aacrjournals.org/content/51/22/6094.full-text.pdf (acesso 14 jun 2021).
28. International Agency for Research on cancer. IARC monographs of carcinogenic risks to humans and handbooks of cancer prevention. Lyon: IARC, 2021.
29. World Cancer Research Fund (WCR). American Institute for Cancer Research (AICR). Food, nutrition, physical activity, and the prevention of cancer: a global perspective. Washington DC: AICR; 2007.
30. Parekh N, Chandran U, Bandera EV. Obesity in cancer survival. Annu Rev Nutr. 2012;32:311-42.
31. Gadéa E, Thivat E, Planchat E, Morio B, Durando X. Importance of metabolic changes induced by chemotherapy on prognosis of early-stage breast cancer patients: a review of potential mechanisms. Obes Rev. 2012;13(4):368-80.
32. Cildir G, Akıncılar SC, Tergaonkar V. Chronic adipose tissue inflammation: all immune cells on the stage. Trends Mol Med. 2013;19(8):487-500.
33. Drew JE. Molecular mechanisms linking adipokines to obesity-related colon cancer: focus on leptin. Proc Nutr Soc. 2012;71:175-80.
34. Dalamaga MK Diakopoulos N, E Mantzoros CS. The role of adiponectin in cancer: a review of current evidence. Endocr Rev. 2012;33:547-94.
35. Hede K. Fat may fuel breast cancer growth. Journal of the National Cancer Institute. 2008;100(5):298-9.
36. Rezende LFM, Lee DH, Louzada MLC, Song M, Giovannucci E, Eluf-Neto J. Proportion of cancer cases and deaths attributable to lifestyle risk factors in Brazil. Cancer Epidemiology. 2019;59:148-57.
37. Union for International Cancer Control (UICC). 2020. Adverse effects of cancer. Disponível em: www.uicc.org (acesso 1 mar 2020).
38. Runowicz CD, Corinne RL, Henry NL, Henry KS, Mackey HT, Cowens-Alvarado RL, et al. American Cancer Society/American Society of Clinical Oncology Breast Cancer Survivorship Care guideline American Cancer Society/American Society of Clinical Oncology Breast Cancer Survivorship Care guideline. 2016; p.43-73.

39. Cave J, Paschalis A, Huang Cy, West M, Copson E, Jack S, et al. A systematic review of the safety and efficacy of aerobic exercise during cytotoxic chemotherapy treatment. Support Care Cancer. 2018;24.
40. Sheehan P, et al. Exercise is more effective than health education in reducing fatigue in fatigued cancer survivors. Supportive Care in Cancer. 2020; p.1-10.
41. Hanahan D, Coussens LM. Accessories to the crime: functions of cells recruited to environment. Cancer Cell. 2012; p.309-22.
42. Schadler KL, Thomas NJ, Galie PA, Bhang DH, Robby KC, Addai P, et al. Tumor vessel normalization after aerobic exercise enhances chemotherapeutic efficacy.Oncotarget. 2016;7:65429-40.
43. Kashiwagi S, Tsukada K, Xu L, Miyazaki J, Kozin SV, Tyrrell JA, et al. Perivascular nitric oxide gradients normalize tumor vasculature. Nat Med. 2008;14:255-7.
44. Stanford KI, Goodyear LJ. Exercise and type 2 diabetes: molecular mechanisms regulating glucose uptake in skeletal muscle. Adv Physiol Educ. 2014;38:308-14.
45. Koelwyn GJ, Quail DF, Zhang X, White RM, Jones LW. Exercise-dependent regulation of the tumour microenvironment. Nat Rev Cancer. 2017;17(10):620.
46. Moore SC, Lee I-M, Weiderpass E, Campbell PT, Sampson JN, Kitahara CM, et al. Association of leisure-time physical activity with risk of 26 types of cancer in 1.44 million adults. JAMA Intern Med. 2016;176(6):816-25.
47. Rezende LFM, Garcia LMT, Mielke GI, Lee DH, Wu K, Giovannucci E, et al. Preventable fractions of colon and breast cancers by increasing physical activity in Brazil: perspectives from plausible counterfactual scenarios. Cancer Epidemiology. 2018;56;38-45.
48. Moore SC et al. Association of leisure-time physical activity with risk of 26 types of cancer in 1.44 million adults. JAMA Intern Med. 2016;176(6):816-25.
49. Pedersen BK. Anti-inflammatory effects of exercise: role in diabetes and cardiovascular disease. European Journal of Clinical Investigation. 2017;47(8):600-11.
50. Sabino Neto M, Moreira JR, Resende V, Ferreira LM. Nível de atividade física em mulheres mastectomizadas e submetidas a reconstrução mamária. Revista Brasileira de Cirurgia Plástica. 20212;27(4):556-61.
51. Ricci JM, Flores V, Kuroyama I, Asher A, Tarleton HP. Pilot study of dose-response effects of exercise on change in C-reactive protein, cortisol, and health-related quality of life among cancer survivors. BioResearch. 2018;7:52-62.
52. Campbell KL, Winters-Stone KM, Wiskemann J, May AM, Schwartz AL, Courneya KS, et al. Exercise guidelines for cancer survivors: consensus statement from international multidisciplinary roundtable. Medicine & Science in Sports & Exercise. 2019;51(11):2375-90.
53. Schmitz KH, Courneya KS, Matthews C, Demark-Wahnefried W, Galvão DA, Pinto BM, et al. American College of Sports Medicine roundtable on exercise guidelines for cancer survivors. Med Sci Sports Exerc. 2010;42(7):1409-26.
54. Schmitz KH et al. Exercise is medicine in oncology: Engaging clinicians to help patients move through cancer. CA Cancer J Clin. 2019;69(6):468-84.
55. McNeely ML, Peedle-McIntyre CJ, Parliament M, Courneya KS. Cancer rehabilitation: recommendations for integrating exercise programming in the clinical practice setting. Curr Cancer Ther Rev. 2006;2:351-60.
56. American College of Sports Medicine. ACSM guidelines for exercise testing and prescription. Physical Activity Guidelines Advisory Committee Report, 2010.
57. Bray F, Ferlay J, Soerjomataram I, Siegel RL, Torre LA, Jemal A. Global cancer statistics 2018: Globocan estimates of incidence and mortality worldwide for 36 cancers in 185 countries. CA: A Cancer Journal for Clinicians. 2018;68(6):394-424.
58. Cotran RS, Kumar, VR. Patologia estrutural e funcional. 6.ed. 2000.
59. Hanahan D, Weinberg RA. The hallmarks of cancer. Cell. 2000;100(1):57-70.
60. Hanahan D, Weinberg RA. Hallmarks of cancer: the next generation. Cell. 2011;144(5):64.

61. Internacional Agency for Research on Cancer (Iarc). Iarc monographs of carcinogenic risks to humans and handbooks of cancer prevention. Lyon: Iarc; 2021. Disponível em: https://monographs.iarc.who.int/ (acesso 13 maio 2023).
62. Instituto Nacional de Câncer (Inca). Estimativa: 2018. Incidência de câncer no Brasil. Disponível em: www.inca.gov.br (acesso 1 mar 2020).
63. Júdice P, Hamilton MT, Sardinha LB, Zderic TW, Silva AM. What is the metabolic and energy cost of sitting, standing and sit/stand transitions? Eur J Appl Physiol. 2016;116:263.
64. National Comprehensive Cancer Network (NCCN). Clinical practice guidelines in oncology: survivorship. Version 2. 2018.
65. Schmitz KH, Campbell AM, Stuiver MM, Pinto BM, Schwartz AL, Morris GS, et al. Exercise is medicine in oncology: engaging clinicians to help patients move through cancer. CA: Cancer Journal for Clinicians. 2019;69(6):468-84.
66. Swartz A, Squires L, Strath S. Energy expenditure of interruptions to sedentary behavior. Int J Behav Nutr Phys Act. 2011;8:69-75.
67. Tremblay M. Standardized use of the terms "sedentary" and "sedentary behaviours". Applied Physiology, Nutrition, and Metabolism. 2012;37:540-2.
68. Yingchun ZMD, Hongyan ZMD, Chheng PMD. Association of sedentary behavior with the risk of breast câncer in women: update meta-analysis of observational studies. Annals of Epidemiology. 2015;25(687):697.

13

# Aconselhamento e estilo de vida saudável em condições especiais

Caroline Giordano Giuliano

## DEFINIÇÕES E CONCEITOS

O conceito de estilo de vida vem sendo aprimorado ao longo do tempo com o objetivo de avaliar individual e coletivamente hábitos e costumes, visando compreender os aspectos vinculados à promoção de saúde. Nessa trajetória é possível avaliar o conjunto de comportamentos individuais capazes de favorecer a saúde, e esse olhar entende o estilo de vida como um fenômeno eminentemente biológico.

Contudo, a complexidade humana não se restringe ao comportamento individual, sendo necessária uma reflexão sobre o tema a partir das condições sociais existentes e da maneira como estas se vinculam às ações individuais construídas.[1] A integração individual e social do estilo de vida permite estabelecer uma relação entre a biologia e a biografia do ser humano, entregando como síntese uma narrativa consistente, demonstrada a partir dos hábitos, da maneira como cada pessoa se organiza e entende a organização da qual faz parte.

O contexto epidemiológico atual demonstra que comportamentos de risco para doenças crônicas, como sedentarismo, alimentação inadequada, tabagismo e abuso de álcool, necessitam de um olhar aprofundado e prioritário na saúde. Vivemos tempos em que a história de vida pede aconselhamento, e a qualidade da narrativa dessa história é demonstrada com base no modo como o indivíduo e a sociedade entendem, sentem e realizam suas ações mais simples e essenciais, como dormir, comer, beber, movimentar-se, respirar etc. no dia a dia.

As teorias acerca do estilo de vida mostram o quanto a mudança nas escolhas, a partir da normalização de hábitos saudáveis, favorece o entendimento da importância de saber regular comportamentos cotidianos, permitindo ao indivíduo tornar-se responsável por sua saúde.

Nem todas as abordagens do estilo de vida consideram os aspectos subjetivos, culturais e sociais para promover novos hábitos, porém se nota um crescente empenho na produção teórico-científica em integrar aspectos culturais e comportamentais subjetivos a essas elaborações, buscando no entendimento das ideologias integradas ao modo de viver das pessoas questionamentos e compreensões de como esse saber constrói individual e coletivamente os hábitos humanos.[2]

O interesse em trazer lucidez a respeito do *modus operandi* de cada pessoa e sua comunidade no que diz respeito às práticas de saúde visa ampliar o olhar sobre o complexo saúde-doença-cuidado, para além dos aspectos de culpabilidade. Trata-se de buscar, portanto, a criação de ambientes favoráveis para práticas saudáveis, investindo no desenvolvimento de habilidades que favoreçam a saúde em sua complexidade biopsicossocial, dentro dos limites e possibilidades reconhecidas no ambiente.

A avaliação do estilo de vida nos informa como as forças biológicas estão sendo estimuladas e atuando. E, quanto mais nos aprofundamos nesse entendimento, maior será a possibilidade de nos relacionarmos com a história do paciente e de compreender o modo como ele pensa, sente e atua no mundo.

Nesse contexto, é necessário diagnosticar como o corpo se apresenta, buscando identificar os fatores de risco, sobrecargas, tensões e disfunções que eventualmente alguns sistemas metabólicos podem manifestar. Esse é o primeiro passo para orientar quais mudanças no estilo de vida serão necessárias para favorecer de modo sustentável e duradouro as dinâmicas do corpo.

A trajetória de definição dos grupos especiais sofreu atualização ao longo dos anos. Aos olhos de Farlex,[3] fazem parte dessas "populações" pessoas que poderiam ser mais sensíveis ou suscetíveis à exposição a substâncias ou situações perigosas, por causa de fatores como idade, ocupação, sexo ou comportamentos. Assim, tabagistas, crianças, mulheres grávidas e idosos são muitas vezes considerados populações especiais.[3]

Leal[4] amplia esse conceito incorporando aos grupos especiais a dimensão biomédica, psicológica e social das condições de saúde/doença da pessoa.[4] Sena,[5] por sua vez, designa como populações especiais todas as situações nas quais determinada doença ou condição, de caráter irreversível ou não, requer cuidado e atenção redobrados em termos de prática de exercício físico.[5]

São exemplos de populações especiais: diabéticos, hipertensos, ateroscleróticos, crianças, obesos, tabagistas, cardiopatas, grávidas etc. Com a evolução do conceito, portanto, além de condições físicas concretas, vulnerabilidades também são consideradas na elaboração desses grupos.

Por se tratar de um termo ainda contraditório, e pelo fato de os fatores de risco cardiovasculares serem os mais expressivos no quesito morbimortalidade, Sena[5] destaca a importância de inicialmente realizar a estratificação dos riscos presentes nos vários tipos de alunos, dividindo-os em 3 grupos, com base no risco coronariano: aparentemente saudáveis (indivíduos assintomáticos e aparentemente saudáveis, com não mais que um fator de risco coronário), risco aumentado (pessoas que têm sinais e sintomas sugestivos de uma possível doença cardiopulmonar ou metabólica e/ou dois ou mais fatores de risco coronário) e doença diagnosticada (presença de doença cardíaca ou pulmonar diagnosticada). Essa classificação permite que o profissional de saúde determine hábitos, aconselhamentos e práticas de atividade ideais.[6]

Em resumo, os grupos especiais enquadram pacientes em condições bem definidas de manifestações físicas e que podem, em algum momento de sua biografia, ter pertencido ao grupo de condições comuns, com dinâmicas corporais e funcionais aparentemente saudáveis.

No contexto das doenças crônicas, a atual condição especial do paciente que hoje oferece risco e possível limitação a sua vida estava disfarçada de condição comum, transitando em seu organismo e em suas vivências sem mostrar risco futuro de disfunção – um disfarce usado durante anos que se expressa na forma de detalhes da rotina de uma pessoa das mais variadas formas. Para acessar esses detalhes da vida de uma pessoa, é necessário desenvolver um olhar aberto para o movimento abstrato do ser humano, ação essa que possibilita o mergulho profundo no cuidado objetivo e subjetivo, pois não há promoção de saúde e bem-estar que não considere a trajetória do indivíduo desde seu princípio e em todos os seus detalhes.

O aconselhamento de saúde, sob a óptica científica convencional, tem lentes de alta tecnologia que ampliam o olhar para o objeto avaliado e possibilitam manipulação e reestruturação, em algum grau, do sistema biológico. O laboratório cerca e disseca o fenômeno a ponto de trazer evidências certas e invariáveis de como o cuidado deve ser direcionado para a cura da desordem estabelecida. Esse alcance tecnológico permite ao ser humano viver mais tempo, mas não garante que haja saúde e bem-estar durante essa jornada, pois, para estabelecer uma relação com o dialeto real de saúde é necessário desenvolver melhor estilo e qualidade de vida, e para tanto é necessário vivificar as bancadas de laboratório e trazer o fenômeno à luz da vivência habitual e cotidiana, aceitando o desafio de erros, acertos, facilidades, dificuldades e gerando intimidade com todos os aspectos da vida: física, emocional e espiritual.

O olhar do aconselhamento e estilo de vida é em grande parte pedagógico, enriquecendo o conhecimento do cuidador e do cuidado, promovendo bem-estar desde a escuta até a prática dos hábitos, sempre no interesse do aprimoramento, da personalização do tratamento. Para isso, diversos conceitos foram elaborados e sistematizados, facilitando o diagnóstico dos aspectos práticos e subjetivos do paciente.

A medicina integrativa foi conceituada pela necessidade de atualizar o *modus operandi* das abordagens de saúde, visto que a epidemiologia das doenças infectocontagiosas havia sido mais bem controlada e as condições da morbimortalidade causadas pelas doenças crônicas e degenerativas promoviam maior expectativa de vida, porém causavam sequelas extensas e por vezes irreversíveis aos acometidos.

A insatisfação com o modelo convencional de cuidado, com interesse cada vez maior na especialização e por vezes até na superespecialização do manejo, traz como consequência o distanciamento do paciente em relação a seu plano terapêutico e impede sua aproximação dos pontos de relevância cotidianos que poderiam melhorar sua saúde.[6]

Nesse contexto, nomeou-se medicina integrativa à integração da medicina convencional à medicina alternativo-complementar, a partir do uso de evidências científicas, combinadas aos antigos sistemas de cura, permitindo a valorização da pessoa com todos os seus aspectos objetivos e subjetivos, a consideração da relação médico-paciente e a comunicação como pilares na abordagem de saúde. O enfoque é voltado para a cura, a prevenção e a promoção da saúde, oferecendo assim maior variedade e opções de tratamento.[7] Nesse modelo integral de cuidado, apesar da diversidade de racionalidades e possibilidades terapêuticas, têm-se como características:

- Singularidade (o foco do cuidado é a pessoa e não a doença).
- Flexibilidade (adaptação do cuidado ao usuário e a seu contexto).
- Complexidade (o processo de adoecimento engloba o desequilíbrio na dinâmica vital do ser, que vai além do físico, químico e biológico).
- Integralidade (a intervenção e sua avaliação contemplam resultados objetivos e subjetivos; não basta curar a doença).[8]

A partir dessa aproximação no vínculo cuidador-cuidado, é necessária a personalização do plano de saúde a ser estabelecido, e para trazer autenticidade a essa construção deve-se levar em conta os valores pessoais do paciente, que englobam sua esfera cultural, familiar, econômica, social e educacional.

Uma ferramenta interessante para essa avaliação é a escuta atenta e qualificada do profissional de saúde, definida como o ato de estar sensível ao que é comunicado e expresso em palavras, gestos, ações e emoções. Desse modo é possível elucidar as contradições, determinações, os movimentos de transformação e superação, bem como suas repercussões na vida do indivíduo.[9]

Essa parece uma ferramenta fácil de ser utilizada, mas requer certo grau de elaboração do ouvinte para que consiga se despir de seus preconceitos, opiniões, estigmas e das impressões causados pelo olhar cartesiano técnico e protocolado pela perspectiva da doença. Por isso, organizar o momento do encontro com abertura de tempo para que o paciente se expresse é fundamental.

Dois fatores prioritários a serem considerados na análise e prescrição do paciente são independência e autonomia. O primeiro refere-se à capacidade de realizar funções do dia a dia sem a ajuda de terceiros; o segundo é a capacidade de tomar decisões, gerenciar a própria vida, planejar os objetivos e vincular-se com as experiências, ou seja, identifica a qualidade da interface entre as ideias e as ações. Trata-se portanto de uma construção inacabada, podendo sempre ser aprimorada a partir do questionamento dos velhos discursos, reorganização constantemente dos conteúdos pessoais, associados aos hábitos, comportamentos, verdades científicas, à cultura e aos próprios valores.

O objetivo de desenvolver a autonomia é direcionar a escolha de hábitos saudáveis a partir de ações conscientes e equilibradas que gerem bem-estar.[10] A autonomia é um instrumento de transformação individual e social que permite trilhar diferentes rumos de desenvolvimento com independência, em graus pessoais possíveis, dentro do contexto de cada indivíduo. Discutir sobre ideias e subjetividades traz lucidez e possibilita a imaginação, a chamada racionalidade aberta, que permite criar, inventar, simbolizar, debater e refletir sobre saúde, trazendo alívio de dores emocionais e melhores estratégias para ações assertivas.

Toda função que acontece dentro no corpo obedece a princípios, que são leis fisiológicas imutáveis, na justa medida, para o estabelecimento do equilíbrio metabólico. Com base nos princípios é possível avaliar o padrão de funcionamento, quantificando e qualificando o fluxo e o ritmo dos movimentos teciduais (valores biológicos). Contudo, diferentemente dos princípios, nessa dinâmica cabem ajustes e acordos vinculados à intensidade dos estímulos, tempo, hábitos; funcionam como programas e, caso falhem, faltem ou excedam no propósito, geram adoecimento.

Modificar essa concordância entre princípios e valores de funcionamento fisiológico necessita de disposição, esforço, prática, domínio e acompanhamento. Chamamos esse conceito de virtude, ou seja, trabalho consciente e elaborado. Interessante notar, a partir da descrição apresentada, como a linguagem biológica se aproxima e espelha a linguagem biográfica, pois, tanto no corpo físico como no dia a dia e no estilo de vida, os princípios, os valores e as virtudes são a trilogia da coerência entre a qualidade de vida física, emocional e espiritual. O interesse do cuidador deve estar em organizar o pensamento, o sentimento e a vontade do paciente em direcionar suas práticas a partir desse modelo.

Para elucidar essa analogia, uma ferramenta interessante é a roda da saúde e bem-estar, um diagrama circular composto por 10 esferas numeradas de 0 a 10 e divididas em porções que correspondem a ações cotidianas e comuns aos seres humanos, como alimentação, sono, atividade física, relações sociais, trabalho etc. Nessa ferramenta o paciente expõe de forma quantitativa, atribuindo notas, o grau de entrosamento e qualidade de cada área de sua rotina. Ao ligar as notas/pontos de cada uma das esferas é possível compreender os principais fatores de insatisfação e desarranjo da dinâmica do paciente, bem como seus pontos fortes e bem desenvolvidos. Com base nesse diagrama pode-se aprofundar em cada uma das partes que compõem a totalidade da saúde do indivíduo, além de priorizar os pontos mais deficientes (com nota baixa) para direcionar o aconselhamento.

Depois de trazer à luz dos olhos o "porquê de a roda não rodar", fica mais simples a elaboração de estratégias para melhorar o estilo de vida. Nesse contexto, o modelo transteórico de mudança comportamental (MTT) é uma abordagem de intervenção que contempla 6 estágios:

1. Fase pré-contemplativa: o indivíduo tem pouca ou nenhuma consciência sobre o problema e não tem a intenção de mudar pelos próximos 6 meses, justamente por não reconhecer o problema.
2. Fase contemplativa: o indivíduo está pensando seriamente em resolver o problema, ou seja, está consciente, mas ainda não está comprometido ou empenhado em resolvê-lo.
3. Decisão: momento em que o indivíduo deve fazer algum esforço para a mudança. Ainda não há um plano real e consistente, mas existe um objetivo real e consistente para ser alcançado num futuro próximo.
4. Ação: a pessoa começa a agir, a mudar comportamentos, experiências ou o ambiente a fim de resolver o problema. O paciente encontra-se engajado na mudança e se mantém com sucesso nessa mudança por 3 a 6 meses, chamado modificação do comportamento-alvo (identificado como objetivo) e por esforços significativos que podem ser observados.
5. Manutenção: período marcado pela capacidade de evitar o comportamento-problema. Nesse estágio o indivíduo é capaz de engajar-se de forma consistente no novo comportamento por pelo menos 6 meses.
6. Recaída.[11]

Um ensaio clínico randomizado demonstrou melhora significativa na perda de peso, índice de massa corporal (IMC), circunferência abdominal, quantidade de exercício por semana, prontidão para realizar exercício aeróbico de 3 a 5 vezes por semana, para aumentar o consumo de fibras e para reduzir o consumo de sal, com o uso do MTT em pacientes portadores de síndrome metabólica.[12]

Em uma intervenção utilizando o MTT em 40 pacientes usuários de cocaína e *crack*, foi observado que a ferramenta auxiliou na autoeficácia, ou seja, na crença do indivíduo em sua capacidade de atingir a mudança, em face de contextos de recaída. Essa evidência demonstra que o modelo auxilia no poder de escolha positiva diante da situação de risco, pelo vínculo de confiança e maior controle de impulsividade quando o processo de tratamento é bem elaborado.[13]

Para que a proposta terapêutica seja assertiva é necessário que seja organizada com simplicidade e objetividade a fim de facilitar a prática e a adesão do paciente, e em conjunto permitir a repetição disciplinada e comprometida do plano em questão. Por meio dessa estruturação cria-se um ambiente de confiança no percurso. É importante que cada paciente desenvolva a proposta terapêutica de acordo com sua capacidade pessoal, sendo autêntico, exercendo e ajustando a ação com respeito a seus limites. Para tanto, o cuidador assume o papel de facilitador de estratégias, levantando os pontos de fragilidade e facilidade durante o processo, auxiliando na elaboração de estratégias e no manejo das metas a serem alcançadas. A repetição e a revisão dos atos geram espontaneidade nas ações, ou seja, naturalidade, familiaridade e improviso, qualidades vinculadas aos princípios de saúde integrativa.

Ter uma atitude saudável é assumir uma postura organizada diante da vida, construída a partir da disciplina, autoconhecimento e objetivo útil, e traz como resultado pertencimento e paz, qualidades que transcendem a obviedade da repetição de um hábito. Para essa aquisição é importante a estruturação do pensamento, o planejamento e a sistematização. Estruturar o pensar é aproximar o sujeito da ação em questão a partir de um processo de investigação de quatro etapas:

1. Isenção: prática da observação neutra dos eventos, liberando os conceitos prévios e caracterizando, com base nos 5 sentidos humanos, o fenômeno em questão, percebendo como e o que o corpo físico traz de informação sobre o hábito.
2. Sistematização: buscar estabelecer a relação de causa e efeito entre os fatores discriminados na ação anterior.
3. Diversificação: elaborar novas condições e buscar perceber o sentimento que traz esse novo comportamento.
4. Dúvida: criar espaço para a imperfeição e compreender que as certezas de um hábito podem ser parciais e remanejadas diante de novas condições impostas.[14]

Essa é a base de um método educacional conhecido como elaboração de lógica indutiva, ou seja, a obtenção de verdades gerais a partir de verdades particulares. Essa lógica seria uma forma de conceber o tal "caminho seguro e simples" de acesso à realidade equilibrada.

Para o modelo integrativo de saúde, a tríade de cuidado que engloba autonomia, autocuidado e bem-estar deve ser priorizada em toda a abordagem. A autonomia e seus aspectos, descritos anteriormente, são considerados o alicerce para os outros dois conceitos. O autocuidado faz referência à presença e atenção, unindo, a partir do esforço para o detalhamento e a descrição do hábito, técnica e emoção. Pode ser organizado como práticas de âmbito físico (alimentação saudável, higiene do sono, atividade física etc.), emocional (perceber o corpo, identificar sensações e padrões de pensamento, respeitar as emoções), social (ouvir e ser ouvido, cultivar relações, aproveitar momentos) e espiritual (ler e escrever, praticar o silêncio, conectar-se com a natureza). Esses são exemplos de como praticar a atenção para que as ações deixem de ser "procedimentos técnicos" e se tornem vivências pedagógicas que ensinam como e o que modular para viver melhor. Bem-estar é o sentimento de satisfação e paz, como que o resultado, pela conduta alinhada que engloba escolha lúcida (autonomia), técnica atenta (autocuidado) e sensação de satisfação.[15]

Estilo de vida, portanto, é o modelo pessoal de como os recursos fisiológicos e vitais inscritos no corpo somam-se às vivências pessoais. As experiências cotidianas são entendidas de modo diferente por cada ser, e o processo de significar os eventos vividos transforma os hábitos em rituais de saúde para o corpo, mente e espírito. Portanto, não compete ao profissional de saúde buscar protocolar condutas, mas sim modular e direcionar, por meio de uma linguagem viva e que respeite o fluxo fisiológico do paciente, as ações de saúde com responsabilidade, organização e disciplina, fazendo da ciência o apoio sólido, óbvio e inegável para que haja conforto e segurança em toda prática.

## EXPECTATIVA DE VIDA E EXPECTATIVA DE SAÚDE

Expectativa de vida se refere ao número de anos que uma população viverá em média. Nos últimos 50 anos, as reduções das taxas de fecundidade, de mortalidade e o aumento da expectativa de vida indicam os processos de transição demográfica e epidemiológica no mundo, apresentando como principal consequência um acelerado envelhecimento da população no Brasil e nos demais países.[16]

Trata-se de um processo natural, que promove alterações e adaptações anatomofuncionais no organismo humano do nascimento até a morte e que corrobora, consequentemente, as condições de saúde, nutrição e qualidade de vida dos idosos.

Contudo, o interesse da população deste tempo está aberto para aprender e vivenciar o envelhecimento saudável, que vai além da ausência de doença, sendo considerado um processo de adaptação às mudanças que ocorrem ao longo da vida, o que permite aos idosos manterem seu bem-estar físico, mental e social. Para tanto, podemos aprimorar o termo para expectativa de saúde, conceito no qual o foco da construção é um plano de vida bem-sucedido e que integre qualidade de vida e sentimento de paz e pertencimento à jornada individual.

O termo "envelhecer ativo" foi estabelecido como o processo que visa otimizar ações que otimizam a saúde, a segurança e a participação do indivíduo, promovendo assistência para reduzir os fatores de riscos de doenças crônicas a partir da mudança de hábitos e ambiente; do aumento da participação e contribuição social do idoso (mercado de trabalho, funções coletivas, grupos); e da melhora da segurança física, social e financeira.[16] Quando esses fatores de proteção são elevados, é possível que as pessoas sejam capazes de cuidar de si e desenvolvam habilidades que aumentem o potencial para seu bem-estar físico, social e mental.

Nesse contexto, determinantes comportamentais associados aos estilos de vida saudáveis e ao cuidar da saúde como bem essencial ao longo de todo o ciclo de vida estão ligadas:

- Ao consumo do tabaco.
- À atividade física.
- À alimentação saudável.
- À saúde oral.
- Ao álcool e à gestão do regime medicamentoso.[17,18]

## ETIOLOGIA

O processo de adoecimento humano não pode ser considerado uma ação isolada, pois se trata de um processo. Isso significa dizer que, ao longo dos anos, um conjunto de fatores de ordem endógena e exógena causa ao organismo humano alterações de ordem biopsicossocial que dificultam a adaptação do indivíduo ao ambiente. Mudanças neuromusculares, cognitivas e metabólicas comprometem as funções exógenas e endógenas do corpo, impactando o equilíbrio e a estabilidade das funções corporais.[19] O sistema de regulação do corpo conta com uma rede de transmissão de informações que reconhece, organiza e transmite estímulos, desenvolvendo respostas precisas e integradas para as mais diversas demandas.

A percepção dos estímulos e a organização das respostas ocorrem em três níveis:

1. O primeiro é a exterocepção, que reconhece o estilo do meio através dos receptores dos órgãos dos sentidos (tato, olfato, audição, paladar e visão).
2. O segundo é a interocepção, que desenvolve respostas aos estímulos em níveis viscerais (órgãos internos), manifestando sensações de prazer ou dor pelo organismo.
3. O terceiro é a propriocepção, que capta os estímulos no nível dos músculos, ligamentos e tendões.[20]

A inter-relação da interpretação dos estímulos a partir dessas três vias capacita o indivíduo perceber e desenvolver alterações corporais importantes no desempenho do processamento de vários aspectos ligados à saúde e à vida cotidiana. A interocepção, por exemplo, pode ser analisada com base nos índices da variabilidade da frequência cardíaca (VFC) e da pressão arterial sistêmica, que são medidas não invasivas, no nível de controle autonômico simpático e parassimpático que o paciente despende diante de um estímulo.[21]

A partir desse olhar, muitos trabalhos têm evidenciado o impacto de fatores do estilo de vida na saúde humana em seu nível biopsicossocial, com base na compreensão e no desenvolvimento de ferramentas que mensurem a qualidade e a quantidade de estímulos externos, os níveis de estresse metabólico e a resposta motora, bem como desenvolvimento de metodologias e tratamentos que promovam habituação e restabeleçam o equilíbrio do corpo em todos os seus níveis.

## CONTRIBUIÇÕES AMBIENTAIS E GENÉTICA

As relações entre genética e ambiente têm sido objeto de estudos nos últimos anos em função de ambas estarem associadas à modulação dos processos fisiopatológicos do organismo. Essa associação pode ser avaliada nos mais variados níveis e pilares do estilo de vida humano. Este capítulo tem demonstrado como a exposição a agentes ambientais corrobora algumas doenças, bem como a promoção de saúde. Construir uma proposta terapêutica proporciona um tratamento personalizado de acordo com as necessidades dos genes de cada indivíduo.

A expressão ou a inibição de genes pode ser determinada por alterações bioquímicas específicas no material genético, como metilação de DNA, acetilação, histonas variantes, micro-RNA e RNA não codificantes. Cada uma dessas alterações pode induzir importantes mudanças no organismo do indivíduo.[22]

De modo geral, a ativação o silenciamento de genes a partir de fatores ambientais recebe o nome de epigenética. Determinadas características epigenéticas podem ainda ser transmitidas de forma transgeracional, por exemplo, por meio de padrões específicos de metilação e acetilação em células germinativas e de conteúdo de micro-RNA no esperma, mais uma evidência de que condições parentais pré-conceptivas influenciam na biologia e biografia de gerações futuras.[23]

## NUTRIGENÔMICA E NUTRIGENÉTICA

A nutrigenômica pretende determinar a influência dos nutrientes no genoma. Descreve o uso de ferramentas da genômica funcional para sondar um sistema biológico seguindo um estímulo nutricional que irá permitir maior compreensão de como os nutrientes afetam vias e controle homeostático.

A nutrigenética, por outro lado, tem como objetivo compreender como a composição genética de um indivíduo coordena sua resposta à alimentação. Essa ciência estuda o efeito da variação genética na interação entre dietas e doenças, incorporando a ciência da identificação e caracterização de variantes de genes associados a respostas diferenciais aos nutrientes.[24]

O padrão alimentar e o estilo de vida podem influenciar de forma significativa no processo de adoecimento, e pode ser modificados a qualquer momento da vida do indivíduo. Vale ressaltar a necessidade de aprender a se alimentar ao longo da vida, de modo que haja harmonia entre as exigências da vida moderna, a maturação do corpo e os prazeres.[25]

Estudos sobre o estilo de vida alimentar e seu impacto na prevenção de doenças crônicas não transmissíveis despertam interesse cada vez maior por parte das comunidades científicas. Intervenções dietoterápicas têm sido estudadas com o objetivo de reduzir os fatores de risco para doença cardiovascular, diabetes *mellitus* tipo 2, obesidade e dislipidemia. Entre elas, pode-se citar a dieta DASH (*Dietary Approaches to Stop Hypertension*), a dieta mediterrânea e dieta *plant based*, que, se associadas ao adequado consumo de frutas, vegetais, sementes e fibras, são relacionadas de forma positiva com menor risco de mortalidade por todas as causas.[26]

Segundo a Sociedade Vegetariana Brasileira, considera-se vegetarianismo a alimentação que exclui todos os tipos de carne. Pode-se ainda excluir seus derivados. Nesse sentido, algumas das classificações atribuídas ao vegetarianismo são:

- Ovolactovegetarianismo: quando há a utilização de ovos e laticínios na dieta.
- Ovovegetarianismo: quando há a utilização de ovos, mas não de laticínios.
- Vegetarianismo estrito: quando não há consumo de nenhum alimento de origem animal na dieta.[27]

As dietas *plant based* são, por definição, caracterizadas pelo incentivo ao consumo de plantas com alta densidade nutricional como base da dieta, alimentos integrais, sementes, gorduras de alta qualidade e baixo consumo de alimentos processados.[28,29]

Em um ensaio clinico randomizado com duração de 16 semanas visando verificar os efeitos da proteína vegetal como parte da dieta *plant based* no controle de peso, composição corporal e resistência à insulina em indivíduos com sobrepeso, o grupo que sofreu a intervenção recebeu dieta vegetariana, baixa em gordura e com base em vegetais, grãos, legumes e frutas, enquanto o grupo controle manteve sua dieta habitual, que incluía o consumo de produtos de origem animal. O desfecho sugeriu efeitos potenciais da dieta *plant based* na prevenção de diabetes *mellitus* tipo 2, abordando os mecanismos fisiopatológico de resistência insulínica e função das células beta.[29]

Uma amostra com 100 pacientes, incluindo homens e mulheres entre 53 e 68 anos, com diagnóstico de doença arterial coronariana com lesão maior que 50%, passou por estudo randomizado. Metade da amostra foi incluída em um programa de 8 semanas de dieta vegetariana estrita, enquanto a outra metade seguiu a dieta recomendada pela American Heart Association. Realizou-se comparação dos níveis de proteína C reativa (PCR) ultrassensível, marcadores inflamatórios, níveis de glicemia e perfil lipídico em pacientes com doença arterial coronariana. Houve evidência de diminuição significativa dos níveis de PCR no grupo que seguiu a dieta vegetariana estrita, sem mudança significativa na comparação dos demais marcadores avaliados.[30]

## APTIDÃO FÍSICA E EPIGENÉTICA

As principais modificações epigenéticas promovidas pela atividade física são na expressão de micro-RNA, gerando respostas no nível do sistema nervoso, sangue, tecido adiposo, musculatura cardíaca e esquelética. O exercício tem sido associado diretamente a processos complexos e fundamentais, tais como o desenvolvimento neuropsicomotor, uma vez que hoje se sabe que a atividade física traz repercussões na quantidade basal de neurotrofinas e na sinalização de fatores de crescimento.[31]

Evidências indicam que um período de 6 meses de treinamento aeróbico regular pode ser suficiente para gerar influências diretas na lipogênese, metabolismo da glicose e lipídios, assim como função mitocondrial, além de alterar o padrão de metilação na musculatura esquelética e no tecido adiposo.[32]

A prática regular de exercício físico, a partir do aumento na permeabilidade vascular e na redução de marcadores de inflamação crônica, reduz índices de hipertensão arterial sistêmica e aterosclerose, e também oportuniza menor adesão de moléculas leucocitárias, fatores que levam à redução do estado pró-inflamatório, considerado imprescindível para a prevenção dos fatores de risco de doenças crônicas não transmissíveis.[33]

O exercício aeróbico mostrou-se capaz de aumentar a expressão de genes associados à plasticidade sináptica no sistema nervoso central, assim como nas vias de sinalização e alterações epigenéticas no cerebelo e no hipocampo.[23] Esses fenômenos otimizam a neuroplasticidade, a memória espacial, a consolidação de memória de longa duração e a proteção contra doenças neurodegenerativas, contribuindo para o envelhecimento saudável e o desenvolvimento cerebral.[34]

Cada vez mais o objetivo das práticas de saúde tem sido elaborar propostas terapêuticas individualizadas, que instituam intervenções em todos os níveis no momento ideal, para o paciente certo, buscando maximizar os benefícios e minimizar as perdas. Nesse sentido, as contribuições cientificas trazem evidências inquestionáveis de que a prática regular de exercícios impulsiona a fisiologia humana para envelhecer com saúde.

## SAÚDE MENTAL E ESTILO DE VIDA

É inegável que nos últimos 50 anos a tecnologia trouxe facilidades com as quais as pessoas não conseguem viver ou não querem viver sem: informação, otimização de tempo, liberdade geográfica, melhores condições sanitárias e de higiene, serviço de saúde especializado, redução de fronteiras físicas em todos os níveis. Contudo, vivemos o período da história da humanidade com maior número de diagnósticos de transtornos mentais. Como explicar o paradoxo? A vida contemporânea proporciona segurança, informação, acesso e independência, e ao mesmo tempo torna o indivíduo mais vulnerável, instável e frágil mentalmente.

Ao que parece, a conexão humana com aspectos além do físico e material tem-se tornado menos estável e previsível, e as relações sociais, menos coesas, fazendo o indivíduo sentir-se solitário, isolado e pouco confiante.

O ser humano atual não precisa atentar aos processos essenciais para suprir suas necessidades básicas; desempacota alimentos sem reconhecer cor, textura ou fator nutricional; trabalha em *home office* e através da tela une-se a grupos que, ao mesmo tempo que realizam juntos, mantêm-se distantes do calor da presença, distanciando o vínculo e o apoio social; dois ou três cliques e a luz está acesa, a TV está ligada, a música está no volume que se deseja, o ambiente aquecido, e o indivíduo segue no sofá, consumindo imagens em ação proveniente dos dispositivos eletrônicos mais diversos, sem precisar acessar a própria imaginação para pensar e sentir o mundo.

Para aquecer o coração? Um maço de cigarro e o calor atinge os pulmões, inunda o cérebro e traz prazer. Para sair do tédio? Álcool e drogas. Para dormir? Se dormir, onde couber o corpo, como puder. Para despertar? Baldes de café. Para manter o corpo funcionando? Polifarmácia, um comprimido para cada sistema. Iludida pela falsa independência, a sociedade contemporânea está cada vez mais dependente e disfuncional, sem perceber que perde a capacidade de escolher pelo que reconhece ser essencial.

A saúde mental diz respeito à capacidade de gerenciar e equilibrar as emoções, reconhecer os próprios limites, manter-se funcional e trazer bem-estar para suas vivências. Nesse sentido é fundamental que o ambiente ofereça qualidade e que o indivíduo promova ações que tragam bem-estar. O estilo de vida oportuniza a recuperação da saúde mental por meio de cinco componentes – nutrição, sono e descanso, atividade física, comportamento preventivo, relacionamento social e controle do estresse –, passíveis de modificação, por meio de interferências positivas, sendo controlados pelas pessoas em seu dia a dia.[35]

Para avaliar a qualidade de vida, um dos instrumentos mais conhecidos é o *World Health Organization Quality of Life*, que busca interferir e avaliar facetas da qualidade de vida agrupando-as em domínios:

- Domínio físico: dor e desconforto; energia e fadiga; sono e repouso.
- Domínio psicológico: sentimentos positivos; pensamento, aprendizagem, memória e concentração; autoestima; imagem corporal e aparência; sentimentos negativos.
- Domínio das relações sociais: relações pessoais; suporte/apoio social; atividade sexual.
- Domínio do ambiente: segurança física e proteção; ambiente no lar; recursos financeiros; cuidados de saúde e sociais: disponibilidade e qualidade; oportunidades para adquirir novas informações e habilidades; participação em oportunidades de recreação/lazer; ambiente físico – poluição/ruído/trânsito/clima.[36]

## SAÚDE MENTAL E EXERCÍCIO FÍSICO

A prática do exercício físico poderá funcionar de forma preventiva em intervenções terapêuticas multimodais, fomentando a diminuição de sintomatologia depressiva e ansiosa e a melhoria de funções cognitivas. Um estudo português mostrou resultados significativos entre a prática de exercício físico (programa de 12 semanas, com caminhadas de 30 a 45 minutos, 5 dias por semana) e a melhoria dos sintomas depressivos de um conjunto de pacientes com diagnóstico de perturbação depressiva maior resistente a tratamento farmacológico.[37]

Ao que parece, a atividade física melhora a função cognitiva, aspecto fundamental para a manutenção e a recuperação da saúde, podendo ter ação direta ou indireta na cognição. Os mecanismos que agem diretamente, aumentando a velocidade do processamento cognitivo, seriam a melhora na circulação cerebral e a alteração na síntese e degradação de neurotransmissores. Além dos mecanismos diretos, outros, como diminuição da pressão arterial, decréscimo dos níveis de triglicérides no plasma sanguíneo e inibição da agregação plaquetária, parecem agir indiretamente, melhorando essas funções e também a capacidade funcional geral, o que reflete positivamente no aumento da qualidade de vida.

Outra hipótese que reforça o benefício da prática de exercício físico para a saúde mental mostra efeitos sobre o estresse oxidativo no sistema nervoso central, provando que o exercício aeróbico poderia aumentar a atividade de enzimas antioxidantes de forma semelhante ao que acontece em outros tecidos, como no músculo esquelético, aumentando a capacidade de defesa contra os danos provocados por espécies reativas de oxigênio, além de aumentar a liberação de diversos neurotransmissores, como a elevação nas concentrações de norepinefrina e seus precursores, o aumento nas concentrações de serotonina e beta-endorfinas após uma sessão aguda de exercício.[38]

## SONO

Queixas e distúrbios de sono trazem como principais consequências a dificuldade de concentração, a irritabilidade e a impaciência, que interferem no funcionamento global do indivíduo e podem implicar o desencadeamento de sintomas depressivos, apresentando-se como fator de risco para crises de ansiedade.[39]

O sono é considerado um processo biológico complexo mediado por modulações neurais e hormonais, que se alterna com períodos de vigília. Atua como restaurador das funções orgânicas, levando a uma condição essencial para o crescimento (infância e adolescência) e a aprendizagem / memória e funcionamento do organismo.[40]

A percepção de qualidade de sono é descrita como a dificuldade de dormir e de manter o sono; acordar muito cedo pela manhã; quão renovada a pessoa se sente depois do sono; e à própria percepção do indivíduo sobre sua qualidade de sono.

Alterações psicológicas, sociais, ambientais e fatores tais como o uso de medicamentos; o hábito de fumar; a ingestão de bebidas alcoólicas e de bebidas contendo cafeína com frequência podem diminuir a qualidade de sono.[33]

A chamada higiene do sono constitui um conjunto de recomendações para melhorar a qualidade do sono. Seus principais tópicos são:

- Dormir só o tempo necessário para se sentir descansado.
- Evitar dormir por mais de 8 a 9 horas em uma noite.
- Evitar cochilos de mais de 1 hora ao longo do dia.
- Tomar um banho de sol de 10 a 15 minutos por dia.
- Dormir e acordar no mesmo horário, criando uma rotina.
- Evitar o consumo de alimentos pesados, álcool e cigarro 2 horas antes de dormir.
- Optar por praticar atividade física, preferencialmente, 6 horas antes de dormir.

- Buscar atividades relaxantes antes de deitar (automassagem, banho quente, chá, leitura).
- Dormir em um ambiente completamente escuro.
- Não se expor a telas e luz direta 2 horas antes de dormir.[41]

## CONSIDERAÇÕES FINAIS

O objetivo deste capítulo é trazer evidências atuais de que o estilo de vida expressa dinâmicas disfuncionais em níveis cognitivos, metabólicos e de que a compreensão desses mecanismos por parte do profissional de saúde pode contribuir para impedir que o paciente vivencie uma doença em seus estágios e limitações.

O mergulho profundo na biografia do indivíduo pode revitalizar sua biologia a ponto de trazer qualidade de vida, pertencimento e escolhas melhores para sua rotina e hábitos diários, como as evidências já demonstraram.

## REFERÊNCIAS

1. Assumpção LOT, Golin C H. Reflexão sociológica sobre o conceito de habitus relacionado à prática de atividade física. Revista Brasileira de Ciência e Movimento (Brasília). 2016;24(3):158-66
2. Czeresnia D, Freitas C M, organizers. Promoção da saúde: conceitos, reflexões, tendências. 2.ed. rev. e ampl. Rio de Janeiro: Fiocruz; 2009.
3. Farlex I. Segen's medical dictionary: the free dictionary, 2011. Disponível em: http://medical-dictionary.thefreedictionary.com/Special+Populations (acesso 12 jul 2011).
4. Leal C. Protecção internacional do direito ao trabalho da pessoa com deficiência. 2008. Disponível em: http://telecapacitados.tic.org.ar/archivos.php?b=1074 (acesso 16 jan 2012).
5. Sena P. O trabalho com populações especiais. 2010. Disponível em: http://paulosena.com/2010/04/03/o-trabalho-com-populacoes-especiais/ (acesso 10 maio 2023).
6. Giddens A. Sociologia. 4.ed. Porto Alegre: Artmed; 2005.
7. Luz MT, Rosenbaum P, Barros NF. Medicina integrativa, política pública de saúde conveniente. Jornal da Unicamp. 2006 Aug 27; p.2.
8. Bodstein RCA. O debate sobre avaliação das práticas e estratégias em promoção da saúde. B Tec Senac: A R Edu Prof. 2009.
9. Santos BA. Escuta qualificada como ferramenta de humanização do cuidado. Revista da Rede APS. 2019.
10. United Nations Department of Economic and Social Affairs, Population Division (2022). World Population Prospects 2022: Summary of Results. UN DESA/POP/2022/TR/N.3.
11. Toral N, Slater B. Abordagem do modelo transteórico no comportamento alimentar. Ciência & Saúde Coletiva. 2007 Nov/Dec;12(6).
12. DiClemente C. Conceptual models and applied research: the ongoing contribution of the transtheoretical model. Journal of Addictions Nursings. 2005.
13. Avila AC. Avaliação da autoeficácia e tentação em dependentes de cocaína/crack após tratamento com o modelo transteórico de mudança. Aletheia. 2016 Jan/Apr;49(1):74-88.
14. Pietrocola M. Linguagem e estruturação do pensamento na ciência e no ensino de ciências.
15. Gonçalves CD. Envelhecimento bem-sucedido, envelhecimento produtivo e envelhecimento ativo: reflexões. Estud Interdiscip sobre o Envelhec. 2015.
16. Gomes AP, Soares ALG, Goncalves H. Baixa qualidade da dieta de idosos: estudo de base populacional no sul do Brasil. Ciência & Saúde Coletiva. 2016 Nov;21(11).
17. OMS, 2005.

18. Vilela PBR. ONU: pandemia reduz expectativa de vida em 3 anos na América Latina. Agência Brasil. 2022 Jul 11. Disponível em: https://agenciabrasil.ebc.com.br/saude/noticia/2022-07/onu--pandemia-reduz-expectativa-de-vida-em-3-anos-na-america-latina# (acesso 15 dez 2022).
19. Gonçalves CD. Envelhecimento Bem-sucedido, envelhecimento produtivo e envelhecimento ativo: reflexões. Estud Interdiscip sobre o Envelhec. 2015.
20. Leite LEDA, Resende TDL, Nogueira GM, Cruz IBMDa, Schneider RH, GottliebMGV. Envelhecimento, estresse oxidativo e sarcopenia: uma abordagem sistêmica. Rev Bras Geriatr e Gerontol. 2012.
21. Galvão ÂMF. Interocepção, controle autonômico e aptidão cardiorrespiratória em escolares. 2018. Trabalho de Conclusão de Curso (Graduação em Educação Física) – Departamento de Ciências da Saúde, Universidade Federal do Rio Grande do Norte, Natal, 2018.
22. Tchurikov NA. Molecular mechanisms of epigenetics. Biochem. 2005.
23. Murashov AK, Pak ES, Koury M, Ajmera A, Jeyakumar M, Parker M, et al. Paternal long-term exercise programs offspring for low energy expenditure and increased risk for obesity in mice.
24. Abel JL, Rissman EF. Running-induced epigenetic and gene expression changes in the adolescent brain. Int J Dev Neurosci. 2013.
25. Huang RY, Huang C, Hu FB, Chavarro JE. Vegetarian diets and weight reduction: a meta analysis of randomized controlled trials. Journal of General Internal Medicine. 2016 Jan;31(1):109-16.
26. Casas R, Barquero Castro S, Estruch R, Sacanella E. Nutrition and cardiovascular health. International Journal of Molecular Sciences. 2018;19(12).
27. Antunes HKM, Santos RF, Cassilhas R, Santos RVT, Bueno OFA, Mello MT. Exercício físico e função cognitiva: uma revisão. Rev Bras Med Esporte. 2006.
28. Facundes VLD, Ludermir AB. Common mental disorders among health care students. Rev Bras Psiq. 2005.
29. Mediano O, Barceló A, de la Peña M, Gozal D, Agusti A, Barbé F. Hipersonolência diurna e variáveis polissonográficas em doentes com síndrome da apneia do sono. Rev Port Pneumol. 2007.
30. Bacelar A, Pinto Jr. LR. Insônia do diagnóstico ao tratamento. III Consenso Brasileiro de Insônia. São Paulo: Omnifarma Ltda. 2013.
31. Raichlen DA, Polk JD. Linking brains and brawn: exercise and the evolution of human neurobiology. Proc R Soc B Biol Sci. 2013.
32. Ling C, Ronn T. Epigenetic adaptation to regular exercise in humans. Drug Discov Today. 2014.
33. Zimmer P, Bloch W. Physical exercise and epigenetic adaptations of the cardiovascular system. Herz. 2015.
34. Abel JL, Rissman EF. Running-induced epigenetic and gene expression changes in the adolescent brain. Int J Dev Neurosci. 2013.
35. Nahas MV. Atividade física, saúde e qualidade de vida: conceitos e sugestões para um estilo de vida ativo. 6.ed. Londrina: Midiograf; 2013.
36. Mota-Pereira J, Silvério J, Carvalho S, Ribeiro JC, Fonte D, Ramos J. Moderate exercise improves depression parameters in treatment-resistant patients with major depressive disorder. Journal of Psychiatric Research. 2011;45:1005-11. doi:10.1016/j.jpsychires.2011.
37. Antunes HKM, Santos RF, Cassilhas R, Santos RVT, Bueno OFA, Mello MT. Exercício físico e função cognitiva: uma revisão. Rev Bras Med Esporte. 2006.
38. Facundes VLD, Ludermir AB. Common mental disorders among health care students. Revista Brasileira de Psiquiatria. 2005.
39. Mediano O, Barceló A, de la Peña M, Gozal D, Agusti A, Barbé F. Hipersonolência diurna e variáveis polissonográficas em doentes com síndrome da apneia do sono. Rev Port Pneumol. 2007.
40. Bacelar A, Pinto Jr LR. Insônia do diagnóstico ao tratamento. III Consenso Brasileiro de Insônia. São Paulo: Omnifarma; 2013.
41. Bertolazi AN, Fagondes SC, Perin C, Schonwald SV, John AB, Miozzo ICS, et al. Validation of the Pittsburgh Sleep Quality Index in the Brazilian portuguese language. In: Sleep 2008. 22nd Annual meeting of the associated professional sleep societies; 2008; Baltimore. Sleep. Westchester: APSS; 2008.

# Índice remissivo

## P



## S



## T